Cathy Winks
Anne Semans

Sexy Mama

Cathy Winks
Anne Semans

Sexy Mama

101 Tipps, wie Sie als Mutter Ihr Liebesleben nicht zu kurz kommen lassen

Aus dem Amerikanischen übersetzt von Christiana Haack

mvg Verlag

Bibliografische Information der Deutschen Bibliothek
Die Deutsche Bibliothek verzeichnet diese Publikation in der
Deutschen Nationalbibliografie; detaillierte bibliografische Daten sind im Internet
über http://dnb.ddb.de abrufbar.

Titel des Originals: Sexy Mamas. Keeping Your Sex Life Alive While Raising Kids.
Aus dem Amerikanischen übersetzt von Christiana Haack

Umschlaggestaltung: Grafikdesign Uhlig, Bobingen
Redaktion: Ralf Schneider
Satz: Redline GmbH, M. Zech
Druck: Himmer, Augsburg
Bindearbeiten: Thomas, Augsburg
Printed in Germany 06236/030501
ISBN 3-636-06236-0

Inhaltsverzeichnis

Einführung

Mütter haben Sex? Wer hätte das gedacht?

Sowie wir über unsere Idee für dieses Buch zu sprechen begannen, war uns klar, dass wir auf ein heißes Thema gestoßen waren. Eltern reagierten unverzüglich mit Neugier, Begeisterung und beinahe verzweifeltem Nicken der Zustimmung, wohingegen Kinderlose höflich verdutzt dreinschauten. Und wer könnte es ihnen verdenken? Obwohl ganze Bände über Mutterschaft und Sex geschrieben wurden, berühren sich die zwei Themen selten. Bücher über das Elternsein behandeln nie, mit welchen Veränderungen ihres Sexuallebens eine Mutter aufgrund der Anforderungen der Kindererziehung rechnen muss. An Eltern gerichtete Bücher über Sex und Zweierbeziehungen geben Tipps, wie man „die Flamme am Lodern halten kann“, die darauf basieren, dass Eltern sich in gewissen Momenten der Illusion hingeben, sie hätten gar keine Kinder. Und keines dieser Bücher spricht je die Frage an, wie Sie durch Wertschätzung und Genuss der eigenen Sexualität in allen Lebensphasen ein starkes Beispiel geben, durch das Ihre Kinder sich zu verantwortungsbewussten, sexuell erfüllten Erwachsenen entwickeln können.

Sexy Mama richtet sich an Frauen, die die Freuden eines erfüllten Sexuallebens mit den Freuden des Mutterseins vereinen wollen. Wir bieten Ihnen Tipps, Anekdoten und praktische Informationen zu Sex und Elternschaft, die ergänzt werden durch Ratschläge von medizinischen Experten, Fachleuten in

Sachen Sex und den wertvollsten Sachverständigen überhaupt – anderen Müttern.

In erster Linie für die Mütter

Auch wenn wir meinen, dass alle Eltern nützliche Informationen und neue Einsichten aus diesem Buch gewinnen können, ist es in erster Linie und vor allem für Mütter geschrieben. Wir sind so unverfroren zu behaupten, dass Mütter ein Buch ausschließlich für sich brauchen und verdienen – ihr Sexualleben war viel zu lange unsichtbar und verborgen. Frauen werden einfach nicht in dem Bewusstsein erzogen, dass sie Anspruch auf das Ausleben ihrer Sexualität haben, und Mütter sehen sich dem Dilemma gegenüber, dass die gesellschaftlichen Normen Mutterschaft und Sexualität für unvereinbar halten. Die meisten Mütter können bezeugen, dass der Wunsch nach einem erfüllten Sexualleben nicht verschwand, als sie Kinder bekamen, er ging schlichtweg unter einer Lawine miteinander kollidierender Anforderungen an ihre Zeit und Aufmerksamkeit verschütt. Das Sexualleben einer Frau ist von dem Augenblick ihres Entschlusses, ein Kind zu bekommen, einschneidenden Veränderungen unterworfen. Und sie muss sich durch diese Veränderungen ohne jede Hilfe hindurchlavieren, sieht man einmal von den gelegentlichen Informationshäppchen, die ihr eine nette Krankenschwester oder Hebamme gibt, oder von einer einschlägigen Erzählung einer freimütigen Freundin ab. Die Legionen von Müttern, die im Internet Diskussionsforen zum Thema Sex und Elternschaft besuchen – Erfahrungsaustausch zu allem und jedem von nachlassendem Verlangen bis zu Fragen, wie man begehrenswert bleibt –, offenbaren einen gewaltigen Bedarf nach offener Diskussion über sexuelle Themen.

Fragen Sie mal eine Mutter nach ihrem Sexualleben, und Sie bekommen Antworten, die von „Sex? Was ist das denn?“ bis hin zu „Er ist besser als je zuvor, aber das hat ganz schön Arbeit erfordert“ reichen. Wenn Sie in einer Partnerschaft leben, überrascht Sie wahrscheinlich die Statistik nicht, dass Eltern, die mit ihren Kindern leben, pro Woche nur etwa 20 Minuten für Intimität miteinander aufbringen. Wenn Sie allein erziehend sind, fragen Sie sich vielleicht, wie Sie ganz für Ihre Kinder da sein können, ohne Ihre eigenen Wünsche und Bedürfnisse zu vernachlässigen. Vielleicht haben Sie dieses Buch zur Hand genommen, weil eine sexuelle Flaute in Ihnen die Sehnsucht nach „der guten alten Zeit“ weckt, oder vielleicht würden Sie gerne erkunden, wie Ihre neu entdeckte mütterliche Kraft und Leidenschaft Ihr Sexualleben intensivieren können. Auf jeden Fall hoffen wir, dass Sie vieles auf diesen Seiten entdecken, was Ihre bisherigen Annahmen in Frage stellt und Ihre Begierden anfacht.

Die Mütter haben das Wort

Wir wollten, dass unsere Betrachtungen über die Sexualität von Müttern die Sorgen und Erfahrungen eines möglichst umfassenden Spektrums von Müttern umfassen – verheiratete, allein erziehende, heterosexuelle, lesbische, Adoptiv- und leibliche Mütter. Deshalb stellten wir eine Umfrage in verschiedene Online-Foren, einschließlich der Hip Mama-Web-Seite. Stellen Sie sich unsere Begeisterung vor, als über 700 leidenschaftliche und mit Herzblut geschriebene Antworten eintrudelten. Wir hörten von Frauen, deren Erfahrungen die ganze Skala widerspiegelten – von sexuell selbstbewussten Fruchtbarkeitsgöttinnen, die in einer sexuellen Wiedergeburt schwelgten, bis zu Müttern, die in ihrer Sexualität durch alltägliche und kulturelle Einschränkungen lahm gelegt waren. Ihre treffenden und oft humorvollen Zitate tauchen im gesamten Buch auf, und wir ließen uns beim Schreiben von ihren Kommentaren leiten.

Den Müttern, die uns ihre Gedanken mitteilten, schulden wir Dankbarkeit – nicht nur, weil sie einen Teil ihrer kostbaren Freizeit opferten, um zu diesem Buch beizutragen, sondern weil ihre Geschichten darlegen, wie jeder Aspekt des Mutterseins von sexuellen Auswirkungen begleitet ist: angefangen von der Achterbahnfahrt der Hormonschwankungen bis zu dem Problem, dass es schwierig ist, dem eigenen Vergnügen einen hohen Stellenwert einzuräumen, wenn man Kinder hat. Wir wollen durch eine möglichst umfassende Annäherung an dieses Thema die Identität einer Mutter als sexuelles Wesen bejahen. Im Verlauf dieses Buches sprechen wir von Ihren „Sexualpartnern“, wir verwenden diesen neutralen Begriff absichtlich, da die Erkundung Ihrer Sexualität sowohl mit einem langfristigen Ehegatten wie auch mit einem kurzzeitigen Abenteuer berechtigt ist. Der Begriff Partner bezieht sich dabei auf weibliche und männliche Personen gleichermaßen.

Wie Sie dieses Buch lesen sollten

Egal, ob Sie mit einem sich wandelnden sexuellen Selbstbild kämpfen, sich fragen, warum sich Ihr Geschlechtstrieb verflüchtigt hat, oder Sie allein stehend sind und Tipps brauchen, wie man neue Leute kennen lernt – hier finden Sie Hilfe. Die ersten Kapitel behandeln die Kernkomponenten, die die Beziehung einer Frau zu ihrer Sexualität definieren, einschließlich sexuellem Selbstbild, Selbstwertgefühl, Masturbation, Verlangen und Kommunikation. Die späteren Kapitel erörtern eine Reihe von Hindernissen, denen sich eine Mutter möglicherweise in Bezug auf ihr Liebes- und Sexualleben gegenübersieht, und geben auch praktische Ratschläge, wie Sie dem eigenen Sexualleben wieder einen hohen Stellenwert geben, wie Sie die Verantwortung für eine erfüllende Sexualität mit einem Partner teilen, wie Sie als allein Stehende sexuell aktiv sein und wie Sie Ihre sexuellen

Erfahrungen erweitern können. Um Sie zu kreativen Veränderungen in Ihrem Leben zu inspirieren, haben wir im gesamten Buch mehr als hundert „Heiße Tipps“ verstreut, die leicht in die Tat umzusetzen sind und die Ihnen dazu verhelfen sollen, eine umfassendere, erfüllendere Sexualität zu leben.

Wer wir sind

Wir sind lebenslange Freundinnen und Kolleginnen und motiviert durch die Überzeugung, dass jeder ein Recht auf ein glückliches gesundes Sexualleben hat. Wir haben zusammen zwei Sexratgeber verfasst, die aktuelle Informationen und praktischen Rat bieten, wie man sicher und befriedigend sexuelle Erkundungen genießen kann.[1] Unser erstes Buch *The Good Vibrations Guide to Sex* entstand aus unserer zehnjährigen beruflichen Tätigkeit als Vibratorverkäuferinnen bei *Good Vibrations,* einem Sexshop von Frauen für Frauen in San Francisco. Unser zweites Buch *The Woman's Guide to Sex on the Web* wurde angeregt durch Internet-Beiträge zum Thema sexueller Erstarkung und Selbstverwirklichung von Frauen. Beide Projekte gewährten uns aufschlussreiche Einblicke in die Schlafzimmer ganz gewöhnlicher Frauen und Männer aller Altersgruppen und sozialer Hintergründe.

Wir konzentrieren uns in unserem Leben wie in unserer Arbeit auf die Unterstützung der sexuellen Emanzipation von Frauen. Anne verfasste die Online-Kolumne „Sex and Parenting“ für das beliebte Magazin *Hip Mama* und schreibt regelmäßig Artikel für die Web-Seite Libida.com. Sie verfügt als allein erziehende Mutter zweier Mädchen über Erfahrungen aus erster Hand. Cathy arbeitet als Gesundheitsberaterin bei der Samenbank *The Sperm Bank of California* und gibt dort Frauen und Männern, die mit Hilfe von Samenspenden eine Familie gründen, Informationen und Unterstützung. Sie lebt zusammen mit ihrer Partnerin, Becky, und ihrem gemeinsamen Sohn.

Wie es Ihnen gefällt

Uns ist klar, dass Ratgeber, vor allem Elternratgeber, einem das Gefühl vermitteln können, man drücke wieder die Schulbank und plage sich mit den Hausaufgaben ab – nachdem man gerade die für eine Lerneinheit wichtigen Details aufgenommen hat, legt man eine Verschnaufpause ein und gleich geht es weiter mit der nächsten Stufe. Wenn Sie oder Ihr Kind nicht Schritt halten können, bekommen Sie allmählich das Gefühl zu versagen oder ein paar tolle Gelegenheiten zu verpassen. Auf gar keinen Fall sollen die Leserinnen von *Sexy Mama* sich aufgrund unserer Ratschläge oder der Erfahrungsberichte anderer Mütter unzulänglich vorkommen. Wir offerieren Ihnen Hilfsmittel, Informationen und viel Ermunterung, Ihre mütterliche Sexualität zu erkunden; aber bitte würdigen Sie Ihre individuellen Erfahrungen und gehen Sie in Ihrem eigenen Tempo vor.

Vor allem möchten wir Sie voller Anerkennung auf den Weg schicken. Es erfordert Mut und Entschlossenheit, die kulturellen Prägungen zu hinterfragen, denen zufolge Mütter sich aufopfern sollten, anstatt ihre wahren sexuellen Wünsche zu verfolgen. Wir hoffen, dass dieses Buch Ihnen die Inspiration und die Mittel verleiht, lebenslang sexuelle Freuden zu suchen.

1.

Warum Mütter bessere Geliebte sind

Sexy Mama. Geben wir es ruhig zu, diese zwei Wörter beschwören nicht gerade die gleiche Fülle von Bildern herauf wie etwa „scharfe Luder“ oder „heiße Weiber“. Gewiss, ehe Sie ein Kind bekamen, gehörten Sie vielleicht einer der beiden Gruppen an, aber Ihre neue Identität als Mama stellt jede Ihrer früheren Identitäten in den Schatten. Warum sind Mütter desexualisiert? Die Gründe dafür sind vielfältig – die kulturelle Sichtweise, dass Sex schmutzig sei, eine religiöse Tradition, die die keusche Mutterschaft preist, und ein gesellschaftliches System, das mütterliche Selbstaufopferung verlangt. Wahrscheinlich entgeht Ihnen nicht die Ironie, dass Sex genau das ist, wodurch viele Frauen überhaupt erst zu Müttern werden.

> *Wenn ich in ein Dessous-Geschäft gehe, ernte ich absolut hysterische Blicke! Ich würde die Leute am liebsten fragen, ob sie denn nicht wissen, wie mein Sohn überhaupt entstanden ist. Ich bin jetzt nicht weniger ein sexuelles Wesen, als ich es vor meinem Kind war. Ich fühle mich jetzt, seit ich Mutter bin, sogar stärker als sexuelles Wesen. Ich meine, ich schuf mit der Hilfe des Menschen, den ich liebe, einen anderen Menschen in*

meinem Körper! Wie viel sexueller kann man denn überhaupt werden?

Diese Mutter spricht für unzählige andere – sowohl leibliche wie Adoptivmütter –, die entdecken, dass das Elternwerden ihnen ein neues sexuelles Selbstvertrauen und neue Vitalität verschafft. Eine stärkere Achtung für den eigenen Körper, größere Liebesfähigkeit, eine starke Verbindung zum Menschsein: Diese Gründe geben Frauen am häufigsten für das verbesserte Selbstbild an, das die besten Anteile ihres mütterlichen und ihres sexuellen Selbst vereint.

Dennoch gelangen nur wenige Mütter zu sexueller Unabhängigkeit, ohne auf dem Weg dorthin auf Stolpersteine zu stoßen. Wie so viele haben Sie vielleicht aufgrund der körperlichen Veränderungen, logistischen Herausforderungen, Hormonschwankungen oder negativen Ansichten von Partnern, Freunden oder Fremden Ihr sexuelles Selbst aus dem Blickfeld verloren. Wir möchten Ihnen nicht suggerieren, dass Sie es nicht geschafft hätten, „all das zu sein, was Sie sein können", wenn das Muttersein bei Ihnen zu einer sexuellen Auszeit führt. Jeder Mensch durchläuft natürliche Zyklen sexueller Aktivität. Aber wir stehen auf dem Standpunkt, dass unsere Identität als sexuelle Wesen nicht verhandelbar ist und dass niemand Ihnen je das Gefühl vermitteln darf, Mutterschaft und Sex schlössen einander aus. Sexualität ist die Quelle Ihrer Kreativität; sie erfüllt Sie mit Liebe, Kraft und Wohlgefühl. Sie verbessert alle Ihre Beziehungen und macht Sie liebevoller Ihren Kindern gegenüber. Ob Sie nun jede Nacht eine neue Kerbe in den Bettpfosten ritzen oder Sie sich nicht mehr erinnern können, wann Sie das letzte Mal in Aktion traten: Ihre Sexualität ist Ihr unbestreitbares Geburtsrecht.

Die Herausforderungen, denen wir uns stellen müssen

Wenn es so einfach wäre, unser sexuelles Selbst mit unserem mütterlichen Selbst nahtlos zu verbinden, würden Sie dieses Buch jetzt wahrscheinlich nicht lesen. Das Selbstbild einer jeden Frau ist im Übergang zum Muttersein einer Veränderung unterworfen, und die Sexualität ist nur einer der Aspekte Ihrer Identität, der vorübergehend ausgeblendet wird. Sich im Rahmen einer solchen gravierenden Veränderung selbst treu zu bleiben, braucht einige Zeit und bleibt stets ein fortlaufender Prozess. Es folgen Beispiele einiger häufiger Herausforderungen, denen Sie sich in der Nachbaby-Phase hinsichtlich Ihrer sexuellen Identität stellen sollten. Im Verlauf des Buches werden wir noch genauer auf sie eingehen.

Unerreichbare Ideale

Alle Mütter durchlaufen eine Zeit, in der sie zu müde sind, um sich groß um ihr Aussehen zu kümmern, und in der besabberte Klamotten die Garderobe bestimmen. Leibliche Mütter durchleben ungemein gravierende körperliche Veränderungen und einige empfinden eine gewisse Zwiespältigkeit gegenüber ihrem Körper, der eine doppelte Funktion erfüllt. Wenn die Genitalien oder Brüste einen nützlichen Zweck erfüllen, ist es nicht immer einfach, sie als sexuell zu betrachten.

Stillen und die Pflege eines Säuglings, der neun Monate lang in meinem Körper lebte, veränderten meine sexuelle Selbstwahrnehmung. Ich hielt meinen Körper eine Weile eher für eine Art Werkzeug, und ich hatte sehr lange Zeit einfach viele körperliche Schmerzen. Ich spüre, dass ich erst jetzt, zwei Jahre nach der Geburt meiner Tochter, wieder ganz die Alte bin. Ich kann mein sexuelles Selbst von meinem elterlichen Selbst trennen, und das ist eine großartige persönliche Veränderung, es fühlt sich so gesund an.

Jetzt, wo ich die etwas füllige, zu Hause herumsitzende Mama bin, fällt es mir schwer, das mit dem süßen jungen sexy Ding, das ich mal war, in Einklang zu bringen. Ich lerne gerade, mich als eine Göttin mit breiten Hüften, schweren Brüsten und der unglaublichen Lebenserfahrung, die damit einhergeht, zu lieben.

Es ist nicht hilfreich, dass die Medienbilder von Mutterschaft dazu tendieren, zwischen zwei Extremen zu schwanken: den völlig erledigten Sozialhilfe-Müttern einerseits und den Hochleistungsmüttern in Karriereberufen beziehungsweise den Promi-Mamas andererseits, die ein Leben führen, das für den Rest von uns absolut unerreichbar ist. Ersteren wirft man vor, dass sie ein Sexualleben führen, die anderen werden genau dafür gerühmt. Als die Zeitschrift *People* vor einigen Jahren eine Titelgeschichte über „Sexy Moms" brachte, war folgendes Zitat typisch für die Dutzenden von Leserinnen, die sich beschwerten.

Wie kommt es, dass sexy zu sein bedeutet, man müsse so ausschauen, als hätte man nie ein Kind geboren? Warum können nicht auch rundliche, kurvige, reale Frauen und Mütter als sexy gelten?

Weil sich die meisten Mütter nicht in diesen Bildern widergespiegelt sehen, finden sie den Begriff der sexy Mutterschaft fast niederschmetternd. Wenn Muttersein bedeutet, den Haushalt mit links zu schmeißen und wohlgeratene Kinder großzuziehen und dabei wie ein Model auszusehen – wer würde sich dann nicht wie eine Versagerin vorkommen? Und wir tun recht mit unserem Misstrauen gegenüber dieser Hochglanzversion von sexy Mutterschaft. Mit ihrer glamourösen Tünche, bei der jedes Härchen perfekt sitzt, ähnelt die Promi-Mama des 21. Jahrhunderts in gewisser, höchst verdächtiger Weise den perfekten Hausfrauen der fünfziger Jahre (sie hat lediglich einen persönlichen Fitnesstrainer und privaten Ernährungsberater statt Staubsauger und Mixer).

Ehehandbücher aus den dreißiger bis fünfziger Jahren des 20. Jahrhunderts betonten, dass Ehemänner und -frauen ihrem Sexualleben im Hinblick auf die Gesundheit und Stabilität der Familie einen hohen Stellenwert einräumen müssten. Die Ehefrau konnte auf ihre Weise zu diesem ansonsten lobenswerten Ziel beitragen, indem sie sexy und weiblich blieb und sich nicht „gehen ließ", aus Angst, dass ihr vernachlässigter Gatte sonst zum Fremdgehen veranlasst sei. In dieser Zeit waren auch die Freud'schen Theorien weit verbreitet, und die meisten Amerikanerinnen der Mittelschicht wussten, dass sie sich eigentlich von ihrer unreifen Neigung zur klitoralen Stimulation lösen und eine „reife" Sexualität mit Betonung auf dem vaginalen Verkehr annehmen sollten. Die Gynäkologen jener Tage empfahlen Frauen den „Vorteil harmloser Stimulierung sexueller Reaktionen", anders ausgedrückt das Vortäuschen eines Orgasmus![1]

Vielleicht haben Ihre Eltern diese Ehehandbücher nicht gelesen, aber die Chancen stehen gut, dass sie die Denkweise in sich aufnahmen, der zufolge eine gute Ehefrau die Verantwortung für die sexuelle Befriedigung ihres Gatten übernimmt – und dass Sie diese Vorstellung bis zu einem gewissen Grad geerbt haben. Noch immer werden jedes Jahr zahlreiche Retro-Elternratgeber gedruckt, die Frauen bedrängen, unter allen Umständen irgendeine Art von Sexualleben mit dem Partner aufrechtzuerhalten. Aber welche Frau möchte schon ein Sexualleben aufrechterhalten, wenn ihre eigene sexuelle Befriedigung dabei zweitrangig ist? Viele Mütter merken, dass es nach einer Geburt eine Weile dauert, bis sie ihren Geschlechtstrieb wiederentdecken. Sie werden weitaus motivierter sein, wenn das Ziel in der Erkundung besteht, inwiefern sich Ihre sexuellen Reaktionen möglicherweise verändert haben – anstatt sich darauf zu konzentrieren, die „Schwangerschaftspfunde loszuwerden“ und Ihren Göttergatten an der Haustür in einem Hauch von Nichts zu begrüßen! Natürlich wollen wir alle unsere sexuelle Attraktivität bewahren – sowohl für uns selbst wie auch für unseren Partner –, aber wenn wir die Messlatte viel zu hoch ansetzen, kann das in einen Teufelskreis der Selbstverachtung führen: Es endet damit, dass wir uns nicht mehr begehrenswert fühlen, was wiederum unsere Fähigkeit hemmt, sexuelles Selbstvertrauen auszustrahlen, das andere anziehend finden könnten. Diese Erfahrung führt letztlich dazu, dass unsere Zweifel, wir hätten unseren Sexappeal verloren, sich bestätigen.

> *Ich fühle mich so fett und emotional ausgelaugt. Ich gefalle den Männern auf der Straße nicht mehr, keiner schaut mir noch hinterher. Ich komme mir alt und verhärmt vor, so als könne man mit mir keinen Spaß mehr haben.*

Die Herausforderungen Ihres Selbstbildes werden nicht allesamt Ihre körperliche Erscheinung betreffen. Wenn Ihre anfängliche Erfahrung des Mutterseins nicht eine der instinktiven, mühelosen Liebe und Bindung ist, fühlen Sie sich womöglich wie eine fürchterliche Hochstaplerin – aber Sie sollten wissen, dass es nicht nur Ihnen so ergeht. Der Austausch mit anderen Müttern – vor allem in der anonymen, vorurteilsfreien Umgebung von Online-Foren – kann ungemein beruhigen.

> *Ich fühlte mich, als wäre ich mir abhanden gekommen, und das war ein ganz fürchterliches und beängstigendes Gefühl. Erst seit kurzem beginne ich mich wieder zu orten. Ich erinnere mich an das Gefühl, als verliere meine Ausstrahlung, die so stark gewesen war, ihre Intensität.*

Mir kam es so vor, als sei ich die einzige Frau, die nicht völlig hin und weg und absolut verliebt in ihr Baby war. O ja, ich liebe meinen Sohn sehr, aber diese Gefühle waren real und belasteten mein Gewissen sehr.

Alle wollen ein Stück von Mama

Sie werden nur zu leicht von den sehr realen Anforderungen des Mutterseins überwältigt, so dass Ihre Sexualität das Letzte ist, wonach Ihnen der Kopf steht. Bei einigen Frauen ist es die bloße Zunahme an Verantwortung, die ihnen ihre sexuelle Energie raubt.

Ich bin jetzt viel unsicherer als früher, als ich noch nicht Mutter war – körperliche Probleme und Probleme als allein erziehende Mutter, in Bezug auf Zeit und Intimsphäre und einen potenziellen Stiefvater. Manchmal fällt es mir schwer, mich überhaupt als sexuelles Wesen zu sehen.

Mein Selbstgefühl veränderte sich an dem Tag, an dem er auf die Welt kam. Ich hatte auf einmal eine tonnenschwere Verantwortung zu tragen. Ich übernahm diese „Rolle" gleich von Anfang an. Ich sah mich als Mutter und Hausfrau. Als sexuelles Wesen stand ich nicht auf meiner Liste.

Andere Frauen fühlen sich überwältigt von dem Druck, die sich aufopfernde Mama zu werden, und eifern so jenem unrealistischen und ungesunden Ideal nach, das die Gesellschaft uns immer wieder eintrichtert.

Ich musste darum kämpfen, an dem Ich festzuhalten, das ich war – und das im Gegensatz zu meinem Mama-Ich stand. Es ist für Frauen wohl immer ein Kampf. So viele

Anforderungen, Erwartungen und so weiter. So viele perfekt frisierte Elternbeirats-Mamas, die Pullis mit Urlaubsmotiven und ein strahlendes Lächeln zur Schau tragen.

Sofern Sie nicht tatsächlich eine Promi-Mama sind (in diesem Fall bitten wir für unsere schnoddrigen Bemerkungen oben um Verzeihung), mit einer Schar von Fitnesstrainern, Köchen, Chauffeuren, Kindermädchen und Assistenten, die sich um die weltlichen Belange Ihres Lebens kümmern dürfen, sind Sie zwangsläufig mit den Problemen konfrontiert, die wir „Knappheitsprobleme" nennen. Wenn Sie nicht genug Zeit oder Energie haben, um sexuelle Selbstverwirklichung in Ihrem Leben möglich, geschweige denn sehr wichtig werden zu lassen, schlagen Sie unten im Kapitel „Alles haben wollen: Sex, seelische Gesundheit, Schlaf" nach.

Doppelter Moralkodex

Wir erben alle denselben doppelten Moralkodex in Bezug auf weibliche Sexualität. Vielleicht kämpfen Sie und Ihr Partner mit einer Angst, dass Sex ein lebendes Mutterideal wie Sie in eine egoistische, liederliche Hure verwandeln könnte. Selbst wenn Ihre Befürchtungen nicht so extreme Formen annehmen, ist in Ihnen wahrscheinlich zumindest eine flüchtige Angst aufgekommen, dass die sexuellen Aktivitäten, die Sie vor der Geburt genossen, jetzt einfach nicht mehr „schicklich" seien.

Ich meinte, dass Mütter nicht sexuell sein könnten – dass die Rollen ziemlich klar verteilt wären: Mütter kümmern sich um die Kinder, und Geliebte um die Väter.

Mutterschaft wird traditionellerweise nicht als sexuelle Rolle betrachtet, und ich kam mir kastriert vor! Mein

Hormonhaushalt veränderte sich, ich fühlte mich einfach nicht mehr als sexuelle Person. Mamas sind nicht sexy! Sie sondern Milch ab. Sie bereiten das Mittagessen zu. Sie putzen das Haus, und dann sollen sie sich zum Vergnügen des Gemahls am Abend noch in ein sexy Weibchen verwandeln. Ich verwandelte mich überhaupt nicht. Ich war einfach nur mehr Mutter.

Mein Ehemann hätte mich jetzt gerne konservativer. Er meint, dass manche meiner Kleidungsstücke nicht mehr schicklich seien. Ich möchte mich wieder sexy fühlen – das war immer ein so großer Teil von mir.

Und dann liegt in einer Tabuverletzung auch wieder ein gewisses erotisches Potenzial.

Viele Männer finden mich jetzt begehrenswerter – das ist dieses Syndrom der „perfekten Mama am Tag und Hure in der Nacht".

Viele Mütter verinnerlichen die Doppelmoral – Madonna oder Hure – so gründlich, dass sie nicht nur ihre sexuellen Aktivitäten, sondern auch ihre sexuellen Phantasien zu zensieren beginnen, gemäß den ungeschriebenen Regeln, was eine „gute Mutter" ausmacht.

Ich lese nun nicht mehr gerne Pornos, was ich früher, ehe wir Eltern wurden, gelegentlich tat, und wünsche mir nun, dass er sie gar nicht mehr ins Haus brächte, und auch keine einschlägigen Videos, bei denen mir jetzt richtiggehend schlecht wird.

Ich habe viele Freundinnen sagen hören, dass sie, nachdem ihre Kinder auf der Welt waren, Sex als zu „schmutzig" betrachteten.

Manchmal habe ich wegen meiner sexuellen Gedanken ein schlechtes Gewissen, als ob ich als Mutter so etwas nicht denken sollte.

Durch das Unterdrücken Ihrer Sexualität – und all ihrer besonderen Extravaganzen – verlieren Sie den Zugang zu einem wichtigen Teil Ihrer selbst. Wenngleich Sie es kaum verhindern können, dass Sie Ängste spüren, die seit Jahrtausenden in unser kollektives Bewusstsein gehämmert wurden, können Sie bewusst auf Selbstzensur achten und sich so einer Welt sexueller Selbstentdeckung öffnen.

Manchmal ertappe ich mich bei dem Gedanken, dass ich, weil ich Mutter bin, nicht diese Gedanken, denen ich manchmal nachhänge, haben sollte! Dann sage ich mir, was für ein Mist das ist.

Andrea O'Reilly, die Gründerin der *Association of Research on Motherhood,* vertritt die Theorie, dass die Quelle unseres kollektiven kulturellen Unbehagens angesichts sexuell aktiver Mütter darin besteht, dass diese Mütter einfach zu stark sind, als dass Männer damit umgehen könnten:

Frauen verfügen über zweierlei Macht, in sexueller Hinsicht und als Mütter. Gemäß der althergebrachten Tradition konnten Frauen Männer vom rechten Weg abbringen – Frauen wie die schöne Helena aus Troja konnten aufgrund ihrer Schönheit und ihres Sexappeals den Untergang einer Kultur herbeiführen. Frauen haben auch Macht als Mütter, durch ihre Fähigkeit, neues Leben hervorzubringen. Meines Erachtens gibt es eine unbewusste Furcht vor der Macht der Frauen als sexuelle Wesen und Mütter, und beides zusammen ist einfach zu viel, als dass Männer damit umgehen könnten.

Wir hegen gerne die Hoffnung, dass Männer sich weiterentwickeln und sich zunehmend wohler mit starken Frauen fühlen, aber dazu kann es nur kommen, wenn Frauen sich zuerst mit ihrer eigenen Kraft und Stärke wohl fühlen. Vielleicht liegt gerade in Ihrer Vision von sich selbst als einem außergewöhnlich machtvollen Wesen die Inspiration, auf die Sie gewartet haben, um Ihre mütterliche Sexualität geltend zu machen.

Die Neinsager

Was das Selbstbild betrifft, so müssen wir gegen zahlreiche innere Dämonen ankämpfen. Ein sich verändernder Körper, sich wandelnde Prioritäten, nie da gewesene Anforderungen – unsere Fähigkeit, diesen gravierenden Veränderungen zu trotzen, wirkt sich direkt auf unser sexuelles Selbstvertrauen aus. Aber selbst wenn wir uns erfolgreich durch ein Labyrinth der Selbstzweifel hindurchlavieren, lässt sich nicht vorhersagen, welche Hindernisse unsere Mitmenschen noch in der Hinterhand halten, um sie uns in den Weg zu werfen. Nähern Sie sich den Themen Sex und Mutterschaft getrennt, und es gibt bereits genug Leute, die nur darauf warten, dass sie Sie an den Pranger stellen können. Aber verbinden Sie erst einmal beide Themen in einer real existierenden Person, einer so genannten „sexy Mama", und Sie öffnen eine Büchse der Pandora voller Kritik.

Wenn wir aus der Geschichte der Einstellungen zur weiblichen Sexualität schon nichts anderes gelernt haben, sollten wir wenigstens nicht alles glauben, was wir lesen oder hören. Die Gesellschaft, Wissenschaft, Religion und unsere neugierigen Nachbarn suchen vielleicht nach der Definition dessen, was sich „schickt", aber Sie allein wissen, was Sex in Ihrem Leben ist und sein sollte. Wenn Sie erkennen, wie Widersprüchlichkeit und Falschinformation jede Attacke auf Ihre sexuelle Selbstverwirklichung anheizen, entlarven Sie sie als das, was sie ist: kein persönlicher Angriff auf Ihre Mutterschaft – sondern ein

Deckmantel für die Probleme einer anderen Person. Jedes Mal, wenn Sie einen auf Ihr Sexualleben gerichteten Giftpfeil abwehren, wächst Ihr Selbstwertgefühl und wird Ihr Selbstbild klarer definiert.

Den Frauen, die auf unsere Umfrage antworteten, fiel es überhaupt nicht schwer, die Mythen zu benennen, denen sie sich ausgesetzt sahen, als sie Mütter wurden:

Mythos Nr. 1: Sex dient nur der Fortpflanzung

Die „sexuelle Revolution", die Erfindung wirksamer Empfängnisverhütungsmittel und die Selbsthilfebewegung lassen allesamt die Tatsache unwiderlegbar werden, dass man sich allein wegen der bloßen körperlichen Wonnen sexuell betätigen kann. Dennoch meinen manche Leute noch immer, dass Eltern nur zu Fortpflanzungszwecken miteinander schlafen – oder alternativ, dass man mit der Geburt eines Kindes vergisst, dass man auch aus einem anderen Grund miteinander schlafen kann!

Einige meiner Partner waren wirklich erstaunt, dass ich überhaupt an Sex interessiert war – eine Freundin sagte mir: „Man sollte meinen, dass du nach drei Kindern deine Lektion eigentlich gelernt haben solltest!"

Manche Bekannte nahmen einfach an, dass ich nie wieder jenes „normale" Sexleben junger Leute haben würde, etwa: „Schade, dass ihr jetzt ein Kind habt – da könnt ihr ja gar nicht mehr miteinander vögeln."

Mythos Nr. 2: Mütter sind keine Sexualobjekte

Einer der größten Schocks für unser Selbstbild kommt durch die Erkenntnis, dass manche Leute eine Frau mit einem Kind nicht als Sexualobjekt wahrnehmen können. Wir werden Objekte des Mitleids, der Verehrung oder Abweisung in den Augen jener, auf die wir im Hinblick auf eine kleine, einfache sexuelle Anerkennung zählten.

> *Ich fühlte mich geerdeter und sexuell selbstbewusster als je zuvor, aber andere Leute sahen mich nur als „Mama“. Wenn ich das Baby dabei hatte, warfen mir auf einmal die Männer im Lebensmittelgeschäft keine Blicke mehr zu. Sie schauten mich so an, wie sie meine Mutter anschauen. Ich war ein wenig enttäuscht.*

> *Während meiner Schwangerschaft kam ich mir unsichtbar vor, und dies trifft heute noch zu, wenn ich mit meinem Sohn unterwegs bin. Eigenartigerweise merke ich, wie Männer noch immer mit mir flirten, wenn mein Sohn nicht dabei ist.*

> *Ich ging aufs College, als ich bereits ein Kind hatte. Viele der Jungs dort waren durch meine Mutterschaft eingeschüchtert, und ich glaube, ihnen fiel es schwer, mich als etwas anderes als die Mutter eines anderen Menschen zu sehen. Vielleicht liegt das nur am Alter der College-Studenten – sie können nicht zwischen ihren Müttern und jemand anderem, der Mutter ist, unterscheiden.*

Es gibt viele Gründe für diese sexuelle Unsichtbarkeit – die Leute meinen, Sie wären nicht mehr zu haben; sie behandeln Sie, gewissermaßen als Übertragung, wie sie ihre eigene Mutter behandeln würden; sie möchten sich nicht in Ihre Familie einmischen. Sie müssen sich Folgendes in Erinnerung rufen: Dies spiegelt nicht Ihren tatsächlichen Sexappeal wider. Vielleicht merken Sie wie manch andere Mütter, dass es eine Erleichterung darstellt, ein bisschen weniger ungebetene sexuelle Aufmerksamkeit auf sich zu ziehen.

Ich habe viele männliche Freunde und Bekannte, und seit ich ein Kind habe, sind wir einander auf ganz neue Art näher gekommen. Sie fühlen sich durch mich anscheinend nicht auf die Weise bedroht, wie sie sich durch andere Frauen bedroht fühlen würden. Ein Freund von mir probiert mir gegenüber immer seine neuen Anmachsprüche und so aus, weil ich eine Frau, aber auch Mutter bin. Dadurch fühlt er sich wohl in meiner Gegenwart sicherer.

Mythos Nr. 3: Väter sind sexy, nicht aber Mütter

Während vielen Leuten die Vorstellung einer sexy Mama einfach nicht in den Kopf will, fällt es niemandem besonders schwer, sich Väter als sexy vorzustellen.

Ich merke bei den Spaziergängen mit unserer Tochter, dass ich unsichtbar werde. Wenn mein Mann allein mit ihr unterwegs ist, wird er mit Aufmerksamkeit geradezu überschüttet. Warum sind Männer, die wie allein erziehende Väter wirken, der reinste Frauenmagnet, aber Frauen, die man für allein erziehende Mütter halten könnte, hören auf einmal zu existieren auf?

In einem anderen Beispiel für den doppelten Moralkodex wird das Sexualleben der Väter als gegeben vorausgesetzt – den größten Grund zur Sorge bereitet die Frage, ob sie auch genug kriegen –, das Sexualleben der Mütter hingegen nicht. Mütter, die ihren sexuellen Bedürfnissen einen hohen Stellenwert einräumen, werden als sexbesessen, promiskuitiv oder gar als Rabenmütter verunglimpft; Väter, die das Gleiche tun, leben hingegen nur ihre ehelichen Rechte aus.

Als ich den Vater meiner Kinder verließ, betrachtete man mich als „Schlampe", weil es offensichtlich war, dass ich ihn wegen einer sexuellen Beziehung verließ. Mütter, die ihrem Sexualleben einen hohen Stellenwert einräumen, werden als verantwortungslos und egoistisch eingeschätzt, und man fürchtet sogar, sie würden ihre Kinder misshandeln.

Mythos Nr. 4: Alle Eltern entsprechen der traditionellen Norm

Wenn Ihre Familie nicht dem Schnuckeligen-Häuschen-mit-Garten-Idyll entspricht, stellt es für Sie eine Herausforderung dar – ganz egal, wie grundsolide Ihr Selbstwertgefühl ist –, mit all den Unterstellungen, denen Sie tagtäglich ausgesetzt sind, umzugehen.

Mich nervt es so, dass mich die Leute immer nach dem Vater des Babys fragen – ich würde dann am liebsten das Bild meiner Lebensgefährtin herausziehen und sagen: „Das ist der Papa!“

Als Adoptivmutter musste ich mir ein paar unverschämte Bemerkungen anderer Mütter anhören, die durchblicken ließen, ich wäre gar keine „richtige“ Mutter.

Manchmal würde ich mir, wenn ich mit meiner Tochter unterwegs bin, gerne ein Schild umhängen – mit dem Inhalt: „Hey, ich bin eine begehrenswerte, Sex liebende, allein erziehende Mutter, die noch zu haben ist. Verabredet euch mit mir!“ Anscheinend meinen alle, ich wäre bereits vergeben.

Und nicht jede Frau, die durch Geschlechtsverkehr mit einem Mann ein Kind empfängt, ist von den voreiligen Schlüssen begeistert, die manche daraus in Bezug auf ihre sexuelle Orientierung ableiten.

Ich glaube, dass das Bild, das andere von mir haben, sich verändert hat, weil mein Ehemann der erste Mann war, mit dem ich seit längerem eine langfristige Beziehung hatte. Ich gehöre zu den wenigen in meinem Umfeld, die offen bi sind. Das verlieh mir einen gewissen sexuellen Stempel. Jetzt meinen die Leute anscheinend, ich wäre nicht mehr bi, bloß weil ich einen Mann geheiratet habe. Das stimmt eben nicht. Ich führe lediglich eine heterosexuelle Ehe.

Lesben meinten, ich „müsste hetero sein"! Das war zum Schreien, weil ich in den zehn Jahren vor der Geburt meines Sohnes neun davon mit Frauen zusammen gewesen war.

Mütter sind bessere Geliebte

Aber jetzt genug der Probleme! Die Mutterschaft bietet Ihnen auch die erstaunliche Gelegenheit, sich ein besseres und umfassenderes Selbstbild zu schaffen. Viele Frauen entdecken, dass sie sich jetzt stärker in ihrer Ganzheit erleben und die der Sexualität innewohnende Spiritualität schätzen lernen.

Durch das Muttersein fühlte ich mich als Frau vollständiger. Wie zwei Hälften, die zusammenkommen. Die mütterliche Seite und die sexuelle Seite vereinen sich und bilden dieses eine großartige Wesen: Frau. Mein sexuelles Verlangen ist stärker denn je, weil ich spüre, dass man ohne Sex keine vollständige Person ist, wodurch ich wiederum eine viel bessere Mutter werde.

Ich fühle mich sogar wohler mit meiner Sexualität, weil ich mich stärker mit dem ganzen Lebenskreislauf verbunden fühle. Das klingt kitschig, stimmt aber.

Ich fühle mich sinnlicher. Ich fühle mich sehr mit der Erde verbunden und sehr spirituell. Das wirkt sich ungemein auf meine Sexualität aus.

Andere erkennen die Mutterschaft als Quell einer neu entdeckten Kraft, die sich in stärkeres sexuelles Selbstvertrauen und Selbstbewusstsein wandelt.

Ich wurde zu einer sexuellen Göttin insofern, als meine Überzeugungen in Bezug auf meinen Körper und die Kraft und Stärke der Frau viel klarer sind. Ich wurde zu einer Löwenmutter! Sie wissen schon, diese Mentalität: „Komm bloß nicht meinen Kindern oder mir blöd, dann geht's dir schlecht." Aus irgendeinem Grund wurde mein sexuelles Wesen dadurch für mich und für die Leute in meinem Umfeld, männlich wie weiblich, intensiver.

Vielleicht haben Sie bemerkt, dass das Muttersein eine neue Achtung und Ehrfurcht für Ihren Körper geweckt hat. Viele leibliche Mütter finden, dass ein veränderter Körper – Gewichtszunahme, Schwangerschaftsstreifen, breitere Hüften, Hängebusen etc. – sich als unerwarteter Segen für ihr sexuelles Selbstbild erweist. Das Entdecken der schöpferischen Fähigkeiten Ihres Körpers, Ihrer Stärke und Ihrer Spannkraft kann überraschend erotische Auswirkungen mit sich bringen.

Ich halte mich jetzt für wesentlich schöner, stärker und sexyer als früher. Ich fühle mich sexuell freier. Weil wir diese wunderbaren Wesen durch bloßes Vögeln hervorbringen konnten! Das ist einfach toll! Ich schätze meinen Körper jetzt um so viel mehr, weil er so etwas Wunderbares gemacht hat, ich habe richtig Ehrfurcht davor!

Der intensivierte Bewusstseinszustand durch die Wehen hat eigentlich nicht aufgehört. Ich fühle mich jetzt auch richtig wohl mit meinem Körper, ich bin molliger, aber fühle mich herrlich und sexyer als früher. Ich habe viele der Probleme, die ich als Anfang-20-Jährige mit mir hatte, hinter mir gelassen.

Wie diese Umfrageteilnehmerin entdeckte, wirkt dies in beide Richtungen. Sex kann Ihnen auch das Bewusstsein für Ihre schöpferischen Fähigkeiten zurückbringen, wenn Sie nach dem Mutterwerden den Kontakt damit verloren haben.

Ich hatte nach dem Tod unseres ersten Kindes eine spezielle Erfahrung mit Sexualität. Nach der zu frühen Geburt, Krankenhausaufenthalt und schließlich dem Tod unserer Erstgeborenen war ich körperlich völlig taub. Ich konnte gar nichts mehr empfinden. Erst durch Sex gewann ich allmählich wieder Gefühle und das Bewusstsein für die Empfindungen meines Körpers. Sex verband mich wieder mit meinem Körper. Unser zweites Kind kam auf dem Weg zur Hebamme ohne Hilfe am Straßenrand zur Welt. Das war eine der Erfahrungen in meinem Leben, die mich am meisten bereicherten und stärkten.

„Mamas sind bessere Geliebte" klingt vielleicht wie ein Autoaufkleber-Spruch, aber viele Mütter bestätigen diese Aussage, weil die Eigenschaften, die uns zu guten Müttern machen – Fürsorge, Pflege und Großherzigkeit – genau die Eigenschaften sind, durch die wir zu besseren Geliebten werden.

Durch meine Kinder lernte ich, jemanden wirklich und mit voller Hingabe zu lieben. Ich lernte, wie ich meine Liebe zu meinem Partner besser als je zuvor ausdrücken konnte, was wiederum zu besserem Sex führte.

Bis ich ein Kind hatte, konnte ich niemanden ernstlich lieben. Mutter zu sein verstärkte meine Mitmenschlichkeit, was wiederum meine Sexualität intensivierte.

Wie Susie Bright darlegt, ist die Unterscheidung zwischen Mutterliebe und sexueller Liebe willkürlich, wenn sie sagt, dass mütterliche Liebe lediglich eine Facette erotischer Liebe sei – weil es die erotische Vorstellungskraft und Großzügigkeit in unserem Geiste sei, die solch „mütterliches“ Opfer und bedingungslose Wertschätzung möglich mache.[2]

Nach Ansicht vieler Frauen verleiht die Mutterschaft ihnen größere sexuelle Reife. An die Stelle von Eitelkeit, Wettbewerbs- und Statusdenken treten Authentizität und Ausdruck des eigenen Selbst.

Ich fühle mich auf eine andere Weise sexyer als früher. Ich komme mir erfahrener, stärker als Ganzes und weniger als verführerisches Teenie-Häschen vor.

Ich fühle mich sexuell stärker aufgeladen und merke, dass das auch andere Leute spüren. Aber das ist sanfter und selbstbewusster als früher. Ich bin nicht mehr so ein heißer Feger.

Als ich mit zwanzig Mutter wurde, war das eine Erweckung. Ich hatte mich bis dahin nur für sexuell im Sinne von begehrenswert gehalten oder indem ich meine Sexualität für meinen körperlichen, finanziellen oder psychologischen Vorteil geschickt nutzen konnte. Mutter zu werden machte mich mit den elementaren, heiligen Aspekten von Sex vertraut, die jetzt einen dauerhaften Teil meiner Sexualität ausmachen. Ich finde meine mütterliche Sexualität für mich und andere viel anziehender. Ich spüre, dass ich die Kontrolle habe.

Wenn man Mutter wird, lernt man viel über wahre Intimität. Ein Kind fordert intensive Nähe und bringt einem absolutes Vertrauen entgegen. Wenn Sie erst Ihre eigene Fähigkeit zu mütterlicher Intimität entdeckt haben, merken Sie vielleicht, dass sich dies auch in den Bereich sexueller Intimität überträgt, was zu einer starken Sexualität führt, die auf Ihren Partner enorme Anziehung ausübt.

Ich erkannte bald, dass meine neue Selbstsicherheit (der Faktor der beschützenden Mama) mich meinen Partnern sogar attraktiver erscheinen ließ. Ich hatte durch das Älterwerden gewonnen, und Mutter zu sein machte mich sanfter, härter, charakterlich abgerundeter und allgemein interessanter.

Nichts verbessert Ihr Selbstbild so sehr, als wenn Sie sich gegen das System stemmen, Ihre Individualität geltend machen und als Frau und Mutter Ihr Recht auf Sex wieder für sich in Anspruch nehmen. Dabei fordern Sie andere heraus, Sie in einem anderen Licht zu sehen, und Sie lassen sich auf einen Kreislauf von Veränderung und Wachstum ein, der, so hoffen wir, der mütterlichen Sexualität die Achtung geben wird, die sie verdient. Es folgen abschließend einige Tipps von anderen Müttern:

Meine Familie sagte mir, ich solle nicht mehr so knallroten Lippenstift auftragen und mir meine Vorliebe, unter durchsichtigen Kleidern keinen Unterrock zu tragen, abgewöhnen. Ich hörte nicht darauf. Ich betrachte mich jetzt als sexyer, wie die ewige Erdmutter!

Was unser Sexleben umkrempelte, war letztendlich einfach meine Einstellung. Irgendwann beschloss ich, dass sowohl mein Ehemann als auch ich ein gutes Sexleben brauchten und verdienten. Ich trug von da an Klamotten, die ich sexy fand. Ich trieb konsequent mehr Sport, weil ich dadurch nicht nur besser ausschaue, sondern mich dadurch auch selbstsicherer und wohler in meinem Körper fühle. Ich drängte mich von da an eng an meinen Mann und sprach öfter mit ihm über Sex, selbst an den Abenden, wenn wir es nicht miteinander tun konnten. Zuerst hielt er das für seltsam, aber ich weigerte mich, verlegen zu sein, und schließlich betrachtete er mich nicht länger als müde, vertrocknete „Kumpel-Mama", sondern zunehmend als eine Art Sexbombe, was ihn ordentlich anturnt.

Ihre Sexualität verfügt über die Kapazität, Ihr Leben mit derselben Vitalität und Freude zu erfüllen, wie Ihre Kinder es tun. Wenn Sie die beiden machtvollen Kräfte der Mutterschaft und Sexualität miteinander vereinen, verbessern Sie Ihr Selbstbild ungemein und machen Ihren Kindern ein Geschenk. Die kanadische Hiphop-Künstlerin Michie Mee drückt dies am treffendsten aus:

Sie müssen sich als Frau in der Gesellschaft öffnen. Sie sind nicht nur eine heiße Tusse, Sie sind eine heiße Mama und Sie müssen beides miteinander in Einklang bringen. Sie können nicht eins davon unterdrücken; es ist etwas, was nicht weggeht; es ist ein Kleid, das Sie nicht ablegen. Ich möchte meinem Sohn zeigen, dass seine Mama abgedreht und sexy ist. Das ist mehr als Make-up, Frisur und Klamotten – eine starke Sexualität kommt von innen.[3]

2.

Akzeptieren Sie Ihren Körper als schön

Mit dem Selbstwertgefühl wird in unserer Gesellschaft ein großes Geschäft gemacht. Unzählige Bücher, Zeitschriftenartikel und Inspirationskassetten ermuntern einen, alle nagenden Gefühle der Unzulänglichkeit zu bannen, indem man sich vor den Spiegel stellt und verkündet: „So wie ich bin, bin ich einfach toll." Gestehen wir es von vornherein, dass wir dieses Kapitel mit einer gewissen Angst angehen und uns durchaus bewusst sind, dass wir nicht mit den besten Kurpfuschern unserer Generation konkurrieren können. Wir sind uns der Tatsache nur zu bewusst, dass Affirmationen nur an der Oberfläche bleiben, dass unser Zugriff auf Ihr persönliches Selbstwertgefühl bestenfalls spärlich ist und dass wir Ihnen, verehrte Leserinnen, Selbstvertrauen nicht aufzwingen können. Aber uns erbost auch aufrichtig, wie viele ungerechte und unnötige Hindernisse den Frauen den Zugang zu ihrem sexuellen Selbstwertgefühl versperren. All diese Affirmationsbücher in Taschenformat entstammen derselben Populärkultur, die unsere sexuelle Angst durch Falschinformation und Mystifizierung schürt. Sie können nicht einfach einen sexuellen Minderwertigkeitskomplex abschütteln, indem Sie dreimal die Hacken zusammenschlagen und „Es ist niemand so sexy wie ich" wiederholen. Aber Sie können sich von Ihren Unsicherheiten ablenken – achten Sie einfach nicht auf den kleinen Mann im Ohr! Neugier kann Ihr Schlüssel zu einem ganz neuen Reich der sexuellen Stärke sein. Wenn Sie nicht mehr länger untersuchen, wie gut Sie abschneiden, und von jetzt an Ihre einzigartige Sexualität erforschen, haben Sie den ersten Schritt hin zu einem blühenden Selbstwertgefühl gewagt.

Pflegen Sie ein positives Körperbild

Für die meisten Frauen ist das sexuelle Selbstwertgefühl untrennbar mit dem Körperbild verknüpft – wenn Sie sich unattraktiv vorkommen, fühlen Sie sich nicht begehrenswert und neigen dazu, Ihre sexuellen Interaktionen zu beschränken. Wenn Sie sich umgekehrt in Ihrem Körper wohl fühlen, haben Sie wahrscheinlich eher das Gefühl, dass Ihnen sexuelle Befriedigung zusteht, und werden sie daher auch eher bekommen. Nichts ist sexuell so anziehend wie ein starkes Selbstbewusstsein.

Was steht Ihnen im Weg

Insbesondere für Frauen bedeutet es einen lebenslangen Kampf, den eigenen Körper so akzeptieren zu lernen, wie er ist. Wir alle wissen, dass die Mediendarstellungen dessen, was als „schön" oder „sexy" gilt, lächerlich begrenzt sind, dennoch lässt sich das Gefühl nur schwer abschütteln, dass wir wesentlich glücklicher wären, wenn wir nur die Kluft zwischen unserem Aussehen und dem Phantasie-Ideal überbrücken könnten. Die Medien sind nur ein Teil des Problems – unsere Unfähigkeit, im Hier und Jetzt zu bleiben, ist ein weiterer: Wir neigen dazu, die Wertschätzung unseres Körpers bis zu jenem Zeitpunkt in ferner Zukunft zu verschieben, an dem wir Perfektion erlangt haben werden, um dann endlich die Wonnen genießen zu dürfen. Selbst wenn wir uns in einem Umfeld bewegen, in dem eine größere Bandbreite von körperlichen Erscheinungstypen geschätzt wird, nimmt fast jede von uns etwas Beneidenswertes am Aussehen anderer Frauen wahr oder etwas am eigenen, das der Verbesserung bedarf.

Bis zu einem gewissen Grad spiegelt unsere Besessenheit, etwas an unserem Körper zu verbessern, ein Sehnen nach Verfügungsgewalt wider; wenn wir schon nicht unseren Willen in der Gesellschaft durchsetzen können, können wir zumindest unseren Körper in Form bringen. Trotz erweiterter beruflicher Möglichkeiten bestehen noch immer fundamentale gesellschaftliche Ungleichheiten – Frauen verfügen noch immer über geringere Einkommen, und Mütter tragen noch immer mehr als ihren gerechten Anteil an der Verantwortung für die Kindererziehung, Hausarbeit und Kinderbetreuung. Kein Wunder, dass manche von uns ins Fitnessstudio, zu Schönheitschirurgen und Diätärzten pilgern, um ein Gefühl der Kontrolle zu erfahren.

Das Problem ist folgendes: Wenn unser Körper ein ständig im Entstehen begriffenes Kunstwerk ist, findet man bei all dem Rasieren, Peelen, Cremen und Abnehmen kaum die Zeit, es einfach zu genießen, dass man in seinem Körper steckt. Eine Meinungsumfrage unter 27 000 Frauen, die die Zeitschrift *Glamour* im Jahr 1998 durchführte, ergab, dass mehr als die Hälfte der Befragten unzufrieden mit ihrem Körper waren und dass 40 Prozent mehr als ein Drittel ihrer Zeit Diät zu halten versuchten. Infolgedessen gaben mehr Befragte an, sie würden lieber abnehmen als einen romantischen Abend mit jemandem, den sie wirklich mochten, verbringen![1]

Wir alle haben mit der Neigung zu kämpfen, dass wir unsere Körper als Sündenböcke betrachten, und manche Frauen sind sogar noch größeren Herausforderungen ausgesetzt. Frauen, die in ihrer Kindheit missbraucht wurden oder später sexuellen Übergriffen ausgesetzt waren, haben oft mit einem negativen

Körperbild zu kämpfen, sie fühlen sich entweder von ihrem Körper entfremdet, betrogen oder schämen sich für ihn. Essstörungen kommen bei Missbrauchsopfern häufiger vor. Selbst jene von uns, die das Glück haben, dass sie nicht den zerstörerischen Schwächungsmechanismen sexueller Übergriffe ausgesetzt waren, ringen mit einem weniger starken Schwächungsmechanismus: Frauenkörper werden immer stärker zur Handelsware gemacht.

Warum machen sich Frauen mehr Sorgen um ihr Aussehen als um ihr Befinden? Weil wir stärker nach unserem Aussehen als nach unserem Wohlergehen beurteilt werden. Schönheitsstandards mögen kommen und gehen, aber das Grundlegende bleibt immer gleich: Für Frauen stellt das Aussehen die Eintrittskarte zu Anerkennung und Macht dar. Obwohl Frauen dazu neigen, einander (und sich selbst) am schärfsten zu kritisieren, ist unser Bezugspunkt immer der männliche Blick. Selbst der am zuverlässigsten von feministischem Gedankengut erfüllte Mann ist von Geburt dazu berechtigt, das Aussehen einer Frau zu beurteilen, und sogar die überzeugteste Feministin erbt die begründete Angst, dass er sein Geburtsrecht jederzeit ausüben wird. Wenn Sie das nicht glauben, sollten Sie eine lesbische Beziehung eingehen und darauf achten, wie Ihr Körperbild aufblüht, Sie auf einmal nicht mehr den Bauch einziehen, wie fünf Extra-Pfunde hier oder da an Bedeutung verlieren. Das soll nun nicht heißen, dass Lesben sich nichts aus körperlicher Attraktivität machen, es ist nur so, dass ästhetische Standards viel umfassender werden, wenn man erst einmal von der Hauptströmung der Verbraucherkultur abweicht.

Und wir schieben auch nicht die Schuld auf die Männer: Beide Geschlechter leiden gleichermaßen, wenn die Körper von Frauen als Statussymbole behandelt werden. Leider geht die jüngste Entwicklung in der Populärkultur dazu, alle gleichermaßen zum Objekt zu machen. Anstatt unsere Schönheitsbegriffe weiter zu fassen, zwingen wir zunehmend Frauen und Männern gleichermaßen enge und unerreichbare Standards auf. Junge Männer spritzen sich heute Steroide und stemmen Gewichte, um einen Superbrustkorb und Waschbrettbauch zu bekommen, die derzeit in der Werbung zum Inventar gehören. „Körperängste für alle" lautet anscheinend der Schlachtruf des 21. Jahrhunderts, und wir wollen Sie zum Aufschrei „Es reicht jetzt" und zum Verlassen der Tretmühle ermutigen.

Warum Sie aktiv werden sollten

Wir ermuntern Sie aus drei Gründen, ein positiveres Körperbild aufzubauen: Sie schulden es sich selbst, Sie schulden es Ihrem Partner, und Sie schulden es allen jungen Frauen in Ihrem Leben.

Für sich selbst

Fangen wir mit Ihnen an. Sie sind sich wahrscheinlich durchaus bewusst, dass nichts die Libido gründlicher dämpfen kann als ein negatives Körperbild. Ein Drittel der Teilnehmerinnen der oben erwähnten *Glamour*-Umfrage gab an, dass das Gefühl, dick zu sein, sie manchmal davon abhielt, mit jemandem zu schlafen (und ein noch höherer Prozentsatz berichtete, dass ein verbales Kompliment ihnen eher ein gutes Gefühl verschaffe als Sex).[2] Paradox daran ist, dass nichts Ihrem Körperbild solchen Auftrieb verleihen und Sie so wirksam von der Idee, sich zu dick zu fühlen, abbringen kann wie guter Sex.

Haben Sie schon einmal innegehalten und überlegt, wie viele der Menschen um Sie herum – jeder Größe, jeden Alters und jeglicher Fähigkeiten – sich eines aktiven Sexuallebens erfreuen? Mit großer Wahrscheinlichkeit werden Sie sich irren, wenn Sie zu erraten versuchen, wer von den anderen Fahrgästen im Bus das erfüllteste Sexualleben hat. Sexuelle Chemie hält sich nicht an Schönheitsmaßstäbe und untergräbt Erwartungen, aber wir

Heiße Tipps: Ihre sexuelle Vergangenheit

Oft sind wir zu sehr damit beschäftigt, uns über Sex Sorgen zu machen, ständig an Sex zu denken oder uns zu wünschen, er würde einfach verschwinden, um das Ganze langfristig zu betrachten. Aber indem Sie die Grundmuster in Ihrer persönlichen sexuellen Vergangenheit überprüfen, können Sie klarer erkennen, wohin Sie von hier aus gehen wollen. Sie ziehen wahrscheinlich den größten Nutzen aus dieser Übung, wenn Sie die Antworten niederschreiben (und es ist sehr interessant, sie später noch einmal zu lesen), aber allein das Nachdenken über diese Fragen, während Sie in der Straßenbahn sitzen oder in der Badewanne liegen, kann Ihnen wichtige Aufschlüsse geben.

- Welche Ansichten wurden Ihnen früher von Verwandten, Lehrern und Gleichaltrigen zu den Themen Sex, Fortpflanzung, Körper, Masturbation und Geschlechterrollen vermittelt?
- Welches sind Ihre frühesten Erinnerungen an sexuelle Empfindungen? An sexuelles Experimentieren?
- Wie erlebten Sie die Pubertät? Die Adoleszenz?
- Was war Ihre erste sexuelle Erfahrung mit einer anderen Person?
- Was war die jeweils positivste und negativste sexuelle Erfahrung in Ihrem Leben?
- Was mögen Sie an Ihrem Körper am liebsten und was am wenigsten? Was an Ihren sexuellen Reaktionen?
- Falls zutreffend, wie hat Ihre Geschichte der Empfängnisverhütung, Schwangerschaft und Entbindung Ihre Sexualität beeinflusst? Falls zutreffend, wie hat sich Ihre Geschichte sexueller oder medizinischer Probleme auf Ihre Sexualität ausgewirkt?
- Was sind Ihre gegenwärtigen Sexualpraktiken?
- Welchen Phantasien hängen Sie derzeit besonders gern nach?
- Was würden Sie gerne an Ihrem Sexualleben ändern?
- Wie wird Ihrer Ansicht nach Ihre Sexualität in zehn Jahren sein? In 20 Jahren? Usw.

bleiben in der Vermutung befangen, dass Sex etwas für die Jungen, Unbeschwerten und Ungebundenen sei, weil wir meist nicht viele Beweise für das Gegenteil bekommen. Die Psychologin Lenore Tiefer drückt es so aus:

> *Kulturelle Ansichten aus Religion oder Werbung haben zum Teil Einfluss, weil sie nicht durch unsere eigenen Beobachtungen neutralisiert werden ... Wenn Sie es sich durch den Kopf gehen ließen, würden Sie sich vielleicht sagen: „Ich habe nie ganz gewöhnliche Leute miteinander schlafen gesehen. Was machen sie mit einem dicken Bauch? Wie ziehen sie sich gegenseitig aus?“ Die Kluft zwischen den eigenen Erfahrungen der Menschen und der Kultur dient dazu, uns in Bezug auf Sexualität zu deprimieren.*[3]

Aber wenn Sie die kulturellen Ansichten beiseite lassen, kann Sex einfach ein Urlaub vom Perfektionskult sein. In ihrem ausgezeichneten Ratgeber für besseren Sex, *Let Me Count the Ways,* raten die Therapeuten Marty Klein und Riki Robbins, man solle beim Sex die Vollkommenheit des eigenen Körpers erfahren und darauf achten, wie gutes Küssen nicht von einem fordert, abzunehmen; wie volleres Haar oder weißere Zähne die Orgasmen kein bisschen intensivieren würden. In diesem Sinn könne Sex einen mentalen Urlaub von all der Selbstkritik darstellen, die der eigene Körper aushalten müsse.[4]

Sie können sich selbst Ihre Brücke zu einer authentischen Sexualität schlagen, indem Sie nach Rollenmodellen von Frauen suchen, die sinnliches Selbstvertrauen ausstrahlen. Bestimmt ist Ihnen schon aufgefallen, dass viele Frauen, die nicht in Kleidergröße 34 passen, ein tolles Selbstwertgefühl haben (hingegen viele Frauen, die Cover-Models sind, nicht). Trotz der kulturellen Fixierung auf sexuell begehrenswerte Jugend finden Sie wahrscheinlich Ihre besten Rollenmodelle unter Frauen, die keine jungen Küken mehr sind. Dieses Buch enthält viele Zitate von Frauen, die bezeugen, dass Reife und Mutterschaft ihnen eine tiefere Selbstakzeptanz und sexuelle Erfüllung schenkten, als sie bis dahin gekannt hatten.

Ich war eine sehr schlanke, attraktive junge Frau, als ich noch keine Kinder hatte. Nach zwei Kindern bin ich ein wenig rubensartig, fühle mich aber viel wohler damit. In rund einer Woche werde ich vierzig und fühle mich heute in meinem Körper sehr zu Hause. Ich empfinde mich noch immer sehr stark als sexuelle Frau. Und ich versuche, dieses Gefühl meinen Töchtern auf eine sinnvolle Weise zu vermitteln: „Mütter sind liebevolle, fürsorgliche und sexuelle Wesen."

Zu viele Mädchen wachsen mit dem Gefühl der Unzulänglichkeit heran, weil sie nicht an die Körper herankommen, die sie im Fernsehen oder in Filmen sehen. Ich brauchte 40 Jahre, bis ich erkannte, dass ich mit meinen Pfunden (gegenwärtig an die 300) schön und begehrenswert bin und ich zu viele Jahre meines Lebens damit vergeudet habe, mein Aussehen ändern zu wollen, während ich glaubte, dass ich für das andere Geschlecht nicht attraktiv sei. Es ist alles Einbildung. Selbstvertrauen und die richtige Einstellung sind die attraktivsten Eigenschaften, die ein Mensch haben kann.

Für Ihre Partner

Nur zu oft wird das Selbstwertgefühl dazu benutzt, nicht nur sich selbst, sondern auch den Partner zu bestrafen. Frauen, die mit ihrem Äußeren unzufrieden sind, neigen dazu, entweder die Zuneigungsbekundungen ihres Partners auszublenden oder seine Annäherungsversuche abzuwehren. Aber wenn Ihr Partner mit Ihnen schlafen will, muss er oder sie nicht wirklich hören, wie dick Sie sich fühlen oder dass Sie morgen als Erstes ins

Fitnessstudio müssen. Wenn Sie in der stürmischen Eile, das Licht auszuschalten, einmal innehielten und sich einen Augenblick darauf konzentrierten, wie es sich anfühlt, den Körper Ihres Geliebten zu berühren, könnten sich die ungehemmten Freuden sexueller Erfüllung als näher erweisen, als Sie glauben.

Ein negatives Körperbild setzt uns unnötigerweise einer Bedrohung aus, wenn sich unser Partner für andere Menschen oder die Phantasie anregende Zeitschriften und Filme begeistert; wir betrachten jedes begehrenswerte „andere" als eine Spiegelung unserer eigenen Unzulänglichkeit. Nur weil Ihrem Mann angesichts der langen Beine eines Pornostars das Wasser im Mund zusammenläuft, bedeutet das nicht, dass sich die Ihren nicht verdammt toll anfühlen, wenn Sie sie ihm um den Rücken schlingen. Und nur weil Ihre Freundin andächtig und ausnahmslos jede Folge von *Xena, die Kriegerprinzessin* anschaut, heißt das nicht, dass sie Sie für ein Kickbox-Luder verlassen wird. Verabschieden Sie diese bedrückende Furcht, nicht gut genug zu sein, und lenken Sie Ihre Aufmerksamkeit darauf, welch unterschiedliche Menschen und Situationen in Ihnen sexuelles Verlangen auslösen. Sexuelle Neugier ist der erste Schritt auf dem Weg zu sexueller Offenheit.

Für Mädchen überall

Letztlich ist das Herausbilden eines positiven Körperbildes das allerbeste Geschenk, das Sie den Mädchen und jungen Frauen in Ihrem Leben machen können. Sie wachsen in einer Welt auf, in der beiläufige weibliche Selbstablehnung, wenn nicht gar Selbstverunglimpfung allgegenwärtig ist. Wir arbeiteten in einem feministischen Sexshop von Frauen für Frauen, in dem sexuelle Vielfalt und Unterschiedlichkeit aufrichtig geehrt und gefeiert wurden. Vielleicht meinen Sie, dass diese Umgebung frei von negativen Körperbildern gewesen sei, aber wir hörten noch immer regelmäßig Variationen jenes uralten Refrains aus unserer Jugend: „Du siehst toll aus, hast du abgenommen?", oder: „Du bist so schlank, ich könnte dich glatt erwürgen!"

Jedes Mal, wenn Ihre Tochter, jüngere Schwester oder Nichte Sie stirnrunzelnd oder mit angeekeltem Gesichtsausdruck vor dem Spiegel stehen sieht, vermitteln Sie ihr, dass das Aussehen einer Frau zu Ängsten führt. Die oben zitierte *Glamour*-Umfrage fand heraus, dass 62 Prozent der Frauen, die ihre eigene Mutter als mit einem negativen Körperbild behaftet beschrieben, dieses Gefühl der Unzufriedenheit erbten. Und Mädchen, die mit ihrer Figur unzufrieden sind, sind gefährdete Mädchen. Die Historikerin Joan Jacobs Brumberg beschreibt dies so:

Solange sie mit ihrem Körper so unglücklich sind, werden sie kaum die sexuelle Kraft erlangen, die sie für ein vollwertiges und erfolgreiches Leben in der heutigen Welt brauchen. Mädchen, die sich in ihrer Haut nicht wohl fühlen, brauchen die Bestätigung durch andere, und dieses Bedürfnis ermächtigt leider fast immer männliches Verlangen. In anderen Worten: Mädchen, die ihren Körper hassen, treffen keine guten Entscheidungen bei der Partnerwahl oder bezüglich der Art sexueller Aktivität, die zu ihrem Besten wären. Weil sie es sich so wünschen, begehrt zu werden, sind sie anfällig für Manipulationen, Schmeicheleien und sogar Missbrauch.[5]

Zweifellos ist es schwer, die negativen Stimmen in unseren Köpfen abzustellen oder mit der Gewohnheit des gemeinsamen Jammerns unter Frauen zu brechen, aber wenn Sie es nicht für sich selbst schaffen, versuchen Sie es für die nächste Generation von Frauen zu tun, die allesamt verdienen, zu *Kriegerprinzessinnen* aufzublühen. Seien Sie wachsam, sehen Sie die Dinge im richtigen Blickwinkel und bewahren Sie sich Ihren Sinn für Humor. Wer weiß, wenn Sie das nächste Mal jemand fragt: „Du schaust toll aus, hast du abgenommen?", fühlen Sie sich vielleicht zu der Antwort inspiriert: „Ich habe sogar ein paar Pfund zugenommen, aber ich hatte gerade einen sagenhaften

Orgasmus, da schaue ich danach immer gut aus!" Und dann führen Sie ein junges Mädchen zum Mittagessen aus und erzählen Sie ihr, wie schön, stark und gescheit sie ist.

Heiße Tipps: Pflegen Sie Ihr Selbstwertgefühl

Wenn Ihr Selbstwertgefühl ein wenig Auftrieb vertragen könnte, probieren Sie einige dieser praktischen Vorschläge aus, um Ihre Beziehung zu Ihrem Körper und Ihrer Sexualität zu erkunden:

- Prüfen Sie Ihre Vorzüge. Erstellen Sie eine Liste der Eigenschaften, die Sie schon immer an sich bewundert haben (Sie müssen sich nicht auf das Körperliche beschränken). Beschreiben Sie, weshalb Sie diese Eigenschaften schätzen und ob Sie sie für sexy halten.
- Suchen Sie Vergleiche und Kontraste. Erstellen Sie eine Liste der Leute, Freunde und Fremde gleichermaßen, die Sie attraktiv finden. Können Sie exakt benennen, was genau an ihnen so anziehend wirkt? Welche dieser anziehenden Eigenschaften entsprechen der Norm, welche nicht?
- Definieren Sie Ihre Begriffe. Was verstehen Sie unter einer sexy Frau? Wenn Sie sich sexy fühlen, wie schauen Sie dann aus und wie fühlen Sie sich und drücken sich aus? Wenn Sie nicht genau wissen, ob Sie sich jemals sexy fühlten, wie schaut das in Ihrer Phantasie aus?
- Schauen Sie Ihre sexuelle Vergangenheit an. Ihr Hintergrund (familiär, religiös und kulturell) und Ihre Beziehungsgeschichte beeinflussen allesamt Ihre sexuelle Identität. Schreiben Sie Ihre sexuelle Geschichte auf (siehe Kasten „Ihre sexuelle Vergangenheit"), um ein Gespür dafür zu bekommen, woher Sie kommen und wohin Sie vielleicht gehen wollen.
- Sprechen Sie darüber. Reden Sie mit Freunden und Geliebten darüber, welche Kommentare oder Situationen Ihr Selbstwertgefühl schwächen oder fördern. Tauschen Sie Tipps über Bewältigungsmechanismen aus. Unterhalten

Sie sich darüber, was in Filmen, Fernsehen, Werbung und Musikvideos als sexy gezeigt wird und was im Vergleich dazu Ihren Erfahrungen zufolge sexy ist.

- Reden Sie nicht darüber. Rufen Sie ein Moratorium über Gespräche zum Thema Körperfett, Diäten, Cellulite und Hautpflege aus. Jedes Mal, wenn Ihnen ein selbstkritischer Kommentar auf der Zunge liegt, stellen Sie sich die schnippische Antwort vor, die Sie geben würden, wenn jemand einen Menschen, den Sie lieben, mit solchen Begriffen beschreiben würde (es ist so viel einfacher, geliebten Menschen gegenüber großzügig und galant zu sein als sich selbst gegenüber).
- Bauen Sie Online-Freundschaften auf. Viele Leute schwärmen von dem gesichtlosen Umfeld des Internet, was es ihnen erleichtert, sich als das, was sie sind, und nicht nach ihrem Aussehen kennen zu lernen. Vielleicht lernen Sie Aspekte von sich kennen und wertschätzen, die Sie selten im Gespräch ausdrücken.
- Gehen Sie an einen Nacktbadestrand. Sie werden von der heilsamen Empfindung profitieren, wenn Sonne und Luft jeden Zentimeter Ihrer Haut liebkosen – und bekommen obendrein einen realistischen Eindruck davon, wie viele Figurtypen es so gibt.
- Prunken Sie. Gönnen Sie sich eine Investition in Ihr liebstes körperliches Attribut. Probieren Sie einen neuen Haarschnitt aus, der die Aufmerksamkeit auf Ihre schönen Augen lenkt, Kleidung, die Ihr kurviges Hinterteil betont, oder eine Maniküre, die sagt: „Küss bitte meine Hände!"
- Schwelgen Sie. Massieren Sie 15 Minuten lang Ihren Partner. Berühren Sie ihn auf eine Weise, die Sie entzückt oder die sich für Sie gut anfühlt (Ihr Partner sollte nur dann Rückmeldung geben, wenn er sich unbehaglich fühlt oder Sie ihm wehtun). Wie fühlt es sich an, einen anderen nur zum eigenen Vergnügen zu berühren?
- Bewegen Sie Ihren Körper. Gehen Sie spazieren, tanzen Sie, radeln, schwimmen, dehnen oder masturbieren Sie. Bewegen Sie Ihren Körper auf egal welche angenehme Weise.

Wertschätzung der sexuellen Anatomie

Selbst wenn Sie Ihre Figur positiv sehen, kann Ihr sexuelles Selbstwertgefühl leiden, wenn Sie nicht eine ebenso gute Einstellung zu dem haben, was Sie zwischen Ihren Beinen finden. Einer erstaunlich großen Anzahl von Frauen mangelt es an grundlegenden physiologischen Informationen, die ihnen die Kontrolle über ihre sexuelle Befriedigung verschaffen können. Nur ganz wenige von uns erhalten als Kinder genaue Informationen über unsere genitale Anatomie; wenn überhaupt erfahren wir bloß, dass Mädchen „da unten" eine Vagina haben und dass dort die Babys herauskommen. Es kann ein Mädchen, das keinen Piep über sexuelle Freuden gehört hat und über keine Sprache zur Beschreibung der Klitoris und Vulva verfügt, überaus verwirren, wenn sie entdeckt, dass sich das Streicheln ihrer Klitoris gut anfühlt. Die Verlegenheit oder Missbilligung der Erwachsenen, die folgt, wenn sie bei der Selbsterforschung „erwischt" wird, verstärkt nur die Botschaft, dass die Genitalien bestenfalls nicht erwähnt werden dürfen oder man sich im schlimmsten Fall dafür zu schämen hat.

Die absichtliche Ignoranz, die viele Frauen in ihrer Kindheit erfahren, erstreckt sich oft auf unsere sexuellen Reaktionen. Viel zu viele Frauen übernehmen eine romantische Hände-weg-Einstellung in Bezug auf sexuelle Freuden; man stellt sich vor, wie der schöne Prinz oder die schöne Prinzessin auf einem weißen Ross dahergaloppiert und sich um die mysteriösen sexuellen Techniken kümmert, ohne dass wir je sagen müssten: „Und jetzt ein bisschen weiter links, bitte."

Als zwei Frauen, die in der Zeit der sexuellen Selbsthilfebewegung von Frauen erwachsen wurden, sind wir überzeugt, dass wirklich jede lebende Frau davon profitieren würde, wenn sie sich mit einem Handspiegel hinsetzen und einen langen, liebevollen Blick auf ihre Genitalien werfen würde. Zum einen sind sie überaus und wunderbar schön. Zum anderen sind die Schamlippen, Vagina und Klitoris einer jeden Frau unterschiedlich, und Sie verdienen zu erfahren, wie einzigartig Sie sind, und mit den einzigartigen Stimulationsstilen zu experimentieren, die Ihnen Wonnen bereiten werden. Letztlich schuldet es jede Mutter ihren Kindern, dass sie ein gesundes Wohlbehagen und Wertschätzung gegenüber ihren Genitalien entwickelt, da sie ihnen ihre eigene Einstellung dazu zwangsläufig vermittelt.

Nach dieser Lektion nehmen wir Sie mit auf eine Blitztour durch unsere genitale Anatomie.

Eine Genitalientour

Die äußeren weiblichen Genitalien werden als Vulva oder äußere weibliche Scham bezeichnet und bestehen aus den Schamlippen, der Klitoris, der Vaginal- beziehungsweise Scheidenöffnung sowie der Harnöffnung. Die beiden langen, fleischigen Falten der äußeren Schamlippen, die großen Schamlippen, bestehen aus Fett- und erektilem Gewebe und sind mit Schamhaaren bedeckt. Der kennzeichnendste Teil der Vulva sind wohl die kleinen Schamlippen, die glatten, unbehaarten inneren Schamlippen, die die Harn- und die Scheidenöffnung umschließen. Die Schamlippen variieren in Größe, Farbe und Form, und sie sind keineswegs immer ein identisches Paar. Viele Frauen schämen sich und sind verlegen, weil sie denken, dass ihre Schamlippen missgebildet oder unansehnlich seien, weil eine Schamlippe weiter unten hängt als die andere oder weil sie nicht diskret in der Scheide stecken. Frauen sehen ganz einfach nicht oft Bilder von Schamlippen und verfügen auch nicht unbedingt über einen Bezugsrahmen dafür (nein, die Bilder von Georgia O'Keefe zählen hier nicht!). Wenn Sie je Ihre eigenen Genitalien oder die einer anderen Frau für hässlich oder unnormal hielten, ermuntern wir Sie, sich Betty Dodsons Kunstwerke zu Gemüte zu führen und so wunderbare Bilder von weiblichen Genitalien in all ihrer Vielfalt zu sehen.[6]

Die kleinen Schamlippen treffen sich in kleinen Falten oben an der Vulva, genau über der Klitoris. Wenn Sie diese Hautfalte zurückziehen, um einen besseren Blick darauf zu werfen, sehen Sie vielleicht voll Faszination, wie sehr die Glans clitoridis, also die Klitorisspitze, einer Miniaturversion der Peniseichel ähnelt (ohne Harnöffnung). So klein sie ist, steckt eine Menge in ihr – die Klitoris verfügt über etwa 8000 Nervenfasern, eine höhere Konzentration als in jedem anderen Körperteil (doppelt so viele wie im Penis). Die ungemein empfindungsfähige Klitoris sitzt oben auf dem kurzen Klitorisschaft, der unter der Haut in Richtung Schambein verläuft – wenn Sie auf die Haut über Ihrer Klitoris drücken, können Sie den Schaft unter Ihren Fingern rollen spüren. Der Schaft ist an den zwei Klitorisbeinen (auch Crura genannt) befestigt, die etwa 7,5 Zentimeter lang sind und sich unter den Schamlippen erstrecken und dabei an jeder Seite der Scheiden- und Harnröhrenöffnungen einen Bogen wie die beiden Hälften eines Brustbeins beschreiben.

Der Klitorisschaft und die Klitorisbeine verfügen über weit weniger Nervenenden als die Klitoris selbst, bestehen aber aus schwammigem erektilen Gewebe mit vielen Blutgefäßen. Bei sexueller Erregung überschwemmt verstärkter Blutandrang zur Vulva die Schamlippen wie auch den gesamten Klitoriskörper, der anschwillt und fester wird – es ist nicht genau dasselbe wie die Erektion des Mannes, aber sehr ähnlich. Die Wirklichkeit der weiblichen Anatomie sieht so aus, dass es nicht so etwas wie einen klitoralen versus vaginalen Orgasmus gibt, weil wir nicht einen Teil unserer Genitalien stimulieren können, ohne indirekt die Klitoris zu stimulieren. Die Schamlippen und Vagina sind empfindungsstarke erogene Zonen, aber wenngleich manche Frauen mit allgemeiner genitaler Stimulierung zum Orgasmus kommen, braucht die Mehrheit der Frauen die direkte Klitorisstimulierung dazu. Freuds Diktum, dass der klitorale Orgasmus „unreif" sei, warf im 20. Jahrhundert einen langen Schatten auf das Verständnis der weiblichen Sexualität. Jahrtausende lang zuvor war die Klitoris durchaus als der Hauptsitz des weiblichen Orgasmus bekannt. Eine typische Passage aus einem Ehehandbuch des 19. Jahrhunderts beschreibt die Klitoris als ein Organ, das „Lust erregen und beim Verkehr Wonne schenken kann, denn ohne sie hat das schöne Geschlecht weder Verlangen nach ehelichen Umarmungen noch Gefallen daran".[7]

Die Harnröhrenöffnung liegt zwischen der Klitoris und dem Scheideneingang. Die Haut um die Öffnung ist reich an Nervenenden, und manche Frauen erleben die Stimulation dieser Gegend als höchst angenehm. Die Harnröhre selbst ist eine schmale, kurze Röhre, die den Urin aus der Blase ableitet. Sie verläuft oberhalb von der Vagina und parallel zu ihr und ist von schwammigem erektilen Gewebe umgeben, das die paraurethralen Drüsen enthält und führt („para" bedeutet „neben" oder „nahe"). Dieser „urethrale Schwamm" ist jener „G-Punkt", um den so viel Theater gemacht wird. Warum Punkt? Nun, die Harnröhre selbst ist nur knapp vier Zentimeter lang, so dass der Urethralschwamm nicht sehr groß ist. Das erektile Gewebe um den Urethralschwamm schwillt während der sexuellen Erregung an; dann können Sie den G-Punkt spüren, indem Sie fest gegen die vordere Scheidenwand drücken. Manche Frauen erleben die Stimulation des G-Punktes als überaus erregend und manche stellen darüber hinaus fest, dass dies zur Absonderung einer klaren, geruchlosen Flüssigkeit führen kann. Obwohl diese Flüssigkeit durch die Harnröhre abgesondert wird, unterscheidet sie sich chemisch von Urin. Alle Frauen haben einen Urethralschwamm, aber nur einige Frauen ejakulieren.

Die Vaginalöffnung liegt genau unterhalb der Urethralöffnung. Wenn Sie bei einer Vaginalgeburt zugeschaut oder selbst vaginal entbunden haben, haben Sie zweifellos großen Respekt vor der muskulären Dehnbarkeit der Vagina bekommen. Aus

Heiße Tipps: Lieben Sie Ihre Genitalien

Sie können die selbstsicherste, körperbewussteste, kühnste Nudistin in der ganzen Stadt sein, aber wenn Sie Ihre eigenen Genitalien nicht aufrichtig schätzen, leidet Ihr Sexualleben. Haben Sie jemals ein wenig Angst aufflackern gespürt, wenn der Mund eines Liebhabers zwischen Ihre Beine steuerte? Haben Sie sich je gesorgt: „Findet er, dass ich gut aussehe/rieche/schmecke?“, oder: „Langweilt sie sich da unten auch nicht?“ Dann ist es an der Zeit für einen Schnellkurs in Sachen Liebe zur eigenen Vulva.

- Zeichnen Sie ein Bild Ihrer Schamlippen. Nehmen Sie einen Spiegel zur Hand und skizzieren Sie, was Sie sehen. Ihre Bemühungen, die kunstvolle Natur jeder einzelnen Falte einzufangen, könnte in Ihnen eine neue Wertschätzung für Ihre Intimarchitektur wecken.
- Bereisen Sie Ihre Genitalien. Lassen Sie Ihre Hand eine Reise unternehmen, berühren und liebkosen Sie jeden Zentimeter Ihrer Vulva, Schamlippen und Klitoris. Betrachten Sie dies eher als eine Expedition zur Informationssammlung denn als Versuch, sich sexuell zu erregen. Gestatten Sie sich einfach, die verschiedenen Arten von Haut und Empfindung zu erfahren.
- Schmecken Sie. Vergessen Sie diese Fischwitze – eine gesunde Vagina riecht und schmeckt einfach bestens, aber Sie werden dies kaum glauben, solange Sie es nicht selber ausprobiert haben. Prüfen Sie mal, wie sich während Ihres Menstruationszyklus Ihre natürlichen Sekrete in Beschaffenheit und Geschmack verändern. Wenn Ihre Vagina zu weit von ihrer süßen, frischen Norm abweicht, besteht wahrscheinlich ein bakterielles Ungleichgewicht, das Sie angehen sollten.
- Rundum-Genuss. Erforschen Sie Ihre Vagina und entdecken Sie Ihre persönlichen Genusspunkte. Stellen Sie sich Ihre Vagina als ein Zifferblatt vor und Ihre Finger als die Zeiger, lassen Sie sie rund um die Uhr kreisen, pressen Sie die Finger fest auf die Scheidenwände und achten Sie darauf, wo Sie besonders empfindsam sind. Die Zeit wird nur so verfliegen.

Muskeln und Gewebe bestehend und mit einer Gleitflüssigkeit absondernden Membram ausgekleidet, ist die Vagina etwa 8 bis 10 Zentimeter lang und verläuft etwa in einem 45-Grad-Winkel nach oben zur Cervix beziehungsweise dem Gebärmutterhals, dem Hals des anderen erstaunlichen Muskels, dem Uterus beziehungsweise der Gebärmutter. Wenngleich die Vagina oft mit einem Tunnel oder Loch verglichen wird, bildet sie keinen wirklichen Hohlraum, vielmehr ruhen die Scheidenwände die meiste Zeit aneinander und weiten sich nur bei sexueller Erregung (oder während der Geburt).

Fassen Sie einfach einmal in Ihre Scheidenöffnung, und Sie spüren eine leicht gefurchte Oberfläche, vor allem an der vorderen Scheidenwand genau hinter dem Schambein, wo der Urethralschwamm hervorsteht. Das äußere Drittel der Vagina, das über mehr Nervenenden als die inneren zwei Drittel verfügt, reagiert sehr stark auf Berührung. Die inneren zwei Drittel der Vaginawände sind glatter und reagieren stärker auf Druck als auf Berührung.

Der Damm ist das kleine Hautstück zwischen der Scheidenöffnung und dem Anus und ist eine eigene erogene Zone. Ein weiteres Stück Gewebe, auch Perinealschwamm genannt, liegt zwischen der hinteren Scheidenwand und dem Rektum und trägt wahrscheinlich zu den angenehmen Empfindungen sowohl während der vaginalen wie auch gegebenenfalls einer analen Penetration bei. Während der Entbindung kann der Damm reißen, oder die Gebärende bekommt eventuell einen Dammschnitt, bei dem der Damm eingeschnitten wird, um das Risiko eines weiteren Einreißens während der Entbindung zu verringern. Weil der Damm der Sitz vieler Nerven und der kreuzweise verlaufenden Beckenbodenmuskeln ist, kann ein Dammschnitt zu einem gewissen Verlust der sexuellen Empfindung führen, obwohl viele Frauen die Erfahrung machen, dass ein Dammriss oder -schnitt sich nicht langfristig auf ihre genitale Empfindungsfähigkeit auswirkt.

Am Anus befinden sich ebenfalls viele Nervenenden, weshalb anale Stimulation ebenso erregend wie genitale sein kann. Wenngleich das Analspiel ein Tabu darstellt und als irgendwie „schmutzig" oder „gefährlich" gilt, ist es eine natürliche, sichere Form der Erotik. Viele Personen aller sexuellen Ausrichtungen genießen den angenehmen Druck analer Penetration. Wenn Sie diese Form des erotischen Spiels erkunden, sollten Sie Ihre analen Schließmuskeln entspannen; der äußere Schließmuskel unterliegt willentlicher Kontrolle, aber der innere Schließmuskel unterliegt ihr nicht und wird sich anspannen, wenn Sie zu rasch vorgehen oder die Penetration erzwingen, was schmerzhaft ist. Vor jeder analen Penetration, sei es nun mit dem Finger oder dem Penis, sollte man immer großzügig Gleitmittel auftragen, da das Rektum nicht von selbst feucht wird und das rektale Gewebe noch viel empfindlicher als das Vaginalgewebe ist.

Beckenbodenmuskulatur

Die Beckenbodenmuskulatur spielt eine wichtige Rolle bei der Erfahrung sexueller Wonnen bei Frauen – und in Bezug auf ihre Gesundheit insgesamt. Die Beckenbodenmuskeln liegen etwa zweieinhalb Zentimeter unter dem Beckenboden und sind wie eine Schlinge an einem Ende am Schambein und am anderen an Ihrem Steißbein befestigt. Der Begriff Beckenbodenmuskulatur bezieht sich auf eine Gruppe miteinander verbundener, vielschichtiger Muskeln, die den gesamten Beckenboden stützen und in Form einer Acht die Vagina, Harnröhre und das Rektum bei Frauen, bei Männern den Penisboden und das Rektum umschließen.

Die Beckenbodenmuskeln spielen bei der sexuellen Empfindung eine Schlüsselrolle – sie sind üppig mit Nervenenden ausgestattet und kontrahieren beim Orgasmus unwillkürlich. Wenn man lernt, diese Muskeln willkürlich zu kontrollieren, wirkt sich das nicht nur in vielfältiger Weise positiv auf die Gesundheit aus, es erhöht auch die sexuelle Empfindungsfähigkeit. Wenn Ihre Beckenbodenmuskeln gut trainiert sind, vergrößert dies Ihre genitale Empfindungsfähigkeit sowie die Absonderung der Vaginalsekrete und führt zu stärkeren Orgasmen.

Die Bedeutung der Beckenbodenkontrolle ist auf der ganzen Welt bekannt und wird auch gelehrt – Bauchtanz, Hula und viele afrikanische Tänze bauen darauf auf. In Amerika führen wir unsere Informationen über Beckenbodenübungen jedoch auf eine medizinische Autorität zurück. Der Gynäkologe Arnold Kegel erfand in den vierziger Jahren eine Reihe von einfachen Übungen zur Behandlung von Inkontinenz, und diese Übungen sind seither als „Kegel-Übungen" bekannt. Frauen, die ein Kind geboren haben, kennen sie bereits gut, weil diese Übungen fester Bestandteil sowohl von Geburtsvorbereitungs- wie auch Rückbildungskursen sind. Diese Übungen beinhalten wiederholtes Anspannen und Entspannen der Beckenbodenmuskulatur – entweder in einer Abfolge von schnellem Zusammenziehen oder als langsameres Hochziehen und Senken. Am leichtesten kann man die Beckenbodenmuskeln identifizieren, indem man den Harnfluss unterbricht und wieder fließen lässt; die Muskeln, die Sie hierbei gebrauchen, sind die Beckenbodenmuskeln.

Vor allem Frauen, die vaginal entbunden haben, sollten nach der Entbindung unbedingt Rückbildungskurse besuchen und die dort erlernten Techniken langfristig üben, um die Beckenbodenmuskulatur dauerhaft zu trainieren und ihr positives Körpergefühl zu stärken. Gleichzeitig beugen Sie so einer Reihe von Beschwerden wie beispielsweise Gebärmutter- und Blasensenkung sowie daraus resultierender Inkontinenz vor. In Deutschland werden Rückbildungskurse nach der Entbindung von Hebammen, aber auch von Physiotherapeuten angeboten. Die Kosten für zehn Stunden Rückbildungsgymnastik werden im Allgemeinen von der Krankenkasse erstattet.

Natürlich können Sie die Kegel-Übungen jederzeit durchführen, aber diese Übungen verlangen geradezu nach Einbindung ins Liebesspiel. Zum einen ist es besonders hilfreich, wenn man einen Penis oder Dildo als Widerstand während der Übung in der Vagina hat. Zum anderen können die Kegel-Übungen jede sexuelle Begegnung intensivieren, da sie die Empfindung in der Vagina und den Blutstrom dorthin verstärken. Sie können die Erregung steigern, indem Sie die Kegel-Übungen mit der Atmung koordinieren – beim Anspannen einatmen und beim Entspannen ausatmen – oder mit den Beckenbewegungen.

Was ist mit der sexuellen Reaktion?

Wir behandeln hier nicht groß die Abfolge der sexuellen Reaktion, weil wir Sie in diesem Buch immer wieder zur Erforschung Ihres Körpers und Ihrer einzigartigen sexuellen Reaktionen und Vorlieben ermutigen. Gewiss gibt es bestimmte, bei allen Menschen ablaufende Konstanten der körperlichen Reaktion: die verstärkte Blutzufuhr, das Anschwellen der Genitalien sowie das Ansteigen der Muskelspannung bei Erregung und das plötzliche Nachlassen dieser Anspannung durch die Muskelkontraktionen beim Orgasmus. Aber es gibt eine große Bandbreite subjektiver Erfahrungen, die das monolithische Modell der einen „Abfolge sexueller Reaktion" nur jämmerlich unzureichend zu beschreiben vermag. Wenn Sie verlässlich zum Orgasmus kommen, dürfte diese Erfahrung kaum durch das Wissen gesteigert werden, dass Masters und Johnson die Orgasmuskontraktionen mit der Stoppuhr gemessen haben und dabei herausfanden, dass sie alle acht zehntel Sekunden auftreten.

Sexuelle Selbstkenntnis ist keine einmalige Entdeckungsreise, bei der Sie Ihr persönliches Terrain ein für alle Mal kartieren. Unsere Erfahrung der sexuellen Reaktion entwickelt sich im Lauf des Lebens ständig weiter, warum sollte es auch anders sein? Unser Körper verändert sich im Lauf der Jahre – und ebenso unsere Beziehung zu unserem Körper. Es ist unwahrscheinlich, dass die Muster unserer sexuellen Reaktion, die wir als Heranwachsende entwickeln, während unseres ganzen Erwachsenenlebens gleich bleiben. Wir behalten unseren Teenie-Beziehungsstil auch nicht für immer bei. Wenn Sie fähig sind, gesellschaftliche Ansichten darüber, was nun sexuell „normal" sei, beiseite zu lassen und einfach auf die Reaktionen Ihres Körpers zu hören, werden Sie am meisten sexuelle Wonnen aus Ihrer sich weiterentwickelnden Erfahrung gewinnen können.

Einstellung in Bezug auf sexuelle Wonnen

Wäre es nicht großartig, wenn wir – statt auf dem Spielplatz mit anderen Müttern über die jüngsten Entwicklungsschritte unserer Kinder zu reden – uns über unsere letzten erotischen Abenteuer austauschen könnten? Ihnen verschlägt es den Atem? Denken Sie darüber nach – wir teilen nahezu Fremden intime Details über die biologischen Funktionen unserer Kinder mit; was hindert uns daran, ebenso offen über unsere Triebe und Begierden zu sprechen? Leider leben wir in einer Gesellschaft, in der solch sexuelle Offenheit entmutigt wird – ein schwerer Verlust für Mütter, wenn man bedenkt, wie viel wir von anderen darüber lernen könnten, wie man den eigenen Körper liebt, das Feuer am Lodern hält und die eigenen Phantasien erkundet.

Stattdessen sind wir allein auf uns zurückgeworfen, um all die konfusen Informationen zur Sexualität zu überprüfen. Unsere Gesellschaft legt großen Wert auf die Familie und auf den Sex zu Fortpflanzungszwecken, doch erhalten wir keine auf der Realität basierende Aufklärung und kein Beziehungstraining. Also wursteln wir uns durch unsere ersten sexuellen und emotionalen Erfahrungen und riskieren dabei Verlegenheiten und Fehlschläge. Langsam gewinnen wir Selbstvertrauen und Fachkenntnisse, werden aber womöglich unser Leben lang von den Fragen „Bin ich gut genug?“ oder „Ist das, was ich tue, normal?“ geplagt. Wenn wir abenteuerlustiger werden, sortiert man uns leicht in alle möglichen Schubladen ein. Wenn wir gerne häufig Sex haben, sind wir promiskuitiv. Wenn wir Alternativen zum Geschlechtsverkehr mögen, sind wir sexuell extravagant. Wenn wir eine Auszeit vom Sex mit einem Partner einlegen, heißt man uns frigide. Wir hören von unseren Eltern, Freunden, der Kirche, Medizinern, Zeitschriftenartikeln und Liebhabern so viele widersprüchliche Meinungen darüber, welchen Sex wir wann, wo, wie und warum (oder warum nicht) haben sollten, dass wir leicht vergessen, warum wir ihn überhaupt haben: weil es schön ist und uns gut tut.

Schließlich teilen wir ein viktorianisches Erbe, das Selbstkontrolle über Selbstverwirklichung stellt und Abstinenz als Tugend betrachtet. Insbesondere Frauen haben die Botschaft verinnerlicht, dass man „zu viel Spaß“ haben könne und das Streben nach sexueller Erfüllung zwangsläufig ein selbstsüchtiger Akt sei. Als Mütter sind wir bestimmten Verhaltensmustern ausgesetzt, in die geradewegs diese Intimität hemmende und sexuelles Ausleben zügelnde Philosophie hineinspielt. „Die Kinder stehen an erster Stelle, unsere Bedürfnisse an zweiter“ bedeutet, dass Sex auf unserer Tagesordnung an letzter Stelle steht. Der Wunsch, ein gutes elterliches Vorbild zu sein, kann dazu führen, dass wir unser Sexualverhalten einschränken oder verbergen, aus Angst, wir könnten ein schlechtes Beispiel geben.

Man braucht Selbstvertrauen und Selbstbewusstsein, um diese Meinungen abzuschmettern und die eigene Sexualität stolz anzunehmen. Und man muss sich auch selbst akzeptieren. Wenn Sie die Pflege Ihres Selbstwertgefühls als eine weitere Verpflichtung auf Ihrer „Wie werde ich ein tollerer Mensch“-Liste ansehen, riskieren Sie einen Fehlschlag. Die Pflege des sexuellen Selbstwertgefühls ist ein fortlaufender Prozess, und Sie werden unterwegs auf einige Hindernisse treffen. Wenn Sie negative Gefühle zu sich selbst, Ihrem Körper und Ihrer Sexualität haben, versuchen Sie aufzudecken, wodurch diese Gefühle gespeist werden, und halten Sie sich vor Augen, dass diese Gefühle vorübergehen. Jedes Mal, wenn Sie Ihr Recht auf Sexualität bestätigen – ob Sie sich nun ein enges neues Kleid kaufen, das Ihre frauliche Figur unterstreicht, oder einen Babysitter engagieren, damit Sie einen sinnlichen Nachmittag lang mit Vergnügen masturbieren können –, tun Sie sich etwas unglaublich Gutes.

3.

GUTER SEX FÄNGT BEI IHNEN SELBST AN

Wir würden gerne die Karten auf den Tisch legen und Ihnen geradeheraus sagen, was wir von Masturbation halten ... aber dann müssten wir unsere Hände unter der Bettdecke hervorziehen! Nur wenige Themen inspirieren uns so sehr zu persönlicher Dankbarkeit und grenzenloser Begeisterung wie die Masturbation. Unsere Enttäuschung, dass dieser geliebte Zeitvertreib nicht die öffentliche Akzeptanz genießt, die er so sehr verdient, regte uns dazu an, den ersten US-weiten Masturbationsmonat ins Leben zu rufen und so alljährlich die schöne Kunst der Selbstliebe zu feiern, gesponsert von unserer Alma Mater, dem *Good Vibrations* in San Francisco.

Was es da zu feiern gibt? So vieles: Masturbation macht Spaß, ist einfach, entspannend, schön und für Menschen aller Altersgruppen, Sexstile und Fähigkeiten geeignet. Masturbation ist eine entscheidende Komponente jedes befriedigenden Sexuallebens und eine beispiellose Möglichkeit, die eigene Sexualität sein Leben lang zu würdigen und zum Ausdruck zu bringen.

Warum soll man masturbieren?

Wenn Sie nie masturbiert haben, wissen Sie vielleicht nicht, wie es geht. Fassen Sie sich ein Herz – es gibt einige ausgezeichnete, speziell für Frauen geschriebene Bücher mit detaillierten Anleitungen und Aufmunterung.[1] Selbst wenn Sie gerne masturbieren, haben Sie vielleicht noch nicht groß darüber nachgedacht, warum es eine so schöne sexuelle Ausdrucksform ist. Lesen Sie unsere Liste mit einigen der vielen Vorzüge der Masturbation; vielleicht bekommen Sie neue Einsichten und Impulse.

Sie verleiht Ihrer sexuellen Energie Auftrieb

Wenn Ihre Zeit, Energie und Ihr persönlicher Raum begrenzt sind, verschwindet gewöhnlich Ihre Libido. Nicht dass Sie nicht das pulsierende Kribbeln einer guten, altvertrauten Erregung spüren wollten, es ist nur so, dass Sie sich nicht unbedingt die Mühe werden machen wollen, das Ganze aktiv anzugehen. Aber was den Sex betrifft, so kommt der Appetit beim Essen. Je mehr sexuelle Freuden Sie erfahren, umso stärker haben Sie Lust darauf. Masturbieren kann Ihrer gedämpften Libido einen kräftigen Auftrieb verleihen, weil sie so ungezwungen ist. Sie müssen Ihr Verlangen nicht mit einem Partner koordinieren oder sich mit Versagensängsten herumschlagen; Sie tun es einfach in Ihrem Tempo und konzentrieren sich darauf, was sich schön anfühlt.

Meine Befriedigung entsteht aus meiner Bereitschaft, mich bewusst um meine sexuellen Bedürfnisse zu kümmern, anstatt mein Verlangen dahinwelken zu lassen.

Sie erfahren dabei etwas über Ihre eigenen Reaktionen

Wir kommen nicht mit dem Wissen von unseren sexuellen Vorlieben auf die Welt und möglicherweise haben Sie ein relativ reifes Alter erreicht, ohne alle Eigenarten Ihrer sexuellen Reaktionen kennen gelernt zu haben. Masturbation stellt eine brillante Methode dar, Ihre genitale Anatomie und sinnlichen Vorlieben zu erforschen. Viele Mädchen und Frauen erleben beim Masturbieren ihre ersten Orgasmen, multiple Orgasmen oder G-Punkt-Orgasmen. Nicht eingeschränkt durch die „Regeln" und Erwartungen, die den Sex mit einem Partner erschweren, können Sie mit der Steigerung Ihrer eigenen Erregung herumexperimentieren, indem Sie Techniken wie tiefes Atmen, An- und Entspannen der Beckenbodenmuskulatur, Hüftbewegungen, Stimulationsunterbrechungen und Spannungsaufbau ausprobieren. Überlegen Sie einmal, wie viel Zeit Sie schon in Tätigkeiten wie die Perfektionierung Ihres Käsekuchenrezepts oder das Basteln eines Weihnachtsgeschenks investiert haben – verdienen Sie es nicht, dass Sie wenigstens genauso viel Zeit der Entdeckung sexueller Wonnen widmen?

Ich masturbierte immer auf die gleiche Weise, wurde jedes Mal sehr angespannt, atmete stoßweise und krampfte mich zusammen. Eine Freundin riet mir, vor dem Orgasmus tief einzuatmen. Und ich war geschockt, a) wie schwer es mir fiel, meine bewährte Methode aufzugeben, und b), wie intensiv ich den Orgasmus bis in die Zehenspitzen erlebte, als ich tief in mich hineinatmete!

Sie können dabei Ihrer Phantasie freien Lauf lassen

Beim Sex mit einem Partner Ihre Phantasien zu erforschen, erscheint vielleicht unpassend, wenn Sie meinen, Sie müssten Ihre Aufmerksamkeit auf die gegenwärtige Situation konzentrieren. Die Masturbation ist ein tolles Mittel zur mentalen wie auch körperlichen Selbsterkundung. Ohne eine andere Person, die Sie vielleicht hemmt, können Sie Ihrer Einbildungskraft freien Lauf lassen. Festzustellen, welche Gedanken, Gefühle oder Bilder Ihr Verlangen anregen, ist für ein erfüllendes Sexualleben genauso entscheidend wie die Erkenntnis, welche Art von Berührung Ihre Klitoris besonders stimuliert. Durch Masturbation können Sie beides zugleich erforschen.

Es fühlt sich gut an

Wenn sich Masturbieren für Sie nicht gut anfühlt, schlagen wir Ihnen vor, das Masturbationstabu zu hinterfragen. Viele von uns wurden in dem Glauben erzogen, Masturbation sei ein unreifes, selbstbefleckendes, unangemessenes Verhalten. Es kann einem schwer fallen, diese negativen Botschaften lange genug beiseite zu schieben, um Zugang zu den reinen und simplen Freuden der Selbstberührung zu finden. Vertrauen Sie uns, Sie haben es als Kleinkind getan und Sie können es wieder tun.

Es tut Ihnen gut

Wetten, dass Sie nicht so viel Sport treiben, wie Sie eigentlich für notwendig halten? Und obwohl Sie alle diese Vollwertrezepte ausschneiden, halten Sie sich bestimmt nicht an Ihre Ernährungsvorsätze, die Sie sich Jahr für Jahr an Silvester vornehmen. Fassen Sie sich ein Herz, Masturbieren ist eine Tätigkeit, bei der Sie nicht gezwungen sind, sich zwischen gutem Aussehen und Wohlgefühl zu entscheiden. Masturbieren ist eine Art Sport: Es verstärkt die Blut- und Sauerstoffzufuhr zu den Genitalien, kräftigt Ihre Beckenbodenmuskulatur und wirkt als sanftes Herz-Kreislauf-Training (es ist Ihnen freigestellt, zusätzliche Knöchelgewichte anzulegen). Wie bei jedem Sport wird dabei Stress reduziert, werden Endorphine ausgeschüttet und ein allgemeines Gefühl von Gesundheit und Wohlbefinden gefördert.

Es ist kreativ

Masturbation vermag uns zu regenerieren, zu erfrischen, zu stärken und zu heilen, vor allem weil sie ein kreativer Akt ist. Als Eltern haben wir so wenig Zeit, um unsere Gedanken und Kräfte sammeln zu können, dass wir dies gern durch Konsum zu kompensieren versuchen: Wir legen eine Pause ein, indem wir eine Zigarette rauchen, einen Latte Macchiato trinken, etwas Schokolade essen oder uns eine kleine Belohnung kaufen. Aber Masturbation hat nichts mit Konsum zu tun, sie ist etwas Schöpferisches. Sie verbindet die seelenbefriedigenden Freuden des Alleinseins mit erotischer Selbstverwirklichung, Sie sind danach gestärkter und fröhlicher als vorher.

Da ich keinen Partner habe, masturbiere ich immer, wenn es sich mit der Betreuung meines Kindes verträgt – beispielsweise wenn mein Sohn fernsieht. Dadurch habe ich ein wenig Zeit ganz für mich allein, was sehr wichtig ist.

Sie können auch gemeinsam mit einem Partner masturbieren

Wenn Ihnen die oben genannten Gründe ein klein wenig zu selbstbezogen erscheinen, denken Sie daran, dass alles Wissen, das Sie über Ihre sexuellen Vorlieben, Reaktionen und Ihre diesbezügliche Ausdauer sammeln, von großem Interesse für Ihren Partner sein wird. Gemeinsam zu masturbieren ist eine der allerbesten Möglichkeiten herauszufinden, wie Sie und Ihr Partner einander verwöhnen können.

Wir masturbieren öfter allein und gemeinsam, als wir miteinander schlafen. Manchmal möchten wir lediglich kommen. Meinen eigenen Körper zu genießen hat mir sehr dabei geholfen, auch den Körper meines Partners zu genießen.

Heiße Tipps: Masturbationsstile

- mit Wasser: Wasserhahn an der Badewanne, Massageduschkopf, Sprudeldüsen
- mit Vibratoren: klitorale, vaginale, wasserdichte, selbsttragende
- mit Dildos: Anal-Plugs, Vaginal-Dildos, Gemüse, Strap-ons
- mit Öl: salben Sie Ihre erogenen Zonen und seien Sie eine Hohe Priesterin der Liebe
- im Verstohlenen: gegen die Waschmaschine gedrückt, beim Motorradfahren, auf einen Pfosten klettern, sich gegen die Naht der engsten Jeans reiben
- leise: unter der Bettdecke und sachte atmend
- laut: atmen Sie tief, stöhnen Sie, halten Sie sich nicht zurück
- mit Kegel-Übungen: das Anspannen und Lockerlassen Ihrer Beckenbodenmuskulatur wird die Erregung steigern
- mit einem Liebhaber: Ich mach's dir auf jede Art, die du willst, wenn du's mir machst

Geschichte eines Tabus

Jetzt denken Sie vielleicht: „Wenn Masturbieren so umwerfend ist, warum tun dann alle so, als wäre es was, worüber man bloß kichert?“ Leider haben wir eine große Wühlkiste mit religiösen und kulturellen Überzeugungen bezüglich Masturbation geerbt, die schonungslos negativ sind. In der westlichen Welt wurzeln die Einstellungen zur Sexualität im Juden- und Christentum und der griechischen Philosophie und übertrugen sich auf die heutige medizinische „Weisheit“. Es folgt ein kurzer Überblick über die wechselvolle Geschichte der Masturbation.

Es stimmt nicht unbedingt alles

Die Verfasser des Alten Testaments betonten die Fortpflanzung als einzig akzeptable Funktion der Sexualität für die alten Israeliten, weil einerseits Bevölkerungswachstum ihr Mittel zur Erweiterung gesellschaftlicher und politischer Macht darstellte und andererseits die Israeliten sexuelle sowie Ernährungsverbote nutzten, um sich symbolisch von den sie umgebenden Kulturen zu unterscheiden (in denen kultische Prostitution und Homosexualität üblich waren). Viele heutige Annahmen in punkto Sexualmoral leiten sich aus biblischen Geschichten ab, die aus dem Kontext gerissen oder in manchen Fällen völlig falsch gedeutet wurden: Die Geschichte von Onan, der seinen Samen auf den Boden verschüttete und wegen dieser Sünde tot umfiel, wird allgemein als eine Geschichte über Masturbation verstanden (was die Herkunft des Wortes „Onanie“ erklärt). Tatsächlich handelt diese Geschichte davon, wie er den Coitus interruptus als Methode der Empfängnisverhütung anwandte, obwohl die Tradition ihm vorschrieb, dass er die Witwe seines Bruders schwängern sollte. Obgleich durch religiöse Unterweisungen in Ihnen vielleicht das vage Gefühl aufkommt, dass „in der Bibel steht, dass Masturbieren falsch ist“, hat die Bibel tatsächlich zu diesem Thema nichts zu sagen.

Holzfäller, spare diesen Samen!

Und wo kommt die griechische Philosophie ins Spiel? Bereits im 4. Jahrhundert v. Chr. schrieb Aristoteles, dass der Samen eine kostbare, nur in begrenzter Menge vorhandene Flüssigkeit sei und das „Vergeuden“ dieser wertvollen Substanz einem Mann die Kraft rauben könne. Die Idee, der Samen sei eine Flüssigkeit mit beinahe magischen Kräften und solle nicht verschwendet werden, findet sich überall auf der Welt. Die chinesische taoistische Philosophie vertritt die Ansicht, dass die weibliche Energie Yin unerschöpflich sei, die männliche Energie Yang aber ein Fluss, der nur zu leicht austrocknen könne (daher konzentriert sich die taoistische Sexualtechnik darauf, dass Männer ohne Ejakulation den Orgasmus erreichen).

Diese ökonomische Metapher wurde in der Mitte des 18. Jahrhunderts auf die Spitze getrieben, als Samuel Tissots 1758 verfasstes Traktat *Onanism: Treatise on the Disorders Produced by Masturbation* erstmals auf Englisch erschien. Tissot wetterte gegen die schwächenden Auswirkungen der Masturbation, die seiner Ansicht nach Männern und Frauen gleichermaßen grundlegende Lebenskraft aussauge. Obwohl Frauen eindeutig nicht fürchten mussten, ein zugeteiltes Quantum an Samen zu vergeuden, machte Masturbation sie demzufolge nichtsdestoweniger anfällig für Geisteskrankheit und uterine Raserei, die ihnen sofort Sittsamkeit und Vernunft raube und sie auf die gleiche Stufe mit den unzüchtigsten Scheusalen stelle, bis ein Tod in Verzweiflung sie Schmerz und Schande entreiße.[2]

„Die erniedrigendste Tat, die ein Mensch begehen kann“[3]

Im ganzen 19. Jahrhundert betrachtete man Masturbation als etwas Gefährliches, das alle möglichen Krankheiten, von Hautunreinheiten bis Schwachsinn, nach sich zog. Im Grunde genommen wurde jede Erkrankung unbekannter Ursache auf das „einsame Laster“ geschoben, und all die Schauergeschichten, die Sie je über die schrecklichen Nebenwirkungen der Masturbation gehört haben (behaarte Handflächen, Blindheit etc.), stammen wahrscheinlich aus dieser Zeit. Ein ganzer Wirtschaftszweig bildete sich, um Jungen und Mädchen davon abzuhalten, an sich herumzuspielen. Spezielle Gürtel, Fäustlinge und grässlichste Strafandrohungen, doch die Hände über der Bettdecke zu lassen, waren sanftere Methoden. Mit Nägeln versehene Penisringe (um Erektionen zu verhindern) und chirurgische Klitorisentfernungen gehörten zu den schrecklichsten Behandlungsformen; die letzte Klitorektomie in den USA zur vermeintlichen „Heilung" von Masturbation wurde 1948 an einer Fünfjährigen verübt.[4]

Trotz leisem Lob verdammt

Im 20. Jahrhundert hatte die Masturbation ihren schlechten Ruf als lebensbedrohliches Hobby verloren. Mit den Ideen Sigmund Freuds und des Sexualwissenschaftlers Havelock Ellis bekannt gemacht, nahmen die Amerikaner die Botschaft auf, dass es potenziell gefährlicher sei, die sexuellen Begierden zu unterdrücken als auszuleben. Freuds Theorie, dass alle Menschen auf dem Weg zu sexueller Reife eine Vielzahl von Stadien durchlaufen (oral, anal, narzisstisch) entfernte die Masturbation aus der Kategorie widernatürlicher Handlungen und platzierte sie gleichzeitig gewissenhaft in der Kategorie unreifer Handlungen. Trotz der Tatsache, dass alle Sexualforscher seit Kinsey betonen, dass die große Mehrheit der Leute masturbiert, und trotz der Tatsache, dass Sexualaufklärer praktisch alle auf den Knien darum bitten, ihre vielen Vorteile zu erkunden, betrachten bis heute noch immer unzählige Menschen die Masturbation als eine bestenfalls kindische Angelegenheit.

Die Liebe eines Lebens

Selbst wenn Ihnen die Geschichte des Tabus bekannt ist, haben Sie vielleicht noch immer gewisse Schuldgefühle beim Masturbieren. Die meisten Leute, die bei diesem Thema verlegen, empfindlich oder verschämt reagieren, stehen unter der Knechtschaft des hartnäckigsten Vorurteils überhaupt: der Vorstellung, Masturbation sei gar kein richtiger Sex!

Vielleicht zählt in Ihren Augen Sex nicht als Sex, sofern nicht zwei Personen anwesend sind. Vielleicht halten Sie Masturbation nur dann für akzeptabel, wenn Sie Feldstudien betreiben, um Ihre Erkenntnisse Ihrem Geliebten zu berichten. Vielleicht halten Sie es für ein wenig beschämend, nur zum Vergnügen Ihre eigenen Genitalien zu berühren, Ihre eigene Haut zu streicheln und zu bewundern, wie glatt und seidig sie sich unter Ihren Fingern anfühlt. Strengen Sie sich bitte an, diese Gefühle geradeheraus zu artikulieren – in den unsterblichen Worten einer von Cathys TV-Lieblingsfiguren: „Fühl es, beschäftige dich damit, überwinde es!“[5]

Wenn Sie sexuell erregt sind, Ihre Genitalien stimulieren, Ihre Lust anstacheln und nach der köstlichen Entspannung im Orgasmus suchen – dann haben Sie Sex. Es tut nichts zur Sache, wenn kein anderer dabei ist, kein Liebhaber, auch nicht zwei Liebhaber und keine Zuschauermenge (die Zuschauermenge kann die Phantasie übrigens enorm anstacheln). Lernen Sie von Ihren Kleinkindern und schwelgen Sie darin, wie interessant, erstaunlich und stimulierend Ihr Körper in Wahrheit ist. Masturbation ist ein lebenslanges Vergnügen, und Sie sollten es sich in keinem Lebensalter entgehen lassen. Sie werden als Baby, Teenager, Erwachsener und als wundervolle alte Frau masturbieren. Ihr Sexualleben mit einem Partner wird seine Höhen und Tiefen durchlaufen, Liebhaber werden kommen und gehen. Und währenddessen hält die Masturbation Sie immer in Kontakt mit der Ihnen innewohnenden Erotik. Genießen sie es.

4.

Manchmal sind Sie heiss, manchmal nicht

Sie können bestens mit Ihrer sexuellen Anatomie und Ihren Reaktionen vertraut sein, sich überaus wohl mit Ihrem Körper fühlen und sich ausgezeichnet verständigen können, aber wenn Sie kein Verlangen haben, möchten Sie keinen Sex haben. Verlangen ist der Stein des Weisen, der das Rohmaterial der reproduktiven Biologie in das glänzende Gold des sexuellen Auslebens verwandelt (und selbst den pragmatischsten Sex-Autorinnen zu einem lyrischen Unterton verhilft!). In diesem Buch verwenden wir Begriffe wie „Geschlechtstrieb“ oder „Libido“ zur Beschreibung einer grundlegenden physiologischen Bereitschaft und Fähigkeit, aber wir gebrauchen den Begriff „Verlangen“, um auf den unbeschreiblichen Funken der Erotik hinzuweisen, der Sex so – nun ja – begehrenswert macht. Verlangen ist die wesentliche Komponente einer befriedigenden Sexualität, doch es kann so unvorhersehbar und kompliziert sein. Und das ist auch gut so! Gewiss, das Verlangen bringt Ihre Anatomie und Biochemie ins Spiel, aber auch Ihre Erinnerungen, Phantasien, Lebenserfahrung, kulturellen Überzeugungen – alles, was Sie zu der unvorhersehbaren und komplizierten Frau macht, die Sie sind. In diesem Kapitel befassen wir uns mit den verschiedenen Kräften, die das Verlangen beeinflussen, und zeigen Ihnen Möglichkeiten, wie Sie Ihre einzigartigen Muster erkennen und wertschätzen können.

Verlangen und Kultur

Was Sie sich vom sexuellen Verlangen erwarten und was Sie darunter verstehen, wird zwangsläufig von Ihrer Umwelt geprägt. Zugegeben, sexuelle Impulse sind völlig „natürlich", aber die Art und Weise, wie wir darüber denken und fühlen, wird zutiefst von der Kultur beeinflusst.

Je mehr Dinge sich verändern

Seien Sie nicht überrascht, wenn Sie bei der Erkundung Ihrer sexuellen Sehnsüchte ein gewisses Maß an Zwiespältigkeit verspüren. Schließlich stellen Sie schon durch das Geltendmachen Ihres Anspruchs auf sexuelles Verlangen eine buchstäblich tausende von Jahren alte kulturelle Prägung in Frage. Kennen Sie den Ausdruck: „Je mehr Dinge sich ändern, umso mehr bleiben gleich"? Jahrtausendealte kulturelle Auffassungen des weiblichen Verlangens sind zwischen den Extremen „Frauen sind unersättliche, lüsterne Teufelinnen, deren sexuelle Gelüste im Zaum gehalten werden müssen" und „Frauen sind unschuldige, keusche Engel, die man vor den sexuellen Gelüsten der Männer schützen muss" hin und her geschwankt. Beim Versuch, die Fortpflanzungsmöglichkeiten zu kontrollieren, haben die von Männern beherrschten Gesellschaften in allen Zeiten den Körpern von Frauen Restriktionen auferlegt – einschließlich der höchst effektiven Vorschrift, was sie bezüglich Sex schicklicherweise denken oder fühlen sollen. Und so wachsen die Frauen des 21. Jahrhunderts noch immer mit der Überzeugung auf, dass „Männer Sex wollen, Frauen hingegen Romantik" oder dass „der Geschlechtstrieb der Frauen schwächer als der der Männer“ sei. Nur weil Sie vielleicht dafür Beispiele in Ihrem Leben finden, die diese Gemeinplätze anscheinend belegen, bedeutet dies nicht, dass sie tatsächliche, biologische Wahrheiten widerspiegeln. Das Letzte, was ein Fisch wahrnimmt, ist Wasser, und wir alle – Frauen und Männer gleichermaßen – schwimmen im selben Meer kultureller Annahmen und Erwartungen. Darüber hinaus ist Sex für Frauen ein viel riskanteres Vorhaben als für Männer. Wie eine Primatenforscherin betont:

> *Es scheint voreilig, den relativen Mangel an weiblichem Interesse für sexuelle Vielfalt allein der biologischen Natur der Frauen zuzuschreiben, angesichts des überwältigenden Augenscheins, dass Frauen ständig für Promiskuität und Ehebruch gegeißelt werden. Wenn die weibliche Sexualität im Vergleich zu der der Männer gedämpft ist, warum müssen dann die Männer auf der ganzen Welt solche Anstrengungen unternehmen, sie zu kontrollieren und einzudämmen?*[1]

Bedenken Sie, welches Risiko eine Frau eingeht, wenn sie ihre Sexualität auslebt: Heterosexuelle Frauen riskieren beim Geschlechtsverkehr Schwangerschaft und Krankheit. Frauen aller sexuellen Ausrichtungen laufen Gefahr, als „Schlampen“, „Nymphomaninnen“ oder „Rabenmütter“ angegriffen oder ausgegrenzt zu werden, wenn sie auch nur Interesse an sexuellen Freuden zeigen, geschweige denn diese tatsächlich aktiv anstreben. Frauen stellen die überwältigende Mehrheit der Opfer sexueller Übergriffe. Vor diesem gesellschaftlichen Hintergrund ist es ein Zeugnis für die Kraft und Hartnäckigkeit des weiblichen Verlangens, dass so viele von uns einen Weg finden, ihre Erotik zu akzeptieren, auszuleben und zu feiern.

Medizinische Modelle

Die erste Generation moderner Sexualtherapeuten und -Aufklärer in den sechziger Jahren, die Nachfahren von Alfred Kinsey oder Masters und Johnson, glaubten gemeinhin, dass Hemmungen und Unwissenheit die einzigen Hindernisse für ein befriedigendes Sexualleben darstellen. Kinseys Dokumentation über die Vielfalt des Sexualverhaltens erweiterte die Definitionen sexueller „Normalität", während die Studien von Masters und Johnson über die Physiologie sexueller Reaktionen den Orgasmus sowohl bei Männern wie bei Frauen gewissermaßen klinisch absegneten. In der ersten Morgenröte der Sexualwissenschaft waren viele Therapeuten verständlicherweise zuversichtlich, dass jeder Mensch sexuelle Erfüllung finden könne – genaue Informationen über sexuelle Anatomie und Reaktionen, einige Übungen zur sinnlichen Wahrnehmung und die Ermunterung, dass Sex „normal" und „gesund" sei, vorausgesetzt. Das traf und trifft in der Tat für viele zu – als frühere Vibratorverkäuferinnen können wir sicherlich bestätigen, dass einfache Informationen („Die meisten Frauen brauchen klitorale Stimulation, um zum Orgasmus zu kommen") und Ermunterung („Es ist nichts verkehrt an Ihnen, wenn Sie nur mit Hilfe klitoraler Stimulierung zum Orgasmus kommen") unglaublich viel bewirken können, um die individuelle sexuelle Erfahrung zu verändern.

Doch der Mensch lebt nicht von Brot allein und eine Frau kann nicht allein durch klitorale Stimulation sexuelle Erfüllung erfahren. Wenn sexuelle Befriedigung lediglich bedeuten würde, dass man die richtigen Knöpfe finden und dann drücken müsse, würde Sex unsere Vorstellungskraft nicht derart fesseln, uns nicht so nahe gehen und uns auch nicht so inspirieren, wie er es tut. Und tatsächlich reichen grundlegende anatomische Informationen nicht aus, um sexuellen Genuss für alle zu garantieren. Man muss sich nach Sex sehnen, um ihn zu genießen. In den späten siebziger Jahren mussten Sexualtherapeuten ihre rein technische Annäherungsweise erweitern und Fragen des Verlangens mit einbeziehen. Die Sexualtherapeutin Helen Singer Kaplan ergänzte das Phasenmodell der sexuellen Reaktion, das von Masters und Johnson eingeführt worden war (Erregung, Plateau, Orgasmus, Rückbildung beziehungsweise Entspannung), und schloss das Verlangen als nötige Voraussetzung für Erregung und Orgasmus mit ein, ihr Modell (Verlangen, Erregung, Orgasmus) hat seither weitreichende Anerkennung gefunden.

Vor 20 Jahren verabschiedeten sich Sexualwissenschaftler von der Vorstellung, dass Sex allein eine Sache biologischer Reaktionen sei, und erkannten die Macht und Vorrangstellung des Verlangens an. Doch in den letzten Jahren ist das Pendel zurückgeschwungen in Richtung Physiologie als Kern- und Angelpunkt sexueller Befriedigung. Das Konzept des Verlangens wurde zu einer medizinischen Frage erklärt, so dass eine Liste so genannter „Libido-Störungen“ jetzt klinisch als „sexuelle Dysfunktionen“ oder „sexuelle Funktionsstörungen“ im DSM (Diagnostic and Statistical Manual of Mental Disorders) klassifiziert sind. Wenn Sie, liebe Leserin, Schwierigkeiten haben, in Erregung zu geraten oder einen Orgasmus zu erreichen, oder seltener sexuellen Drang spüren, als für „normal“ erklärt wird, leiden Sie also unter einer medizinisch behandelbaren Störung. Und Sie dürfen ruhig glauben, dass Pharmafirmen Schlange stehen, um Sie mit Viagra-ähnlichen Produkten zu versorgen, die die Blutzufuhr zu den Genitalien oder die Produktion von Vaginalsekreten fördern. Das *Journal of the American Medical Association* veröffentlichte 1999 eine Studie, der zufolge 43 Prozent der amerikanischen Frauen sexuelle Funktionsstörungen erleben („mangelndes Interesse an Sex“ wird am häufigsten genannt). Beide Autoren der Studie erwiesen sich zufälligerweise als bezahlte Berater der Pharmafirma Pfizer, des Unternehmens, das mit Viagra das große Geld scheffelt.[2]

Wie aber wurde Verlangen zu einem medizinisch behandelbaren Symptom? Wahrscheinlich durch das in unserer Kultur tief verwurzelte Unbehagen gegenüber Sex. Gewiss, Zeitschriften, Ratgeberkolumnen und TV-Shows sind voller Tipps, wie man sein Sexualleben toller, härter, heißer und gleichzeitig besser als das der Leute von nebenan, aber ebenso normal gestalten kann. Aber in Amerika gilt die Vorliebe immer dem schnellen Patentrezept – auf Kosten jeder nachdenklichen, möglicherweise unangenehmen Überlegung, was uns tatsächlich anturnt und warum. Letztlich dauert es weniger lange, sich Möglichkeiten auszudenken, wie man einen Penis erigiert hält und Vaginas prall und gut durchfeuchtet, als die gesellschaftlichen Kräfte zu hinterfragen, die dem authentischen erotischen Ausdruck im Wege stehen. Stattdessen werfen wir sexuelles Verlangen und Sexualfunktion in einen Topf und betrachten sie als technische Probleme, die sich mit mechanischen Lösungen beheben lassen.

Tatsache ist, dass das Verlangen weit mehr als körperliche Reaktionen umfasst. Ihre Genitalien können alle Anzeichen physischer Erregung zeigen, aber das heißt nicht, dass Sie an Sex interessiert sind, wie auch ein Mann, der während einer Rektaluntersuchung eine Erektion bekommt, keineswegs mit seinem Arzt auf der Untersuchungsliege zur Sache kommen möchte. Im Verlauf dieses Buches erörtern wir Möglichkeiten, wie sich Ihre körperlichen Reaktionen intensivieren lassen – verstärkte Blutzufuhr zu den Genitalien führt tatsächlich zur Erregung, und eine gut durchfeuchtete Scheide ist in der Tat wichtig, damit die Penetration als schön empfunden werden kann. Aber, und dieses Aber ist mit einem Ausrufezeichen versehen, Sie können nicht Ihre Genitalien vom Rest Ihres Körpers und Geistes trennen – und warum sollten Sie das auch wollen?

Eine 1994 durchgeführte Studie der Psychologin Ellen T. M. Laan ist überaus aufschlussreich in ihrer Unterscheidung zwischen physiologischen und subjektiven Erfahrungen der Erregung. Sie zeigte den 47 Frauen in ihrer Versuchsgruppe zwei unterschiedliche einschlägige Videos – eines war ein typischer Mainstream-Porno, das andere ein Video der feministischen Filmemacherin Candida Royalle, das eine sexuelle Begegnung zeigte, die die Schauspielerin sichtlich genoss. Die physiologischen Reaktionen der Frauen auf beiden Videos waren die gleichen – verstärkte Blutzufuhr zu den Genitalien und Feuchtwerden der Vagina –, aber sie berichteten, dass sie das Video von Candida Royalle höchst erregend und das Mainstream-Video als ärgerlichen Abturner empfanden. Anders ausgedrückt, das Video, das sie mit Genuss ansahen, steigerte ihr Verlangen, das Video, das sie nicht gerne anschauten, hingegen nicht – trotz der reflexartigen körperlichen Reaktionen. Auf den Zusammenhang kommt es an. Natürlich untersuchte die Studie nicht, inwieweit Frauen möglicherweise kulturell geprägt sind, sich nur an bestimmten Arten erotischer Bilder zu erfreuen oder dies zugeben zu wollen. Es gibt tatsächlich viele Frauen, die berichten könnten, dass sie ein handfester Hardcore-Porno genauso anturnt wie Männer –, doch das ist ein anderes Thema. Die Fragestellung dieser Forscherin lässt sich auf einen Punkt bringen: Nur weil eine Frau feucht ist, heißt das nicht, dass sie auch bereit ist.[3] Wir gehen jede Wette ein, dass Sie dieses Phänomen aus eigener Erfahrung kennen.

Das Problem mit dem medizinischen Modell von Verlangen und Erregung besteht darin, dass es den Penis-Vagina-Verkehr als einzig akzeptable Spielart überhaupt versteht und nur Leute mit festen, jugendlichen, gut geschmierten Genitalien für akzeptable Mitspieler erklärt. Aus diesem Grund raufen sich so viele Sexualtherapeuten wegen Viagra die Haare. Sie konnten bisher den Leuten sagen, dass Älterwerden bedeute, weiser zu werden, dass langsamere Reaktionen oder weniger verlässliche Erektionen eine ganz neue Welt erotischer Experimente eröffnen können, in denen das Ziel weg von reiner Leistung und hin zu reinem Vergnügen verlagert wird. Jene, die den Kult des Geschlechtsverkehrs in Frage stellen, können sich nun wegen des Lärms über diese Erektions-Konstruktion nur mehr schlecht Gehör verschaffen.

Verstehen Sie uns nicht falsch: Die Penetration ist etwas Feines. Und ehrlich gesagt, als in den siebziger Jahren erwachsen gewordene Frauen stehen wir Freizeitdrogen nicht abgeneigt gegenüber und würden aus Neugierde sogar ein- oder zweimal Viagra ausprobieren. Wenn Alter und Krankheit Gefäßprobleme verursachen, die die genitale Erregung hemmen, würden wir zweifellos niemandem das Recht bestreiten, medizinische Behandlung auszuprobieren. Aber die sexuelle Erfahrung eines Erwachsenen sollte sich mit den Jahren weiterentwickeln. Das ist das Schöne daran. Mit zunehmendem Alter verändern sich Ihre körperlichen Fähigkeiten – vielleicht lassen sie in manchen Bereichen sogar nach –, aber Ihr emotionales Leben gewinnt an Tiefe, Ihre Vorstellungskraft wird kühner, Ihr Gefühl des Selbst stärker, und Sie verfügen über die Fähigkeit, sexuelle Begierden zuzulassen und auszuleben, für die bei der Drei-Minuten-Orgasmus-Fraktion zumindest nie die Zeit bliebe. Wie soll sich eine erwachsene Frau ihre sexuellen Gelüste ihr Leben lang bewahren, wenn auf der Speisekarte buchstäblich jahrzehntelang nur fader, pubertär anmutender Ruckzuck-Sex steht? Das „Penetration oder Versagen"-Modell des sexuellen Verlangens schließt nicht nur gleichgeschlechtliche Paare aus, sondern alle, die eine reichere, buntere Palette sinnlicher Wonnen genießen.

Auf Ihrem individuellen Weg durch Ihre sexuelle Lebenszeit werden Sie zwangsläufig durch kulturelle Einstellungen darüber, was es heißt, Frau und Mutter zu sein, in Ihrer sexuellen Ausdrucksweise beeinflusst oder gar gehemmt. Lassen Sie Ihre eigenen Erfahrungen Ihren Lehrmeister sein, Ihr Verlangen Sie geleiten, und vergessen Sie nicht, dass beide sich Ihr Leben lang ständig verändern. Manchmal hungern Sie nach einem Drei-

Minuten-Orgasmus, manchmal orchestrieren Sie eine dreistündige sinnliche Symphonie, und manchmal möchten Sie überhaupt keine genitale Aktivität. Wonach Sie sich heute sehnen, danach sehnen Sie sich nicht zwangsläufig auch morgen, aber jedes gespürte Verlangen kann Sie etwas darüber lehren, wer Sie sind und wohin Sie sich entwickeln.

Verlangen und Ihr Körper

Die gegenwärtige Betonung der Physiologie des Verlangens spiegelt auch den gegenwärtigen Forschungstrend wider, die Auswirkung der Hormone auf das menschliche Verhalten zu untersuchen. Hormone sind Substanzen, die im Gewebe eines Körperteils produziert werden und in andere Körperteile gelangen und dort Aktivität stimulieren. (Östrogen wird beispielsweise während der ersten Hälfte Ihres Menstruationszyklus in den Eierstöcken produziert und regt Ihren Muttermund zur Produktion von Schleim und zur Auskleidung der Gebärmutter an.) Die Hormone, die im weiblichen Fortpflanzungsleben eine große Rolle spielen – Östrogen, Testosteron, Progesteron, Oxytocin, Prolaktin –, wirken sich ebenfalls auf die sexuellen Erfahrungen einer Frau aus. All diese Hormone mit Ausnahme des Progesterons kommen sowohl im Mann wie in der Frau vor; aber Frauen verfügen in ihren reproduktiven Jahren über nahezu die zehnfache Menge an Östrogen, Männer hingegen über die mehr als zehnfache Menge an Testosteron als Frauen. Wenn über die Zusammenhänge zwischen Östrogen, Testosteron und Libido geforscht wird, werden deshalb diese Studien oft dahingehend interpretiert, einen Unterschied im Verlangen zwischen Mann und Frau zu erklären.

Auch wenn Sie nur wenig zu diesem Thema gelesen haben, haben Sie bestimmt die Vorstellung aufgeschnappt, dass Testosteron das Hormon der Lust und Aggression sei. Manche

Forscher glauben, dass der Testosteron-Spiegel primär entscheidend dafür ist, wie libidinös ein Mensch ist, und unterscheiden zwischen Menschen mit „niedrigem T" und „hohem T". Diesem Modell zufolge sind Sie aufgrund Ihrer Biochemie – insbesondere Ihres Testosteron-Spiegels – prädisponiert für einen entweder geringen oder starken Geschlechtstrieb. Weil Männer von Natur aus einen höheren Testosteron-Spiegel als Frauen haben, erklärt sich danach „wie von selbst" die „Tatsache", dass „Frauen einen schwächeren Geschlechtstrieb als Männer" hätten.

Aber vielleicht wissen Sie auch, dass Östrogen für die weibliche Libido eine Rolle spielt. Oder vielleicht ist Ihnen ein relativ regelmäßiges Ansteigen und Abflauen Ihres Interesses an Sex während Ihres Menstruationszyklus aufgefallen. Einige Studien deuten darauf hin, dass – bei ansonsten völlig gleichen Gegebenheiten – Frauen dazu neigen, kurz vor dem Eisprung, während ihr Östrogenspiegel am höchsten ist, mehr Lust zu verspüren. Tatsächlich gibt es einige Hinweise, dass zwar Testosteron die Libido bei Frauen in gewisser Weise steigert, dies aber nur daher rührt, weil Eiweiße, die sich normalerweise an Östrogen binden und mit ihnen interagieren würden, sich stattdessen an das Testosteron binden und so Östrogen zur Lustgewinnung freisetzen.[4] Es ist hilfreich, sich vor Augen zu halten, dass die Hormonforschung noch in den Kinderschuhen steckt. Hormone wurden erst vor 100 Jahren isoliert, und wissenschaftliche Erkenntnisse über ihre Wirkungsweise entwickeln sich noch immer weiter, wobei frühere Theorien regelmäßig revidiert werden.

Im ganzen Verlauf dieses Buches zollen wir dem gewaltigen Einfluss Tribut, den Hormonschwankungen auf Ihre geistige Verfassung, Ihre Gefühle, Ihren Körper und Ihr Sexualleben haben können. Wir ermuntern Sie darauf zu achten, auf welche Weise Ihre Energie- und Lustniveaus zyklisch steigen oder abflauen. Hormone schwanken in täglichen, monatlichen, jahreszeitlichen und situationsabhängigen Zyklen, die Wissenschaftler erst zu identifizieren beginnen – Studien zu den Testosteron-Spiegeln bei Männern zeigen zum Beispiel, dass sie morgens am höchsten sind, am Spätnachmittag einen Einbruch erleiden, im Herbst ansteigen und in stressreichen Zeiten abfallen. Frauen sind zweifellos vertraut mit dem Einfluss von Hormonen während physiologischer Veränderungen in ihrem Leben wie Pubertät, Schwangerschaft, Stillzeit und Menopause. Wenn Sie eine leibliche Mutter sind, hat womöglich das Wohlbefinden, das oft von den höheren Östrogen-Spiegeln während der Schwangerschaft herrührt, Ihr Sexualleben ebenso beeinflusst wie die Erschöpfung, die vom dramatischen Östrogen-Abfall nach der Entbindung herrührt.

Die größte Herausforderung ist ganz entschieden das mangelnde Verlangen aufgrund der körperlichen Müdigkeit und der hormonellen Veränderungen, die das ständige Stillen mit sich bringt. Vor meiner Schwangerschaft wurde mein Verlangen direkt von meinem Menstruationszyklus beeinflusst, und jetzt, wo ich keinen Eisprung habe, haben sich die Dinge geändert.

Her mit dem Östrogen! Ich würde so gerne wieder Sex wollen, und zwar nicht nur, um meinen Mann glücklich zu machen.

Hormone beeinflussen Ihre Sexualität, ob sie nun in Ihrem Körper produziert oder Ihnen verschrieben werden. Wenn Sie das Klimakterium hinter sich haben oder mit einer lang andauernden Depression kämpfen, merken Sie vielleicht, dass die Einnahme von Testosteron ein schwindendes sexuelles Verlangen wieder stärkt.

Eine chronische Depression das ganze letzte Jahr über und zwei Medikamentenwechsel (vorher war ich durch Prozac stabil geworden, das nach zwei Jahren nicht mehr wirkte) zerstörten jegliche Reste von Geschlechtstrieb vollständig. Ich nehme jetzt Testosteron ein, um auszuprobieren, ob ich meine Libido zurückbekommen kann!

Wenn Sie Progesteron-haltige Empfängnisverhütungsmittel nehmen (Pille, Depo-Provera, Norplant), spüren Sie vielleicht ein Nachlassen der sexuellen Lust.

Die ersten paar Wochen nach der Entbindung waren in gewisser Weise ein sexuelles Erwachen, weil ich zum ersten Mal in meinem Leben seit Beginn der Menstruation nicht irgendeine Art Antibaby-Pille oder Hormone nahm, und – wow – ich fühlte mich toll. Ich hätte fünfmal am Tag Sex gehabt, wenn mein Mann das gewollt hätte. Aber dann kam leider das Unvermeidliche, und nach der Drei-Monats-Spritze ist mir nur noch einmal pro Woche nach Sex zumute.

Wir ermuntern Sie zwar, dem Hormoneinfluss auf Ihr sexuelles Wohlergehen nachzugehen, aber wir bitten Sie auch dringend, diesen biochemischen Botenstoffen keine übertriebene Macht zuzuschreiben. Die Physiologie ist nur einer von vielen Faktoren, die beeinflussen, wie lüstern – und begehrenswert – Sie sich fühlen. Stress, das Selbstwertgefühl, eine Depression, das Körperbild, Erschöpfung, das Singledasein, die Partnerschaft, Verfügbarkeit von Zeit und Raum und Intimsphäre beeinflussen allesamt Ihre Libido. Auch hier kommt es entscheidend auf den Zusammenhang an.

Mein Geschlechtstrieb verstärkte sich nach der Geburt meines ersten Kindes. Ich fühlte mich durch die Geburt gestärkt und war so stolz, wie gut ich meinen Sohn großzog. Ich war auch gegenüber Dingen, die in meinem Leben nicht so gut liefen, weniger tolerant. All dies führte zu einem besseren Selbstwertgefühl und so zu einem stärkeren Geschlechtstrieb.

Die Grundlagen für das Verlangen

Ich habe nicht das Verlangen nach Sex. Ich wünsche mir wirklich, ich hätte es. Ich vermisse dieses Gefühl sehr.

Ich habe plötzlich mehr Freude am Sex. Keine Ahnung, warum oder wie es dazu kam. Ich hoffe nur, es bleibt so!

Wie die oben zitierte Frau halten Sie vielleicht das Verlangen für eine mysteriöse, unkontrollierbare Kraft. Wochen oder gar Monate können verstreichen, ohne dass Sie viel an Sex denken, und dann fällt Ihnen an einem sonnigen Nachmittag im Bus ein knackiger Hintern ins Auge, und plötzlich überkommt es Sie wieder. Verlangen mag sich wie ein zufälliges Geschenk launenhafter Götter anfühlen, aber es ähnelt tatsächlich eher dem Lottoschein in diesem alten Witz: Ein Mann fällt Tag für Tag auf die Knie und spricht immer dasselbe Gebet: „Lieber Gott, bitte lass mich im Lotto gewinnen, lass mich bloß im Lotto gewinnen." Schließlich ertönt nach Monaten eines schönen Tages eine Stimme aus den Wolken: „Abe, treffen wir uns auf halbem Weg – füll du den Schein aus!"

Sie werden kein Verlangen spüren, wenn Sie sich nicht gestatten, es zu spüren. Wir stellen uns das Verlangen gern als eine instinktive Leidenschaft vor, die lossprudelt und alle Hindernisse aus ihrem Weg fegt. Manchmal – vor allem im ersten Rausch einer neuen Liebe – fühlt sich das Verlangen tatsächlich wie eine Naturgewalt an. Aber die meiste Zeit finden wir keinen Zugang zu unseren ach so ursprünglichen

Trieben, wenn nicht Herz und Verstand dabei sind, und die neigen erwiesenermaßen dazu, Blockaden zu errichten. Die Mutterschaft an sich ist schon ein Quell von situationsbedingten Hemmnissen. Aber verzweifeln Sie nicht – sich dieser häufig vorkommenden Hindernisse gegen das Verlangen bewusst zu werden ist der erste Schritt, mit ihnen fertig zu werden. Wenn Sie all die folgenden Voraussetzungen erfüllen können, haben Sie gute Chancen, Ihren erotischen Jackpot zu knacken.

Sie müssen das Gefühl haben, dass Sex sich lohnt

Um sexuell sein zu wollen, müssen Sie überzeugt sein, dass sich Sex auch lohnt. In unserer Gesellschaft stoßen wir auf widersprüchliche Botschaften: Einerseits wird Sex als wichtiges Statussymbol behandelt („Mein Sexleben ist toller als das der Nachbarn"), auf der anderen Seite wird er wie eine Zeitverschwendung behandelt („Diese faulen Jones von nebenan kommen doch nie voran, wenn sie sich die ganze Zeit miteinander im Bett herumwälzen"). Auf jeden Fall wird Sex selten als ein wertvolles Mittel der Selbstverwirklichung dargestellt. Wenn Sie als Mutter viel zu tun haben, sehen Sie Sex nur zu leicht als einen Luxus, der Zeit, Energie und Ressourcen kostet, die Sie nicht erübrigen können. Aber vorübergehend sich nicht in der Stimmung für Sex zu fühlen ist etwas ganz anderes als das Gefühl, dass Sex im Grunde leichtfertig sei. Erotik ist eine Notwendigkeit. Wann immer sexuelles Verlangen in Ihnen aufwallt, erfahren Sie eine Verbindung: eine Verbindung von Körper und Geist; eine Verbindung mit Ihren Emotionen, Trieben und Phantasien; eine Verbindung zu anderen Menschen und eine Verbindung zu etwas außerhalb Ihrer selbst. Wenn Sie Sex als etwas in sich Bedeutungsvolles anerkennen, werden Sie immer für das Gefühl des Verlangens empfänglich sein.

Sie müssen das Gefühl haben, dass Sie sexuelle Wonnen verdienen

Viele von uns haben mit verinnerlichten Regeln zu kämpfen, denen zufolge wir kein Recht auf sexuelle Freuden hätten. Man kann nur schwer Verlangen empfinden, wenn man sich grundlegend unwürdig fühlt. Einige Frauen schämen sich für ihre sexuelle Unerfahrenheit, wohingegen andere sich genauso stark für ihre Erfahrung schämen.

> *Ich muss an der Idee festhalten, dass ich es verdiene, im Arm gehalten, geliebt, geschätzt, geküsst, umarmt zu werden und all das. Hier im Süden lautet die vorherrschende Einstellung gegenüber allein erziehenden Müttern: „Du hast dir dein Bett gemacht, also musst du auch darin liegen." An schlechten Tagen übernehme ich diese Einstellung nur zu leicht auch selbst. Ich rufe mir in Erinnerung, dass ich 23 und schön bin und genauso der Liebe würdig wie vor meinem „moralischen Fehltritt".*

Mütter sehen sich einem besonderen Druck ausgesetzt, alle ihre Triebe zu sublimieren und sich darauf zu konzentrieren, völlig selbstlos zu handeln.

> *Es gibt ein gewisses Maß an selbstbezogener Eitelkeit, die mit einem Gefühl, sexuell zu sein, einhergeht. Jetzt, da ich Kinder habe, bin ich eine so verdammte Mutter Theresa geworden, dass ich fast gar nicht mehr davon loskomme.*

Ja, Sex ist zutiefst selbstsüchtig. Sexuelle Selbstverwirklichung ist genauso selbstsüchtig, wie auch kreative Selbstverwirklichung selbstsüchtig ist. Wollen Sie in Ihrem Leben wirklich auf eines davon verzichten? Das Gefühl, Sie hätten kein Anrecht auf Ihre Sexualität, ist vergleichbar mit dem Gefühl, Sie hätten kein

Anrecht darauf, ganz Mensch zu sein. Warum erkunden und erleben Sie nicht bewusst jeden Aspekt Ihrer selbst?

Sie müssen sich begehrenswert fühlen

Zweifel an der eigenen körperlichen Erscheinung lassen das weibliche Verlangen oft versiegen. In der Tat kommt es oft vor, dass Frauen sich sagen, sie würden sich erst dann berechtigt zu sexuellen Freuden fühlen, wenn sie sich vorzeigbar gemacht haben – das „Wenn ich erst fünf Pfund abgenommen habe, dann ist mir auch wieder mehr nach Sex zumute"-Syndrom.

> *Das Körperbild entscheidet, ob ich Sex will oder nicht. Ich weiß, das klingt schwach, aber wenn ich mich nicht sexy fühle, will ich auch keinen Sex haben.*

Unnötig zu sagen, dass es nur auf die Einstellung ankommt. Wenn Sie mit einem tiefen Gefühl der Unzufriedenheit mit sich selbst zu kämpfen haben, werden Sie sich unmöglich begehrenswert fühlen, selbst wenn man Sie ständig mit Komplimenten überhäuft. Viele schöne Frauen fühlen sich zu unsicher, um in punkto Sex entspannt zu sein, und viele durchschnittlich aussehende Frauen sind sich ihrer Anziehungskraft sicher. Das Gefühl, begehrenswert zu sein, ist eine Sache des Selbstvertrauens und des Blickwinkels. Die meisten von uns bekommen am leichtesten Zugang zu ihrem Verlangen, wenn sie sich gesund, stark und in Harmonie mit ihrem Körper fühlen.

> *Was mich am meisten anmacht, kommt nicht von außen, sondern dann, wenn ich mich selbst gut behandle und mich wohl in meinem Körper fühle.*

Wenn Sie in einer Partnerschaft leben, müssen Sie sich oft speziell von Ihrem Partner begehrt fühlen. Im Allgemeinen ist es wichtiger, dass die Ihnen vertrauteste Person Sie begehrenswert findet, als dass Sie auf einer Party groß ankommen (nicht, dass das nicht auch nett wäre). Natürlich lässt sich das Gefühl, begehrenswert zu sein, manchmal vom Gefühl des Verlangens nicht trennen. Wenn Ihre erotischen Gelüste und Ihre sinnliche Vorstellungskraft nicht durch Ihre Umgebung stimuliert werden, lassen sie womöglich nach.

Ich zog vor kurzem in eine spießigere Stadt und finde hier niemanden sexuell besonders interessant (außer meinem Partner). Ich glaube, hier leben anscheinend weniger Leute, die ich attraktiv finde, was irgendwie mein eigenes Interesse an Sex reduziert.

Sie brauchen Ihren eigenen Raum

Viele von uns halten „Sex" für eine Unterkategorie von „Beziehungen", für etwas, was man mit oder für einen Partner tut. Aber Sie sind ein sexuelles Wesen, selbst wenn Sie Ihr ganzes Leben lang nie mit einer anderen Person „Sex haben". Sie können viel leichter Zugang zu Ihren wahren Begierden finden, wenn Sie Zeit und Raum für sich haben, um zu erkunden, was Sie in erotischer Hinsicht auf Touren bringt.

Ich brauche genug Zeit für mich, um mich sexuell wirklich zum Aufblühen zu bringen, statt immer nur meine Zeit zu beschneiden, um genug Raum für die Bedürfnisse und Forderungen anderer zu schaffen.

Was würde mich befriedigen? Ein ruhiger Raum für mich alleine. Ein Wort: Massageduschkopf.

Sie müssen das Gefühl haben, dass Ihrem Verlangen Achtung gebührt

Man entwickelt nur schwer sexuelle Wünsche, wenn man nicht damit rechnen kann, das Gewünschte bei der Begegnung auch zu bekommen. Wir als sexuell erwachsene Menschen gehen zu oft in einer bloß reaktiven Weise durch unser Leben: Indem wir uns um die sexuellen Wünsche unseres Partners bemühen, auf sie eingehen oder uns ihnen anpassen. Mütter – von denen erwartet wird, dass sie in der Rolle der sich um andere bemühenden, auf andere eingehenden, sich anpassenden Pflegerin aufgehen – müssen sich besonders anstrengen, ihre eigenen erotischen Bedürfnisse geltend zu machen. Vielleicht fällt es Ihnen schwer, Ihre eigenen Wünsche zu benennen, weil sie so unmütterlich zu sein scheinen.

> *Wenn mir nach einer Abwechslung unserer sexuellen Routine ist, kommt mir die Rolle derjenigen, die sexuell die Initiative ergreift, noch immer als unvereinbar mit meiner Mutterrolle vor. Meine größte Aufgabe besteht wohl darin, es zu versuchen und diese beiden Rollen miteinander bestehen zu lassen. Können Mamas sexy sein?*

Oder vielleicht hat bei Ihnen das Mutterwerden Ihrem Selbstwertgefühl Auftrieb verliehen und Ihre Toleranz für Leisetreterei verringert!

> *Seit ich Mutter bin, komme ich mit meiner Sexualität viel besser klar. Ich fühle mich stärker und kann besser dafür sorgen, dass meine Bedürfnisse erfüllt werden. Ich äußere auch viel ehrlicher, wann ich Sex haben möchte oder nicht.*

Vielleicht können Sie Ihr theoretisches Recht auf Sexualität auch gut akzeptieren, aber nur schwer Ihr Recht zu tun, was Sie wollen. Wenn Sie Ihre sexuellen Wünsche für irgendwie lächerlich, „extravagant“ oder sonst wie „abnormal“ halten, unternehmen Sie Ihr Möglichstes, um sie zu unterdrücken, wodurch Ihr Interesse an Sex überhaupt abflaut. Wir betonen in diesem Buch immer wieder, wie absolut unsinnig die Unterscheidung zwischen „normalen“ und „abnormalen“ sexuellen Wünschen ist. Schließlich besteht die einzig verlässliche Norm darin, dass jede sexuelle Aktivität, die Ihnen nur einfallen könnte, zu einer Zeit und an einem Ort im Verlauf der Geschichte als normal betrachtet wurde, zu einer anderen Zeit und an einem anderen Ort im Verlauf der Geschichte hingegen als „abnormal“. Wenn Sie gerne bestimmte Phantasien oder Handlungen erkunden würden, Ihr Partner aber nicht, werden Sie gemeinsam einen Kompromiss finden müssen, damit Ihr Verlangen nicht abgewürgt wird. Mehr dazu finden Sie in den Kapiteln „Reden Sie mit Ihrem Partner über Sex“ und „Die Flammen des Verlangens entfachen“.

Sie müssen Widersprüche akzeptieren

Vielleicht denken Sie jetzt: „Halt, halt. Ich hatte schon Beziehungen, in denen mein Selbstwertgefühl gering war, ich keinen Freiraum für mich hatte und man auf meine Wünsche alles andere als einfühlsam einging ... aber ich konnte von diesem unsensiblen Idioten, der mein Freund war, einfach nicht genug kriegen.“ Nun, wir haben Sie gewarnt, dass Verlangen kompliziert ist. Wenn Sie Ihre sexuelle Vergangenheit ehrlich bewerten, entdecken Sie zweifellos, was der Psychotherapeut Jack Morin die paradoxe Perspektive nannte, „daß alles, was die Erregung hemmt – selbst Angst und Schuldgefühle –, sie unter bestimmten Umständen verstärkt“.[5] Damit Sie Verlangen nach Sex haben, muss etwas für Sie dabei herausspringen, selbst wenn Sie also in der klassischen „Eine Frau, die zu viel liebt"-Beziehung steckten, hatten Sie wahrscheinlich Zugang zu wichtigen Aspekten Ihres sexuellen Selbst. Wenn Sie jeder sehr erregenden Situation die individuellen Komponenten entlocken können und das, was Morin das „zentrale erotische Thema" nennt, zu erkennen vermögen, verfügen Sie über Informationen, mit deren Hilfe Sie Ihr Verlangen in neue und gesündere Kanäle der Wonnen leiten können (das Buch *Erotische Intelligenz* ist hierbei äußerst hilfreich). Vielleicht wird Ihre Liebe zum wiederholten Male nicht erwidert, weil Ihnen das Hoffen und Sehnen und die Unsicherheit einen erotischen Kick verschaffen. In diesem Fall könnten Sie in eine Beziehung mit einem verlässlicheren Partner bewusst Elemente der Vorfreude und Unvorhersehbarkeit einfließen lassen.

Wenngleich wir nicht behaupten, dass sexuelle Begierden völlige Versagertypen grenzenlos begehrenswert und absolute Gewinnertypen fürchterlich unattraktiv erscheinen lassen können, so implizieren wir auch keineswegs, dass Sie Ihre Begierden zu unterdrücken versuchen sollten. Zum einen kann man das einfach nicht, und zum anderen können Sie so viel mehr gewinnen, wenn Sie das Risiko der erotischen Selbsterkundung eingehen. Und wir sagen auch nicht, dass einige Begierden sich für Mütter automatisch nicht „schickten", was folgende Befragte anscheinend meint.

> *Ich weiß nicht so recht, ob mir die Tatsache gefällt, dass ich nicht so richtig auf nettes, kuscheliges Vögeln stehe, sondern stattdessen schmutzigen Sex nach dem Motto: „Wer ist denn nun dein Papi?" mag. Vielleicht wundere ich mich deshalb über mich selber, weil ich jetzt eine Tochter habe und ihr eine gesunde Einstellung zum Sex vermitteln möchte. Bestimmt hat das mehr mit meiner Vergangenheit vor dem Baby zu tun.*

Wenn Sie das, was Sie sexuell entflammt, bewusst erkennen, vergrößern Sie Ihre sexuellen Freuden und erfahren auch mehr über sich. Dadurch geben Sie Ihren Kindern ein gutes Beispiel.

Ich kann meine Mutterrolle von der Rolle der Geliebten trennen und die Probleme loslassen, von denen man annehmen könnte, dass sie mit dem Elternsein verbunden sind. Wenn mein Partner und ich uns ein Rollenspiel wünschen, in dem einer jung und der andere alt ist, kann ich die Phantasie von der Realität trennen. Wenn allerdings meines Erachtens irgendeine Gefahr bestünde, dass jemand meinen Kindern wehtut, würde ich wie eine Furie dagegen einschreiten.

Heiße Tipps: Inspirieren Sie Ihr Verlangen

Wie jeder ambitionierte Schauspieler Ihnen sagen könnte: „Sie müssen den Grund Ihres Handelns kennen." Wenn Sie sich nach Sex sehnen, wonach sehnen Sie sich dann? Wenn Ihnen klar ist, was Sie beim Sex bekommen, können Sie leichter herausfinden, was Ihr Verlangen anfacht.

- Streben nach Genuss. Sex verschafft Ihnen ein gutes Gefühl. Guter Sex erdet uns in unserem Körper, lässt uns im Hier und Jetzt sein, überschwemmt uns mit einem Gefühl des Wohlbehagens. Und die körperliche Entspannung im Orgasmus ist auch nicht zu verachten.
- Schwelgen in Sinnlichkeit. Beim Sex berührt man sich körperlich. Im Zustand der Erregung ist unser ganzer Körper überaus empfänglich für taktile Stimulation. Für viele Leute stellt die sexuelle Begegnung eine der wenigen Möglichkeiten dar, Haut-zu-Haut-Kontakt mit einem anderen Erwachsenen zu genießen.
- Bestätigung finden. Sex verleiht dem Ego Auftrieb – wer genießt es nicht, während der Masturbation im Genusspotenzial des eigenen Körpers zu schwelgen oder beim Sex

mit dem Partner sich begehrt, geschätzt und verwöhnt zu fühlen? Und man kann dadurch toll das Verlangen und die Wertschätzung für jemand anderen ausdrücken.

- Vertiefen der Beziehung. Sex schafft eine emotionale Verbindung. In einer für beide schönen sexuellen Begegnung können Sie ein zutiefst erfüllendes Gefühl der Harmonie erleben.
- Suche nach Transzendenz. Sex lässt Sie Ihre Grenzen verlassen. Sie können gleichzeitig ein völliges Bewusstsein Ihrer selbst und einen totalen Mangel an Gehemmtheit erfahren.
- Selbstverwirklichung. Sex verbindet Ihren Körper, Verstand, Ihre Emotionen, Phantasien, Vergangenheit, Gegenwart und Zukunft auf eine absolut einzigartige Weise miteinander.

Lassen Sie es fließen

Wahrscheinlich die verbreitetste Quelle der Angst in punkto Verlangen ist eine Angst bezüglich der Quantität – bestimmt meinten Sie irgendwann einmal in Ihrem Leben, Sie hätten „zu viel sexuelles Verlangen“ und wann anders „zu wenig“. Nun, Goldköpfchen, setzen Sie sich doch und essen Sie so viel Brei, wie Sie wollen. Die Wahrheit lautet: Wie viel Verlangen Sie auch immer in einem bestimmten Moment spüren, ist wahrscheinlich „genau richtig“. Wenngleich alles in diesem Buch eine Ermunterung darstellt, sexuell zu sein, so müssen Sie doch Ihre Sexualität nach Ihren eigenen Bedingungen ausleben. Vergessen Sie nicht, dass sexuelle Lust nur ein Aspekt allgemeiner Lebenslust ist. Hormone schwanken, Lebenssituationen ändern sich, aber Sie sind per Definition ein sexuelles Wesen. Sie müssen entscheiden, was das für Sie bedeutet.

Sex ist ein Teil dessen, was ich bin, und nicht etwas, was ich bloß mache. Ich bleibe auch nach der Geburt meiner Kinder genauso ich selbst und ein sinnliches Wesen wie vorher.

5.

Reden Sie mit Ihrem Partner über Sex

„Sag's mit Worten." Wir sagen diesen einfachen Satz ständig unseren Kleinkindern, wenn sie sprechen lernen. Wir bieten ihnen diesen Satz wie ein Geschenk an, weil wir wissen, dass ihnen Worte helfen können, die Tränen der Enttäuschung hinter sich zu lassen, verstanden zu werden und sich wohl zu fühlen. Und doch folgen wir, die wir die Kunst der Sprache beherrschen, oft selbst nicht unserem eigenen Rat. Vielleicht stampfen wir nicht mit dem Fuß auf und bekommen keinen Wutanfall, aber wir reagieren mit dem Äquivalent der Erwachsenen: Wir igeln uns ein, wenn wir wütend, verletzt, enttäuscht oder einfach müde sind.

Gute Beziehungen – ob nun mit Geliebten, Freunden, Verwandten oder Kindern – sind nicht möglich ohne gelingende Kommunikation. Das bedeutet zweifellos harte Arbeit, denn Kommunikation erfordert Mut, Empathie und Übung. Bei der sexuellen Kommunikation stehen wir vor noch größeren Schwierigkeiten, hauptsächlich weil das Thema Sex uns die meiste Zeit unseres Lebens verboten war. Aber der Erfolg einer dauerhaften Intimbeziehung hängt von Ihrer Fähigkeit ab, sowohl zuzuhören als auch sich verständlich auszudrücken.

Nicht heute Abend, Liebster, das Baby könnte aufwachen

Die Mutterschaft verändert Ihr Leben so grundlegend, dass Ihr Sexualleben – insbesondere in einer langfristigen Beziehung, in der beide Partner die Elternrolle übernehmen – ohne klare, offene Kommunikation wahrscheinlich nicht überleben kann. Selbst wenn Sie und Ihr Partner in Erziehungsfragen völlig übereinstimmen, müssen Sie permanent über die Auswirkungen kommunizieren, die diese Entscheidungen auf Ihr Sexualleben haben. Wenn Sie beispielsweise beide die Theorie vertreten, es sei wichtig, das Baby im Ehebett schlafen zu lassen, aber dann einem von Ihnen nicht mehr behagt, dass der kleine Dauergast Ihr Sexualleben beeinträchtigt, müssen Sie das Thema noch einmal erörtern. Wie erfolgreich Sie möglicherweise felsiges Terrain umschiffen, hängt bis zu einem gewissen Grad davon ab, wie gut Sie vor der Geburt des Babys miteinander kommunizierten. Aber Sie sollten sich durch Ihre früheren Erfolge oder Fehlschläge nicht eingeschränkt fühlen. Viele Paare erleben, dass ihnen durch das Elternsein neue Mittel und Wege zur besseren und intensiveren sexuellen Verständigung zuteil werden.

Erwachsen werden

Machen wir uns nichts vor: Eltern zu sein zwingt uns, erwachsen zu werden. Sobald ein Kind auf uns angewiesen ist, tauschen wir unsere eigene Kindlichkeit gegen Verantwortung und Verlässlichkeit ein. Viele der für gute Elternschaft nötigen Eigenschaften erweisen sich auch im Schlafzimmer als nützlich, wie folgende Umfrageteilnehmerin so treffend bemerkt.

Zur Lösung sexueller Probleme braucht man Ehrlichkeit, Stärke, Flexibilität, Verständnis, Zuhörfähigkeiten und andere Eigenschaften, die man ganz klar auch als Eltern benötigt.

Die alltägliche Realität des Elternseins erfordert ein hohes Maß an Austausch, was eine gute Übung für das Besprechen sexueller Probleme darstellt.

Durch das Elternsein waren wir gezwungen, unsere Kommunikation zu verbessern, weil wir so viele kleine und große Probleme lösen mussten. Da wir lernten, uns besser auszudrücken, haben wir auch viele sexuelle Fragen zwischen uns geklärt.

Weil man Gefühlsausbrüche vor Kindern mäßigen muss, eignen sich viele Eltern ein disziplinierteres Gesprächsverhalten an.

Wenn wir heute eine Meinungsverschiedenheit haben, bemühen wir uns sehr, die Dinge ruhig und sachlich zu besprechen und die Ansicht des anderen voll und ganz zu respektieren. Die Gefühle sind unter Kontrolle, Schreien gibt es nicht, und Komplikationen werden (meist) schnell geglättet.

Die eigene Stimme finden

Um sich inmitten der Kakophonie der von Kindern und Partnern vorgetragenen Forderungen Gehör zu verschaffen, lernen viele Mütter, sich für sich selbst einzusetzen. Dieses neu entdeckte selbstbewusste Vorgehen findet auch seinen Weg ins Schlafzimmer.

Ich bin mutiger und direkter in Bezug auf meine Wünsche. Als Mutter lernte ich, dass sich so viel Aufmerksam-

keit auf das Baby richtete – wenn ich also nicht für mich den Mund aufmachte, würde es niemand tun.

Ich drücke mich nicht länger, weil mein Glück direkt auf das Leben meines Sohnes zurückstrahlt. Wenn also etwas in unserer Beziehung (sexuelle wie nichtsexuelle Themen) nicht gut läuft, bin ich bereit, aufzustehen und darüber zu reden, statt es nur schulterzuckend abzutun. Ich finde, das Muttersein macht stärker.

Wir wollen den Wert dieses Eintretens für sich selbst unterstreichen, vor allem angesichts der kulturellen Tendenz, Passivität und Unterwürfigkeit bei Frauen zu fördern. Die körperlichen und emotionalen Umbrüche durch die Mutterschaft können sowohl Sie wie auch Ihren Partner völlig unvorbereitet treffen. Wenn Sie Ihre Wünsche nicht selbst dezidiert äußern, gehen sie nur zu leicht im Alltagsgetümmel unter. Wenn Sie hingegen der Vermittlung Ihrer eigenen Bedürfnisse und Sehnsüchte einen hohen Stellenwert einräumen, erreichen Sie viel eher eine beiderseits befriedigende und respektvolle Beziehung.

Ich kann heute viel besser „mach es doch so“ oder „probieren wir das aus“ sagen als je zuvor. Ich fühle mich so viel aktiver. Mutter zu sein hat mich in vielen Dingen so mutig gemacht, eben auch im sexuellen Bereich. Mein Mann reagiert darauf positiv, obwohl er erst schockiert war und sich daran gewöhnen musste. Er gibt mir überhaupt viel mehr Rückhalt, seit ich gelernt habe, wie ich ihn um Dinge bitte, anstatt darauf zu warten, dass er sie mir von sich aus gibt.

Die Zeit ist zu kostbar

Manche Eltern erklären, ihr rasantes Lebenstempo zwinge sie zusammen mit dem Wunsch, eine friedvolle Umgebung für ihre

Kinder zu schaffen, zu einem vernünftigen Umgang mit Problemen.

Ich brauche ständige Kommunikation. Auch wenn es manchmal zu viel wird, auch wenn es manchmal nur aufs Frustablassen hinausläuft, ist ein Gespräch jetzt absolut notwendig. Wir dürfen keine Zeit vergeuden, indem wir wütend sind oder Probleme haben und nicht darüber reden.

Meines Erachtens hat sich unsere Kommunikation tatsächlich verbessert, weil wir motivierter sind und sichergehen wollen, dass unsere Beziehung gedeiht. Wir wollen nicht ungute Stimmungen auf das Baby übertragen.

Eben weil sie jetzt weniger Zeit mit dem Partner verbringen können, erleben manche Elternpaare, dass gute Kommunikation eine lang erwartete erotische Begegnung intensiviert.

Wir redeten jetzt viel mehr darüber, was wir schön finden und gerne ausprobieren würden, als vor der Geburt des Babys. Wir möchten die Zeit, die uns für Sex bleibt, so schön wie nur irgend möglich machen.

Die andere Seite

Natürlich sollen Sie nicht glauben, dass Elternschaft wie durch ein Wunder jede Mutter außer Ihnen in eine eloquente Rednerin verwandelt, deren Worte sofort voll und ganz verstanden und deren Wünsche deshalb allesamt erfüllt werden. Mangelnde Zeit und Intimsphäre können Sie von der Behandlung schwieriger Fragen mindestens ebenso oft abhalten wie Sie zu einer Lösung inspirieren.

Heiße Tipps: Erzähl mir davon

Auf die Bitte, die am häufigsten vorkommenden Probleme ihres Sexuallebens seit der Geburt des Kindes zu schildern, gaben unsere Umfrageteilnehmerinnen Folgendes am häufigsten an: mangelndes Verlangen oder Unterschiedlichkeit des Verlangens, Einstellung zum Körper, Empfängnisverhütung und Safer Sex, Konflikte wegen der Arbeitsaufteilung, sexuelle Langeweile, Schwierigkeiten, sich über sexuelle Begegnungen zu verständigen. Hier einige Beispiele:

- Mein Mann versteht nicht, dass ich überhaupt keine Lust mehr habe.
- Wegen meines schlechten Selbstbildes habe ich Probleme mit einem neuen Liebhaber.
- Sie versteht nicht so recht, wie müde ich bin.
- Er hat es satt, dass ich nicht in der Stimmung dafür bin.
- Er findet, dass ich nicht mehr jemand bin, mit dem man sich verabredet und ausgeht, weil ich Mutter bin.
- Es fiel mir schwer, zu erklären, warum sich die Dinge verändert haben.
- Ich weiß, er meint, er sei unattraktiv und ich wolle nicht mehr mit ihm schlafen.
- Er fühlt sich berechtigterweise ausgeschlossen, und ich habe das Gefühl, als trüge ich die ganze Last alleine.
- Ich traue mich nicht, meinem Mann zu sagen, wie wenig ich mir aus Sex mache.
- Er hört mich immer nur herumkeifen.

All diesen frustrierten Frauen – und ihren Partnern – würde es nützen, wenn sie sich etwas mehr um Verständigung bemühten oder eine neue Art der Kommunikation ausprobierten. Gewiss, manche der hier angesprochenen Probleme (nachlassende Begierde, schlechtes Körperbild) lassen sich nicht durch ein einfaches Gespräch lösen. Auf diese speziellen Problembereiche kommen wir später eingehender zu sprechen. Aber jedes dieser Probleme bedrückt und zermürbt Sie wahrscheinlich weniger stark, wenn Sie Ihre Gefühle und Sorgen Ihrem Partner verständlich machen können.

Mein Ehemann und ich fühlen uns beide bei unverblümten Gesprächen über Sex und unsere emotionale Beziehung etwas unwohl. Unser Baby dient uns als gute Ausrede, bestimmte Themen nicht anzuschneiden.

Wir schweigen jetzt viel mehr als früher, weil wir Angst haben, etwas zu sagen, das einen Streit heraufbeschwören könnte, und wir beide wissen, dass wir nicht die Zeit dafür haben.

Vor dem Baby fühlten Ihr Mann und Sie einander vielleicht so verbunden, dass Sie die Gedanken des anderen zu Ende führen konnten. Aber jetzt haben Ihre Lebensveränderungen Sie unter Umständen etwas aus dem Gleichklang gebracht.

Wir dachten früher wie eine Person und beendeten manchmal sogar die Sätze des anderen. Jetzt leben wir auf zwei verschiedenen Planeten. Die Kommunikationsprobleme machen es mir richtig schwer, mich ihm nahe zu fühlen, und für mich ist dieses Gefühl von Nähe eine Vorbedingung für Sex. Er hat dieses Problem nicht, aber ich weiß, er findet sich unattraktiv und meint, ich wolle deshalb nicht mit ihm schlafen.

Selbst wenn wir durch das Elternsein gelernt haben, erwachsen zu werden, für uns selbst einzutreten und unsere Zeit besser zu nutzen, sind wir vielleicht noch immer überwältigt von der bloßen Fülle von Problemen, die der Diskussion bedürfen. Ehe wir effektivere Kommunikationsweisen erörtern, wollen wir untersuchen, warum es uns schwer fällt, über Sex zu reden.

Warum wir den Mund halten

Vielen beredten Menschen verschlägt es beim Thema Sex die Sprache. Vielleicht schaut es auf den ersten Blick nicht so aus – schließlich sieht man täglich, wie TV-Moderatoren ihren Sexgeschichten ausbreitenden Talkshowgästen begehrliche Blicke zuwerfen oder eloquente Staatsanwälte Sexualverbrecher anklagen oder ein Zeitungskolumnist für die Aufnahme der Pornografie in die Verfassung eintritt. Aber hören Sie genau hin, was gesagt wird, und Sie werden jede Emotion von absoluter Hysterie bis nüchterner Distanz hören, aber keine persönlichen Äußerungen über authentische sexuelle Gefühle. Wir sehen sexuelle Bilder überall um uns herum, aber wann haben Sie das letzte Mal Ihrem Partner gesagt, was an seinem Körper Sie wirklich anmacht? Als Gesellschaft sind wir mit Sex beschäftigt, aber als Individuen werden wir dadurch eingeschüchtert. Diese Trennung zwischen dem, was wir wahrnehmen, und dem, was wir fühlen, verwirrt viele von uns derart, dass wir beim Thema Sex verstummen. Wie kam es dazu?

Das kulturelle Erbe der negativen Einstellung zum Sex

Eine jahrtausendealte negative Einstellung zum Sex lässt sich nicht mit einem Schulterzucken abschütteln. Wir alle haben quasi mit der Muttermilch Klischees über Sex eingesogen: nette Mädchen haben ihn nicht, Jungs sind auf Sex aus und Mädchen auf Romantik, Sex ist entweder zur Fortpflanzung da oder aber ein Vergnügen, für das man sich zu schämen hat. Das führt dazu, dass wir in einer Gesellschaft von in sexueller Hinsicht ziemlich unwissenden und unterdrückten Erwachsenen leben, deren Faszination für das ein Leben lang Verborgene, Verbotene oder Angeprangerte heutzutage eine sexbesessene Wirtschaft antreibt. Aber diese Wirtschaft spiegelt nur unsere wechselvolle kollektive Geschichte wider und enthüllt das Ausmaß unseres fundamentalen Unbehagens gegenüber Sex. Obwohl sich mit Sex alles von Autos über Fastfood bis Shampoo verkaufen lässt, sieht man selten Werbung für Produkte, die tatsächlich mit Sex zu tun haben (Kondome, Gleitmittel). Obgleich Fernsehshows und Musikvideoclips Teenager halbnackt beim An- oder Ausziehen, in heißen Situationen und sehr sexy zeigen, erschreckt uns die Idee, in Schulen Kondomautomaten aufzustellen. Sex schafft es selten in die Nachrichten, sofern damit nicht ein Politiker zu Fall gebracht wird oder Sex Thema eines Kommentars über den moralischen Verfall der Gesellschaft ist.

Wo sind die Bekundungen von Leuten, die selbst die lebensbejahenden, so genussvollen Qualitäten des Sex erleben? Diese Frauen und Männer gibt es tatsächlich, doch angesichts der Witze, Drohungen, der Ausgrenzung und der Verachtung, die solche Bekundungen nach sich ziehen würden, verfügen nur wenige über die Kombination aus Mut und Dickfelligkeit, die man braucht, um in unserer sexualfeindlichen Gesellschaft für seinen sexuellen Genuss einzustehen. Es ist leichter zu schweigen und durch dieses Unterlassen die Vorstellung weiter zu verfestigen, dass Sex ein Thema ist, über das man besser nicht spricht.

Kümmerliche Aufklärung

Die amerikanische sexuelle Dysfunktion zeigt sich am besorgniserregendsten in unserer Unfähigkeit, unseren jungen Leuten adäquate sexuelle Aufklärung angedeihen zu lassen. Die meisten von uns haben in ihrer Jugend nur eine oberflächliche Lektion in Fortpflanzungsbiologie erhalten. Heute bekommen die jungen Leute Extra-Stunden über Safer Sex, in denen Abstinenz unheilvollen Alternativen (Tod, Siechtum, Verzweiflung) gegenübergestellt wird. Ihnen wird selten etwas beigebracht über sexuelle Verantwortung, Selbstbewusstsein oder Techniken, dennoch sollen sie in einem von Staat, Eltern oder Kirche willkürlich festgelegten Alter zu sexuell erfüllten Erwachsenen heranreifen. Das folgende Zitat unterstreicht den Trugschluss dieser Vorstellung und die Tatsache, dass es ein lebenslanger Prozess ist, die Kommunikation über Sex zu erlernen.

Ich bin 38 und habe etliche Erfahrungen mit Männern hinter mir. Ich schwöre jedoch, dass ich mir wie ein Teenager vorkomme – ich bin erstaunt, wie groß der Druck ist, Sex zu haben, und wie schwer es mir fällt, für mich selbst einzutreten und meine Grenzen deutlich zu machen.

Keine Vorbilder

Vorausgesetzt, dass die meisten von uns in dem Glauben erzogen wurden, über Sex rede man nicht, verwundert es nicht, dass uns dies Angst einjagt. Suchen Sie nicht in Hollywood nach Vorbildern in Sachen sexueller Kommunikation – wann haben Sie das letzte Mal TV- oder Filmcharaktere beim Gespräch über Verhütung gesehen oder wie jemand seinen Filmpartner in einer Sex-Szene unterbrach und „Ein bisschen weiter links, nicht so schnell!“ sagte. Und auch Ihre Eltern gaben Ihnen höchstwahrscheinlich, selbst wenn sie die besten Absichten hegten, nicht gerade das ideale Beispiel:

Meine Mutter sagte, sie würde mit meiner Schwester und mir offen darüber reden, aber das tat sie nicht wirklich. Ich habe mich nie an sie gewandt, weil ich spüren konnte, dass ihr das unangenehm war. Ich hoffe so sehr, dass meine Tochter unbeschwert mit mir darüber reden kann, deshalb bemühe ich mich auch, für meine jüngeren Schwestern (19, 15 und 11) für Gespräche über Sex und Beziehungen da zu sein. Ich hoffe, dass ich dadurch dann einmal bei meinen eigenen Töchtern zu Gesprächen über Sex bereit bin.

Diese Mutter erkennt, wie wichtig positive Vorbilder für die Kommunikation über Sexualität sind. Durch die Teilnahme an einem offenen und ehrlichen Dialog über Sex mit den jüngeren Menschen in ihrem Umfeld gibt sie ihnen die Mittel an die Hand, mit künftigen Partnern darüber zu sprechen.

Mangelndes Bewusstsein der eigenen Sexualität

Unzulängliche Sexualaufklärung wirkt sich noch auf andere sehr fundamentale Weise auf die sexuelle Kommunikation aus. Wenn Sie mit Ihrer sexuellen Anatomie oder Ihren sexuellen Reaktionen nicht vertraut sind, bereitet es Ihnen verständlicherweise Probleme, Ihrem Partner zu sagen, was Ihnen sexuellen Genuss bereitet. Oder wenn Sie eine falsche Vorstellung von sexueller „Normalität“ haben, verwirren oder beschämen Ihre körperlichen Reaktionen Sie vielleicht zu sehr, als dass Sie darüber sprechen könnten. Wir haben beispielsweise mit unzähligen Frauen gesprochen, die über ihre Orgasmusunfähigkeit während des Geschlechtsverkehrs frustriert waren. Viele hatten keine Ahnung, dass die meisten Frauen durch klitorale Stimulation zum Orgasmus kommen – eine Körperregion, die beim Verkehr nicht unbedingt stimuliert wird. Weil Mädchen oft nicht die korrekten Namen für ihre Genitalien beigebracht werden oder ihnen aber vermittelt wird, sie mit Ekel und Missfallen zu betrachten, überrascht es nicht, dass sie als Erwachsene nicht genau wissen, was ein Orgasmus ist oder wie sie ihn erreichen können.

Wenn Sie einen Sex-Grundkurs gebrauchen könnten, stehen Ihnen auf dem Buchmarkt zahlreiche Titel zur Verfügung, die Ihnen zu einem besseren Verständnis Ihrer Sexualität verhelfen sollen. Darüber hinaus empfehlen wir Ihnen die Masturbation als besten Weg, mehr über Ihre sexuellen Reaktionen zu erfahren.

Sprachbarrieren

Manche Leute sind buchstäblich zu Gesprächen über Sex nicht in der Lage, weil ihnen die Terminologie nicht behagt. Vielleicht finden Sie die Begriffe „Vagina“ und „Penis“ zu nüchtern, aber Wörter wie „Möse“ oder „Schwanz“ zu derb. Versuchen Sie herauszufinden, welche Begriffe Ihnen missfallen und warum, und erklären Sie dies Ihrem Partner. Sie können gemeinsam manche Wörter zu vermeiden versuchen, sich neue einfallen lassen oder daran arbeiten, Ihre Aversion zu überwinden. In vielen Selbsthilfe-Büchern finden Sie auch unterschiedliche Begriffe, die Sie für sich ausprobieren können. Wenn Sie gerne etwas weniger empfindlich gegenüber bestimmten sexuellen Begriffen werden möchten, wiederholen Sie versuchsweise bestimmte Wörter laut, wenn Sie allein sind – dadurch werden Sie besser mit ihnen vertraut und nehmen ihnen etwas von ihrer Peinlichkeit.

Nachdem meine Schwester und ich „Die Vagina-Monologe“ gelesen hatten, kamen wir zu dem Schluss, es sei an der Zeit, unsere Scheu vor anatomischen Begriffen zu überwinden. Heute ruft mich meine Schwester manchmal an und sagt so lange „Vagina, Vagina, Vagina“ ins Telefon, bis wir beide loslachen.

Schauen Sie sich ein erotisches Video an oder schmökern Sie in Erotika, um sich einer Bandbreite sexuell eindeutiger Sprache auszusetzen. Schlagen Sie die etymologische Herkunft eines Wortes nach, um so etwas Pikantes darüber herauszufinden – vielleicht inspiriert Sie die Etymologie. „Dildo“ kommt beispielsweise vom italienischen „diletto“, was so viel wie Entzücken bedeutet. Jetzt können Sie die sexy italienische Version gebrauchen oder sich allein am Original ergötzen!

Unsere individuelle Geschichte

Jede von uns bringt ihre gesamte Vergangenheit in jede Beziehung mit ein. Unsere einzigartige Herangehensweise an sexuelle Beziehungen wird geformt durch lebenslange gesellschaftliche Prägung, religiöse Erziehung, familiäre Wertvorstellungen und frühere sexuelle Erfahrungen. Wenn Sie sich mit Ihrem Partner über Ihre Vergangenheit austauschen, erfahren Sie beide wertvolle Informationen hinsichtlich der Probleme, die vielleicht in Ihrem Sexualleben auftauchen. Wenn etwa diese Mutter von ihrem früheren sexuellen Missbrauch berichtet, kann sie ihrem Partner wichtige Einblicke geben, wie dies ihre Erfahrung von Intimität und Elternschaft beeinflusst.

Bevor ich ein Kind hatte, verleugnete ich meine Vergangenheit; aber meine Mutterschaft hat mich mit meinen Dämonen konfrontiert. Auch dass ich Mutter einer kleinen Tochter bin, hat vieles wieder hochgebracht – ich möchte ihr helfen, stark zu sein und ihre Stimme zu finden, damit sie nicht – wie ich – zum Opfer wird.

Furcht

Der vielleicht am häufigsten genannte Grund für mangelhafte Kommunikation in Sachen Sex ist Furcht. Wir fürchten, den Partner zu verletzen, zu beleidigen, zu bedrohen oder ihm zu missfallen. Wir fürchten, uns selber in Verlegenheit zu bringen oder zurückgewiesen zu werden.

Uns fällt es sehr schwer, über unsere sexuellen Probleme zu reden, weil anscheinend immer einer von uns oder wir alle beide in unseren Gefühlen verletzt werden, wenn wir es versuchen.

Es ist absolut zutreffend, dass ein Gespräch über Sex mit Ihrem Partner emotionale Reaktionen hervorrufen kann, die keinem von Ihnen behagen. Aber es ist auch wahr, dass Sie niemals einen beliebigen toten Punkt, an dem Sie feststecken, überwinden werden, wenn Sie dieses Risiko nicht eingehen. Nur Kommunikation kann als Katalysator Veränderung bewirken. Wenn Sie einige der im nächsten Abschnitt beschriebenen Grundtechniken befolgen, können sich anfängliche Verlegenheit und verletzte Gefühle zu einem neuen und besseren Verständnis wandeln.

Sag es laut, sag es voll Stolz

Was Kommunikation betrifft, lässt sich mit ein wenig Anstrengung und viel Geduld einiges erreichen. Probieren Sie einige dieser grundlegenden Tipps als Einstieg in einen fortlaufenden Dialog über Sex aus.

Nehmen Sie sich dafür Zeit

Mit am meisten klagen Mütter über Zeitmangel. Wenn man jede Stunde des Tages gefordert ist, fallen so vage Aufgaben wie „Kommunikation" unter den Tisch.

> *Die Kinder fordern 110 Prozent von allem: unserer Zeit, Aufmerksamkeit, Gedanken, Sorgen. Alles andere wird als unwichtig betrachtet, einschließlich unserer Interaktion miteinander.*

> *Wir haben ganz entschieden weniger Zeit für Gespräche, deshalb stellen unsere unterschiedlichen Kommunikationsstile verstärkt ein Problem dar – und sind Ursache von Spannungen. Das bedeutet eine viel größere Veränderung als irgendein bestimmtes sexuelles Problem.*

Wenn Ihr Partner der Vater Ihres Kindes ist, läuft der Großteil Ihrer Kommunikation wahrscheinlich zwischen Tür und Angel ab. Sie müssen diese kurzen Gesprächsfetzen ergänzen, indem Sie bestimmte Zeiten für substanzielle Gespräche über alle möglichen und nötigen Themen frei halten. Paare merken oft, dass sie wenig Lust auf Sex haben, solange sie nicht Meinungsverschiedenheiten über nichtsexuelle Fragen zur Sprache bringen und bereinigen.

Wenn wir Probleme haben, die wirklich gelöst werden müssen, kann ich sie nicht beiseite schieben und mit demjenigen schlafen, auf den ich wütend oder mit dem ich uneins bin. Ich muss wohl nicht erwähnen, dass mein Mann über diese Situation nicht erfreut ist, und wir versuchen Wege zu finden, damit dies nicht eintritt. Ich muss Wege finden, mit ihm zu reden, ehe wir im Bett sind, und er muss dafür sorgen, dass Probleme geklärt sind, ehe er mir Avancen macht.

Umgekehrt bahnt eine gute Auseinandersetzung mit Alltagsproblemen den Weg für ein erfüllenderes Liebesleben.

Sex kommt bei uns nie vor einem Gespräch. Schon ein winziges ungelöstes Problem kann das sexuelle Feuer drosseln. Wir besprechen gewöhnlich unseren Tag – Probleme, Sorgen etc. – gleich nach der Arbeit oder vor dem Sex. Wir finden, wenn es uns mit unserem Alltagsleben und miteinander gut geht, ist unser Sex um so vieles inniger.

Wenn man dem Sex einen hohen Stellenwert einräumt, ist es am wichtigsten, weiterhin mit dem Partner über seine Bedürfnisse zu sprechen. Vielleicht werden sie nicht sofort befriedigt, wenn ich aber meine Bedürfnisse äußere, können sie eher früher als später erfüllt werden!

Geben Sie Gesprächen über Sex Priorität

So wie Sie Sex planen müssen, müssen Sie auch Gespräche über Sex planen. Ob Sie sich nun systematisch daran machen, um sich mit sexuellen Themen generell wohler zu fühlen (siehe folgenden Abschnitt), oder spezielle Probleme besprechen wollen, so profitieren Sie in jedem Fall von vorheriger Planung. Suchen Sie sich einen Zeitpunkt aus, der Ihnen beiden passt, anstatt Ihren Partner mit einem Gespräch zu überrumpeln. Mit „Liebling, könnten wir uns einmal Zeit für ein Gespräch über unser Sexleben nehmen?“ lässt sich der Dialog viel effektiver beginnen als mit „Wir müssen jetzt sofort über Sex reden, weil es mir hundeelend geht“.

Wenn Sie Ihre sexuellen Begegnungen als enttäuschend und frustrierend erleben, machen Sie Ihren Gefühlen besser nicht in der Hitze des Augenblicks Luft. Nach einer fehlgeschlagenen sexuellen Begegnung oder einer sexuellen Abweisung fällt es Ihnen schwer, rational, einfühlsam und beim Thema zu bleiben. Bringen Sie erst nach einem oder zwei Tagen das Thema zur Sprache. Wenngleich die Zeit Ihnen eine andere Perspektive vermitteln kann, so kann sie auch Selbstzufriedenheit und Leugnen mit sich bringen – sprechen Sie unbedingt alle Sie bedrückenden Fragen an und versuchen Sie nicht, sich einzureden, dass das alles gar nicht so wichtig sei.

Ist die Zeit für Ihr Sexgespräch gekommen, schweifen Sie nicht vom Thema ab. Und wechseln Sie nicht mittendrin in einen Streit darüber, wer die Kinder von der Schule abholen sollte. Natürlich wird es Überschneidungen geben, weil Alltagsprobleme sich auf Ihren Geschlechtstrieb auswirken; belassen Sie das Gespräch einfach bei den für Ihr Sexualleben relevanten Dingen. Wenn Sie merken, dass Ihr Tenor „Mir fehlt die Energie für Sex, weil ich den ganzen Tag dem Kind hinterherrenne“ lautet, stellen Sie das klar und bitten Sie um Unterstützung.

Heiße Tipps: Bringen Sie das Thema Sex zur Sprache

Wenn man nur über Sex so leicht wie über das Wetter reden könnte, würden sich viele unserer sexuellen Kommunikationsprobleme in Luft auflösen. Können Sie sich diese beiläufige Bemerkung bei einer Tasse Kaffee vorstellen: „Ich glaube, heute ist unser gemeinsamer Masturbationstag.“ Wenn wir über mehr Übung in Sachen Sexgespräche verfügten, würden wir das Thema auch leichter anschneiden. Durch regelmäßige Gespräche über Sex fühlen Sie sich allmählich wohler bei diesem Thema und lernen die Sichtweisen Ihres Partners kennen. Nicht jede Diskussion muss sich um Ihr persönliches Sexualleben drehen, es ist in der Tat wahrscheinlich leichter, mit weniger bedrohlichen Themen zu beginnen. Mit Hilfe folgender Vorschläge können Sie das Gespräch in Richtung Sex lenken:

- Kommentieren Sie Nachrichtenthemen, die mit Sex in Zusammenhang stehen.
- Erwähnen Sie ein Thema aus einer Nachmittags-Talkshow (die drehen sich fast alle irgendwie um Sex).
- Teilen Sie Ihrem Partner amüsante Sex-Kommentare Ihres Kleinkindes mit.
- Tauschen Sie Ihre sexuelle Vergangenheit miteinander aus.
- Erzählen Sie, welche Einstellungen Sie als Kind in Bezug auf Sex vermittelt bekamen.
- Summen Sie die Melodie eines aufreizenden Songs, bitten Sie Ihren Partner, Ihnen ein paar sexy Musiktitel zu nennen.
- Schildern Sie Ihre liebste Sexszene aus einem Film.
- Lesen Sie ein erotisches Buch und teilen Sie einander Ihre Entdeckungen mit.
- Schauen Sie sich zusammen erotische Kunst an.
- Teilen Sie einander eine Lieblingsphantasie mit.
- Lesen Sie gemeinsam Erotika.

Machen Sie sich kundig und seien Sie vorbereitet

Sie bekommen so viel einfacher das, was Sie wollen, wenn Sie wissen, was Sie wollen. Einkaufen ist mit einer Einkaufsliste ein Kinderspiel, ein Arztbesuch bringt viel mehr, wenn Sie Ihre Symptome beschreiben können, und über eine Gehaltserhöhung können Sie erfolgreicher verhandeln, wenn Sie wissen, was Sie wert sind. Also überlegen Sie sich, bevor Sie mit Ihrem Partner ein Gespräch über Sex anknüpfen, was Sie wollen oder brauchen, stellen Sie sich die Gefühle Ihres Partners vor, und überlegen Sie sich vorher einige Vorschläge.

Wenn Sie mit Ihrem Sexualleben vage unzufrieden sind, müssen Sie die spezifischen Quellen Ihrer Unzufriedenheit genau bestimmen. Wenn Ihre Probleme körperlicher Natur sind – vielleicht kommen Sie nicht zu der gewünschten Zeit oder in der ersehnten Intensität zum Orgasmus –, betrachten Sie dies nicht länger als alleinige Schuld Ihres Partners. Denken Sie in Ruhe darüber nach, was Ihnen beim Masturbieren und Partnersex Spaß macht, und Sie können Ihrem Partner sagen, welche Stimulation Ihnen am meisten bringt. Wenn Sie emotional unzufrieden sind, ergründen Sie erst genau, was Sie bedrückt. Wenn Sie wütend sind oder das Gefühl haben, Ihr Partner beachte Sie nicht oder nehme Sie als selbstverständlich hin, geben Sie spezifische Beispiele an, um darzulegen, wie Ihr Partner zu Ihrer Unzufriedenheit beiträgt (und wie nicht), und überlegen Sie sich Schritte, die Sie beide diesbezüglich unternehmen könnten. Vielleicht hilft es einem von Ihnen (oder Ihnen beiden), wenn Sie eine Therapie machen, um an die Wurzel des Problems zu gelangen.

Sie müssen sich natürlich über Ihre Wünsche klar sein, aber auch unbedingt versuchen, die Situation aus dem Blickwinkel Ihres Partners zu sehen. Wenn Sie vor dem Gespräch beide Seiten eines Problems betrachten können, können Sie sich womöglich wesentlich besser in den anderen hineinversetzen, was eine Grundbedingung für konstruktive Kommunikation ist. Manchmal lässt sich eine anscheinend gravierende Ursache für Spannungen sehr leicht beheben; dem Partner folgender Frau etwa musste versichert werden, dass ihre Erschöpfung keine persönliche Zurückweisung war.

Anfangs konnte mein Mann nicht verstehen, wie müde ich war und dass Sex wirklich das Letzte war, wonach mir der Sinn stand. Ich musste ihn überzeugen, dass ich ihn nicht zurückweisen wollte und dass diese Phase vorübergehen würde.

Heiße Tipps: Gespräch mit einem Arzt

Womöglich sogar noch schwieriger, als mit Ihrem Partner über Sex zu reden, ist es, sich mit einem sexuellen Problem an einen Arzt zu wenden. Da im derzeitigen Gesundheitssystem die Ärzte nur einen gedeckelten Betrag für jeden Patienten von den gesetzlichen Krankenkassen erhalten und sie deshalb auf zeitliche Begrenzung der Routinekonsultationen achten, bleibt Ihnen nur sehr wenig Zeit, um Ihr Anliegen vorzutragen. Machen Sie mit Hilfe der folgenden Tipps das meiste aus Ihrem Besuch:

- Schreiben Sie sich Ihre Fragen auf. Listen Sie vorher Ihre Fragen schriftlich auf, anstatt zu erwarten, dass Sie sich beim Termin daran erinnern.
- Machen Sie Ihre Hausaufgaben. Recherchieren Sie im Voraus Ihre Fragen mit Hilfe anderer Quellen (Internet, Bücher, Bekannte), um sich zu informieren und Ihrem Arzt/Ihrer Ärztin eine Gelegenheit zu bieten, eventuelle Fehlinformationen zu entlarven.
- Seien Sie präzise. „Mich juckt es da unten" kann ein erster Einstieg sein, aber mit „Meine ganze Vulva juckt und ist nach dem Sex mit einem Latexkondom entzündet, aber ich habe keinen Ausfluss und es riecht auch nicht" kann Ihre Ärztin wesentlich mehr anfangen.

- Üben Sie zu Hause. Wenn Sie fürchten, Sie könnten kneifen, üben Sie vorher mit Ihrem Partner oder einer Freundin. Als letzte Rettung schreiben Sie sich Ihre Fragen auf (samt Ihrem Namen und Ihrer Telefonnummer) und überreichen Sie Ihrer Ärztin den Zettel während des Termins.
- Bringen Sie Verstärkung mit. Nehmen Sie Ihren Partner oder eine Freundin mit, der/die Sie entweder unterstützen oder für Sie einspringen kann, wenn es Ihnen die Sprache verschlägt.
- Seien Sie erreichbar. Wenn Ihnen Ihr Arzt während des Termins Ihre Fragen nicht beantworten kann, sorgen Sie dafür, dass er Sie problemlos zu einem späteren Zeitpunkt erreichen kann. Hinterlassen Sie Ihre Telefonnummer und E-Mail-Adresse und bieten Sie an, zu einem vereinbarten Zeitpunkt nochmals anzurufen.
- Bitten Sie um mehr Zeit. Wenn Sie viele Fragen haben, bitten Sie bei der Terminvergabe um einen längeren Termin.

Äußern Sie sich direkt und klar

Vergessen Sie die Phantasie, dass der perfekte Liebhaber alle Ihre sexuellen Bedürfnisse erahnen und Sie bis zur Morgendämmerung mit Orgasmen beglücken wird. Ein guter Liebhaber weiß die Reaktionen des Partners zu beobachten und fragt, was sich schön anfühlt, aber er kann nicht Gedanken lesen. Helfen Sie Ihrem Partner, indem Sie ihm Ihre Bedürfnisse auf verständliche Weise erklären. Statt zu sagen: „Ich möchte mehr Vorspiel“, geben Sie möglichst genaue Informationen: „Wenn du mich länger küssen, meine Oberschenkel streicheln und mir ins Ohr flüstern könntest, hätte ich viel mehr Power, um es mit dir zu treiben.“

Gleichermaßen sollten Sie, wenn Sie in Leidenschaft schwelgen, sich nicht allein auf nonverbale Kommunikation verlassen, um Ihren Genuss oder Ihr Unbehagen auszudrücken. Nicht jeder kann perfekt die Körpersprache entschlüsseln (vor allem wenn er sich auf das konzentriert, was er gerade macht), also geben Sie ein paar verbale Hinweise wie „Oh, ist das schön" oder „Ja so, genau so" oder „Es ist am schönsten, wenn du kurz aufhörst und dann wieder weitermachst". Das gibt Ihrem Partner eine willkommene Ermunterung und verschönt Ihnen die Begegnung.

Drücken Sie sich unbedingt präzise aus. „Ich habe zurzeit keine große Lust" bedeutet für Sie vielleicht, dass Sie sich keine langen Sexmarathons ersehnen, aber für Ihren Partner klingt es womöglich wie: „Ich finde dich einfach nicht mehr anziehend."

Manchmal muss ich meinem Partner klar machen, dass es nicht so ist, dass ich nicht mit ihm schlafen will, aber dass ich mich nicht recht fallen lassen kann, wenn ich weiß, dass unsere Tochter jederzeit ins Zimmer platzen kann.

Geben Sie Ihrem Partner möglichst viele Informationen über Ihre Gefühle, und versuchen Sie einen Zusammenhang herzustellen. Statt die sexuelle Annäherung des Partners geradewegs abzuschmettern, nehmen Sie sich Zeit und erklären Sie ihm, aus welchem Grund Sie keine Lust haben, was denn Ihre Libido steigern könnte und wie Sie gerne weitermachen würden. Vielleicht offenbaren Sie ihm einen Vorfall aus Ihrer sexuellen Vergangenheit oder gegenwärtigen Erfahrung, damit Ihr Partner Ihre Lage besser verstehen kann. Letztlich wollen Sie Ihre Probleme darlegen, um über eine Lösung zu verhandeln.

Offenheit nutzt Ihnen immer, ob Sie nun eine neue sexuelle Beziehung eingehen oder an einer bestehenden arbeiten.

Jetzt, wo ich Mutter und wieder allein stehend bin, möchte ich nur eine körperliche Beziehung und ich sage das auch sehr offen.

Wir merkten, dass wir uns viel klarer ausdrücken mussten, weil Spontaneität jetzt viel schwerer ist. So könnte ich zum Beispiel an einem Samstagabend zu meinem Mann sagen: „Liebster, morgen früh, wenn Ruby ihr Vormittagsnickerchen hält, müssen wir miteinander schlafen!" Derart direkt mussten wir, als wir noch kein Kind hatten, nicht sein.

Minimieren Sie das Negative

Niemand reagiert gut auf das verbale Gegenstück des erhobenen Zeigefingers, also attackieren oder beschuldigen Sie Ihren Partner möglichst nicht. Am besten gelingt dies, wenn Sie mit Hilfe von „Ich"-Aussagen Ihre Gefühle darlegen. Die Aussage „Ich fühle mich unter Druck, mit dir zu schlafen" ist beispielsweise ein natürlicher Einstieg in eine Diskussion über die vielen Ursachen, weshalb Sie sich unter Druck gesetzt fühlen (Sie selbst, Ihr Partner oder Ihr Leben), aber die Aussage „Du setzt mich immer unter Druck, mit dir zu schlafen" wälzt die ganze Schuld auf Ihren Partner ab. Sie sollten auch statt Kritik ein paar hilfreiche Vorschläge äußern und die Bemühungen Ihres Partners unbedingt positiv verstärken. Vielleicht finden Sie, dass Ihr Partner Sie mies massiert, aber statt mit „Das fühlt sich grässlich an" herauszuplatzen, schnappen Sie sich ein Buch über Massage und eine Flasche Öl und versuchen Sie es mit Folgendem: „Ich mag es so, wenn du mich berührst, deshalb dachte ich, wir könnten vielleicht mehr über Massage lernen. Hättest du Lust, ein paar neue Techniken auszuprobieren?" Und tilgen Sie absolut negative Äußerungen aus Ihrem Wortschatz. Statt „Ich komme nie, wenn du meine Klitoris leckst" oder „Du beeilst dich immer so beim Oralsex" zu sagen, probieren Sie es mit „Es fühlt sich so toll an, wenn du meine Klitoris leckst, vor allem wenn du sie langsam mit deiner Zunge umkreist".

Hören Sie gut zu

Es reicht nicht, wenn Sie sich selbst gut ausdrücken – ein Gespräch ist nur dann erfolgreich, wenn Sie auch gut zuhören. Das hört sich vielleicht einfacher an, als es ist; es gibt mehrere Fertigkeiten hierbei, an denen Sie möglicherweise arbeiten sollten. Zuallererst erfordert gutes Zuhören, dass Sie während des Gesprächs präsent bleiben (nicht tagträumen). Das heißt, Sie müssen erkennen, wenn Sie zu müde und nicht mehr völlig bei der Sache sind, und Ihr Gespräch falls nötig verschieben. Vielleicht finden Sie es auch hilfreich, sich im so genannten „aktiven Zuhören" zu üben. Wenn Ihr Partner zu sprechen aufhört, wiederholen Sie, was Sie hörten, und fragen Sie, ob Sie es richtig verstanden haben. Dadurch stellen Sie sicher, dass Sie das, was er oder sie zu vermitteln versuchte, aufgenommen und verstanden haben. Der vielleicht schwierigste Aspekt beim Zuhören besteht darin, dass man wirklich bereit ist, die Wahrheit zu hören. Zu oft verteidigen wir automatisch einen Standpunkt oder beweisen dem Partner, dass er Unrecht hat, und prüfen überhaupt nicht, ob die Behauptungen des Partners berechtigt sind. Die meisten Leute können präzise darlegen, wie Einstellungen und Verhalten des Partners zu verbessern wären, erkennen jedoch nur schwer Bereiche, in denen sie sich selbst positiv verändern könnten. Lernen Sie von Ihrem Partner, und scheuen Sie sich nicht zuzugeben, wenn der andere Recht hat; so lassen sich ausgezeichnet Veränderungen bewirken.

Gestehen Sie einander das Recht auf Unterschiedlichkeit zu

Sie haben sich Ihren Partner (hoffentlich) nicht deshalb ausgewählt, weil er Ihr exaktes Spiegelbild ist, also versuchen Sie auch nicht, ihn dazu zu machen. Rechnen Sie mit Meinungsverschiedenheiten und respektieren Sie Ihre Unterschiedlichkeit.

Wenngleich Sie einander nicht zu Veränderungen zwingen können, so kann die Kommunikations- und Kompromissbereitschaft bei beiden Partnern zu Weiterentwicklung und Veränderung führen.

In den ersten drei Jahren nach der Geburt hatten wir sehr heftige Kommunikationsprobleme. Er war einfach nicht so auf das Kind eingestellt wie ich, und ich dachte natürlich, er mache alles falsch. Ich musste lockerer werden und ihn seinen Weg als Vater finden lassen. Wir mussten uns echt zusammensetzen und bereden, was wir als Familie und sexuell wollten. Ich musste ihn dazu bringen, dass er redete und seine Seele nach Antworten erforschte, während er einfach nur den Wunsch hatte, ich könnte doch alles entscheiden und er würde eben mitmachen.

Selbst wenn sich Ihre Kommunikationsfertigkeiten im Lauf einer langfristigen Beziehung weiterentwickeln, müssen Sie immer willens sein, sich auf die besten Elemente Ihrer individuellen Stilarten zu konzentrieren und sich mit den schlechtesten abzufinden.

Mein Partner bringt mich immer dazu, meinen Frust zu verbalisieren, und das hilft uns, die meisten Probleme zu lösen. Manchmal schreie ich ihn an, und er kann das nicht ausstehen, aber wir „beenden" jeden Streit. Wir lassen ihn nicht weiter schwelen. Weil wir jetzt einander so innig verbunden sind und einen sehr guten Grund haben, die Dinge gut zu regeln, möchten wir einander wirklich verstehen und gut miteinander auskommen.

Heiße Tipps: Sexy Körpersprache

Voll gepfropfte Zeitpläne und die Bedürfnisse der Kinder hindern einen vielleicht daran, sich lange und genüsslich der Liebe zu widmen, aber Sie können regelmäßig Zuneigung ausdrücken, ohne überhaupt ein Wort zu sagen. Zärtliche Berührungen können Ihrem Partner ein Gefühl Ihrer Zuneigung vermitteln. Folgende Vorschläge für sexy nonverbale Gesten können Sie in Ihren Alltagsablauf einbauen.

- Suchen Sie Blickkontakt und halten Sie ihn.
- Küssen Sie sich immer lange und liebevoll zur Begrüßung und beim Abschied.
- Berühren Sie sich sachte im Gespräch – berühren Sie Ihren Partner am Arm, streicheln Sie ihm den Nacken, reiben Sie ihm den Schenkel.
- Sitzen Sie nahe nebeneinander auf dem Sofa, oder legen Sie Ihren Kopf in seinen/ihren Schoß.
- Schlafen Sie in der Löffelchenstellung ein.
- Halten Sie Händchen.

Verhandeln Sie

Wenn Sie sich darauf versteifen, Ihre Position auf Biegen und Brechen zu verteidigen, ist die Diskussion nicht die Energie wert, die Sie darauf verwenden. Da könnten Sie genauso gut den Mond anbellen. Sie können durchaus anderer Meinung als Ihr Partner sein, aber Sie müssen willens sein, eine beiderseits zufrieden stellende Lösung auszuarbeiten. Und da kommt die schöne Kunst des Kompromisses ins Spiel. Im Kapitel „Die Flammen des Verlangens entfachen“ schlagen wir Ihnen Möglichkeiten vor, wie Sie über sexuelle Fragen verhandeln können, aber jetzt bieten wir Ihnen ein hübsches Beispiel dafür, wie sehr sich beiderseitiges Nachgeben lohnen kann.

Wir kamen überein, dass man nur zu leicht „vergessen" kann, miteinander zu schlafen, und dass wir beide gleichermaßen verantwortlich dafür sind und dafür sorgen müssen, dass wir bekommen, was wir brauchen. Wenn ich gevögelt werden möchte, sorge ich dafür, dass die Kinder pünktlich schlafen gehen, und dann ziehe ich mir hübsche Dessous an – den Rest kann man sich denken. Wenn mein Göttergatte Lust hat, handelt er entweder aus, dass ich ihm einen blase (im Tausch gegen eine zusätzliche Stunde Schlaf am Morgen, die ich dringend brauche), oder er rasiert sich und küsst mich auf den Nacken. Wenn der andere sich die Mühe gemacht hat, so nett zu bitten, schlägt keiner von uns im Allgemeinen ihm seinen Wunsch ab.

Suchen Sie sich Hilfe

Sie sollten nicht warten, bis Sie mit Ihrer Weisheit am Ende sind, ehe Sie professionelle Hilfe suchen. Kämpfen Sie und Ihr Partner mit Meinungsverschiedenheiten, Entfremdung und der chronischen Unfähigkeit, sich auf halbem Weg entgegenzukommen, könnten Sie von einer Beratung profitieren. Auch wenn viele Paare sich einer Paartherapie verschließen, weil sie sie als ein Eingeständnis des Scheiterns ihrer Beziehung sehen (oder dass sie gerade am Kentern ist), so kann eine Therapie Sie in Wirklichkeit befähigen, Ihre Beziehung auf eine innigere Ebene der Ehrlichkeit und Akzeptanz zu stellen. Ein guter Therapeut ist ein neutraler Dritter, der Ihnen helfen kann, zwischen Projektion, Erwartung und Realität zu unterscheiden, und Ihnen die individuellen blinden Flecken, die Ihre Kommunikation behindern, bewusst machen kann.

Sex ist Kommunikation

Sex ist ein so wichtiger Teil unserer Beziehung, er ist eine zusätzliche Art der Kommunikation für uns.

Wir machten uns der Nachlässigkeit schuldig, wenn wir dieses Kapitel beendeten, ohne auf die einfache Wahrheit hinzuweisen, dass Sex Kommunikation ist. Sexuelle Intimität erlaubt uns, Verlangen, Liebe, Verletzlichkeit und viele andere komplexe Emotionen auszudrücken. Die Sprache der Sexualität lässt sich mit Worten nicht hinreichend beschreiben und auch nicht durch andere Gesprächsarten ersetzen. In diesem Kapitel warben wir für Kommunikation als Voraussetzung für guten Sex, aber guter Sex ist eine eigene Art tiefgehender Kommunikation. Wer braucht mehr Anreiz als das?

6.

Alles haben wollen: Sex, seelische Gesundheit und Schlaf

Nichts führt einem deutlicher als das eigene Kind vor Augen, in welcher Fülle man lebte, als man noch kinderlos war: Schlaf, Zeit, Energie, selbst Freunde schien man in jenen lange vergangenen Tagen des süßen Nichtstuns im Überfluss zu haben. Verliebtsein, schöner Sex allein oder mit Partnern – alles floss so natürlich und mühelos, weil Sie nur an sich denken und für sich handeln mussten. Aber Kinder treten mit der Gewalt eines Hurrikans in Ihr Leben, blasen jegliche Routine und Selbstverwöhnung fort und setzen Sie einem neuen Regime der Knappheit und Selbstaufopferung aus.

> *Wenn man erst einmal ein Kind hat, bleibt einem nie mehr genug Zeit, Energie, Intimsphäre etc. Du musst jeden klitzekleinen Augenblick mit Zähnen und Klauen verteidigen.*

So düster dies klingt, es kommen auch wieder ruhigere Zeiten, vor allem wenn Sie ein paar Überlebensstrategien entwickeln. Wie Sie durch das Meer der Knappheit navigieren, hängt völlig von Ihrer Fähigkeit ab, für sich selbst Sorge zu tragen. Ohne diese Fähigkeit können Sie als Mutter oder liebende Partnerin nicht richtig funktionieren. Wenn Sie Ihre mütterliche Identität nur schwer mit der wahrgenommenen „Selbstsüchtigkeit“ – nämlich Ihrem eigenen Vergnügen einen hohen Stellenwert einzuräumen – versöhnen können, sollten Sie sich vor Augen halten, dass eine völlig kaputte, schmuddelige und mürrische Mutter ihren Lieben keine große Hilfe ist. Tun Sie Ihrer Familie und sich einen Gefallen und kümmern Sie sich um sich.

Deshalb soll Ihnen dieses Kapitel helfen, Wege zu finden, wie Sie Ihren Zeitplan, ihre Energiereserven sowie ihre spontanen Bedürfnisse und Wünsche nach Intimsphäre ins Gleichgewicht bringen. Wenn all dies unter die Räder kommt, passiert dasselbe auch mit Ihren Chancen auf ein erfülltes Sexualleben. Und wenn uns auch klar ist, dass Sex vielleicht das Letzte ist, wonach Ihnen der Kopf steht (vor allem wenn Sie erst vor kurzem Mutter geworden sind), macht es einen wichtigen Teil Ihrer emotionalen und körperlichen Gesundheit aus, wenn Sie sich weiterhin als sexuelles Wesen betrachten. Keinesfalls möchten wir, dass Sex für Sie zu einer weiteren stressreichen Aufgabe wird, aber wir können Ihnen helfen, sich in Ihrem hektischen Leben Raum zu schaffen, damit das Schwelgen in kleinen sinnlichen Freuden sowohl wünschenswert wie auch leicht in die Tat umzusetzen ist.

Die Quantität von Sex hat gelitten, aber die Qualität hat sich verbessert. Es ist jetzt etwas Besonderes, wenn wir tatsächlich die Zeit dafür finden. Wir sind in unserem Liebesspiel abenteuerlustiger und einfallsreicher. Ich habe weniger Hemmungen und bin mutiger geworden.

„Mangelnde Spontaneität“ ist nicht immer schlecht. Ich genieße meine (äußerst) knappen freien Momente sehr, wenn ich mich auf Samstagabend freue.

Dieses Kapitel konzentriert sich insbesondere auf die Behandlung der Lebensveränderungen, die sich ergeben, wenn Ihre Kinder klein sind, aber viele Ratschläge nützen Ihnen auch noch, wenn die Kinder größer werden. Spezielle Tipps für allein erziehende Mütter finden Sie im Kapitel „Sex und die allein erziehende Mutter".

Mit dem Zeitmangel leben

Sobald Sie ein Kind haben, verändert sich Ihre Zeiterfahrung in dreierlei Hinsicht: Sie haben nicht mehr genug davon, Sie erfahren sie von nun an anders und Sie haben das Gefühl, sie gehöre Ihnen gar nicht mehr richtig. Nun verfügen Sie noch immer über dieselbe Stundenzahl pro Tag, aber die Anforderungen steigen dramatisch. Wenn Sie die Zahl der Stunden zusammenrechnen, die Sie mit Wickeln, dem Anschauen von Disney-Filmen, Spielzeugaufräumen, dem Herumkutschieren der Kinder und auf Schulveranstaltungen zubringen, erscheint das Klonen auf einmal als eine attraktive Option. Wenn Sie ständig unter Zeitdruck stehen, kommen Ihnen auf einmal Beschäftigungen wie Hobbys, Sport und Sex als Egoismus vor und werden oft geopfert, sofern Sie sich nicht bewusst anstrengen, sie in Ihren Alltag zu integrieren.

Ihre Zeiterfahrung verändert sich spürbar, vor allem mit Kleinkindern. Sie werden merken, dass Sie Ihren Tag nicht mehr hübsch aufteilen können – Arbeit um 9 Uhr, um 12 Mittagspause, Cocktails um 18, Bumsen um 22 Uhr –, weil Babys sich nicht im Geringsten um Uhren oder Zeitpläne scheren. Infolgedessen verändert sich das Verhältnis zwischen der Qualität von und der Quantität an Zeit, die Sie den einzelnen Dingen widmen, dramatisch. Ein Morgenspaziergang im Park mag anderen erholsam erscheinen, aber Sie würden ihn, ohne mit der Wimper zu zucken, gegen fünf Minuten ungestörte Zeitungslektüre eintauschen. Doch gibt es einen Silberstreifen am Horizont: Sie lernen innezuhalten und sich an Kleinigkeiten zu erfreuen, Ihr Geduldsfaden wächst rapide, und Sie schätzen zutiefst einstmals einfache Freuden. Die Einstellungsveränderungen, zu denen Sie gezwungen sind, lassen sich auch gut auf den sexuellen Bereich übertragen. Sie lernen etwa die sinnlichen Momente zu nützen, die Sie tagsüber finden; Geduld macht eine viel bessere Geliebte aus Ihnen, und etwas so Simples wie ein leidenschaftlicher Kuss kann auf Sie erotisch so aufregend wirken wie ein mitternächtliches Rendezvous.

Heiße Tipps: Geschenke, die jede Mama gebrauchen kann

Sagen Ihre Freundinnen, Kolleginnen oder Verwandte je zu Ihnen: „Sag's mir einfach, wenn ich dir helfen kann"? Kopieren Sie diese Seite und laden Sie sie ein, ihr Angebot in die Tat umzusetzen.

- Ein Abend kostenloses Babysitten. Sie können entweder anbieten, den Nachwuchs Ihrer Freundin zu hüten, damit sie sich mit anderen Freunden vergnügen kann, oder Sie können Geld für einen Babysitter springen lassen, damit Ihre Freundin sich mit Ihnen amüsieren kann. Dieses Geschenk kann man gar nicht oft genug machen! Viele der folgenden Vorschläge hängen davon ab, dass man einen Babysitter hat, setzen Sie also alles auf eine Karte und kombinieren Sie verschiedene Ideen.
- Das Kind Ihrer Freundin übernachtet bei Ihnen. Wie beim Babysitten hat Ihre Freundin durch das Angebot, dass das Kind bei Ihnen übernachten kann, einen Morgen für sich, was sie sehr gut gebrauchen kann.
- Ein Essen in Ihrem Lieblingsrestaurant. Es muss gar nichts Besonderes sein, um Freude zu machen. Die meisten Eltern werden Ihnen sagen, dass allein der Luxus, einmal ohne die Kinder zum Essen zu gehen, sogar einen Ausflug in die nächste Eckkneipe höchst vergnüglich macht.

- Karten für Kino, Theater, Oper oder Tanz – was immer Ihnen beiden gefällt.
- Nachmittagstee ist ein elegantes, entspannendes und belebendes Ritual. Sie können selbst andere zum Tee einladen – man braucht dazu nur verschiedene Tees und ein wenig Gebäck –, oder prassen Sie bei einem High Tea in einem Hotel oder Restaurant.
- Ein Videoabend. Sie besorgen ein Video, bringen es zu Ihrer Freundin mit und sehen es sich mit ihr an, nachdem ihr Kind schlafen gegangen ist. Das ist toll, weil Sie keinen Babysitter brauchen, aber zusammen sein können.
- Ein Drink in Ihrem Lieblingslokal. Das kostet nicht viel, aber man kommt wieder mal unter die Leute.

Da Sie für eine andere Person so enorm schuften müssen, ist es verständlich, dass die Zeit sich nicht mehr wie Ihre eigene anfühlt. Viele Leute, die im Berufsleben problemlos mit den zeitlichen Anforderungen zurechtkommen, erleben es als viel schwieriger, ihre Marschrichtung nun von Kindern diktiert zu bekommen. Die Forderungen kommen nicht nur ohne Vorwarnung und Struktur, auch die Überstunden werden nicht bezahlt, und niemand befördert Sie wegen Ihrer tollen Leistung. Eine andere Person an erste Stelle zu setzen – meist ohne Anerkennung oder Belohnung – stellt ein großes Opfer dar, und es wird Ihnen alle Kraft aussaugen, wenn Sie nicht ein bisschen Zeit für sich erübrigen. Sie müssen diese Zeit nicht unbedingt allein verbringen, aber Sie müssen sie auf die von Ihnen gewünschte Weise und für sich verwenden. Knapsen Sie sich nicht eine Stunde ab, um dann den Lebensmitteleinkauf zu erledigen. Nützen Sie sie fürs Schlafen, Kuscheln, Masturbieren oder Sex, aber nützen Sie sie für etwas, was Sie entspannt und belebt.

Zeit freischlagen

Sie können bestimmt zusätzliche Minuten, sogar Stunden aus Ihrem Tag freischlagen, indem Sie einfach Ihre Alltagsroutine auf größere Effizienz prüfen. In manchen Fällen kann eine finanzielle Investition Ihnen Zeit erkaufen (in Form arbeitssparender Haushaltsgeräte oder einer Hilfskraft). Wenn Sie also nicht viel Geld haben, lesen Sie den Kasten mit den Geldspar-Ideen. Selbst wenn Sie nur einen oder zwei der folgenden Vorschläge befolgen, wird es Sie überraschen, welchen Unterschied dies in Ihrer Lebensqualität ausmachen kann. Wenn Sie frisch gebackene Eltern sind, sind Sie vielleicht so erschlagen von dem völligen Kontrollverlust über Ihren Tag, dass an Effizienztipps kaum zu denken ist. Schließlich gibt es Tage, an denen schon das Duschen eine größere Leistung darstellt. Wenn Sie einige der Vorschläge vor der Ankunft des Babys in die Tat umsetzen können, haben Sie sie schon verinnerlicht. Aber es ist nie zu spät, sie auszuprobieren.

Besorgen Sie sich einen Computer und gehen Sie online

Wenn Sie in der Stadt leben und sich einen PC leisten können (viele Geschäfte bieten Ratenzahlung), sind Sie nur einen „Mausklick" von problemlosen Einkäufen und Bankgeschäften entfernt. Kein Herumgerenne in der Stadt mehr, um Dinge zu besorgen; alles kann bequem von zu Hause aus erledigt werden, und die Sachen werden Ihnen ins Haus geliefert.

Online-Lebensmitteleinkäufe haben mein Leben verändert. Ich kann jetzt abends einkaufen, und meine Bestellung wird mir am nächsten Tag in die Küche geliefert. Ich vermisse es überhaupt nicht, dass ich jetzt keine Saftflaschen und Waschmittelpakete mehr die Treppen hinaufschleppen muss!

Heiße Tipps: Geldspar-Ideen

Machen Sie ein bisschen Geld locker, und Sie können einen Babysitter engagieren und sich und Ihrem Partner einen freien Abend außer Haus schenken. Sie können es sich nicht leisten, darauf zu verzichten!

- Suchen Sie nach niedrigen Zinsen auf Kreditkarten und Kredite.
- Suchen Sie sich einen Untermieter, um Mietausgaben zu senken, oder teilen Sie sich ein Haus/eine Wohnung mit einem anderen Elternteil.
- Kaufen Sie gebrauchte Kleidung, Haushaltsgeräte, Möbel.
- Nehmen Sie das Mittagessen von zu Hause zur Arbeit mit.
- Verkaufen Sie Ihr Auto und nutzen Sie öffentliche Verkehrsmittel.
- Geben Sie Luxus auf, den Sie nicht wirklich brauchen: Handys, Kabel-TV, Mitgliedschaft im Fitnesscenter.
- Vergleichen Sie Preise online, suchen Sie Sonderangebote, ermäßigte Tarife, kostenlose Lieferung etc.

Stellen Sie eine Hilfskraft an

Suchen Sie sich eine Putzhilfe oder zahlen Sie ein Nachbarkind für Besorgungen, kleine Dienstleistungen und Gartenarbeit. Wenn Sie nicht berufstätig sind, engagieren Sie einen Tag pro Woche einen Babysitter, damit Sie einen Tag freihaben.

Bestellen Sie Essen ins Haus

Sie können sich immer Pizza und chinesisches Essen liefern lassen, oder Ihr Partner kann auf dem Heimweg etwas mitbringen. Sagen Sie Ihren Freunden, dass das Mitbringen von Aufläufen, Lebensmitteln oder Nachspeisen eins der besten Geschenke für junge Eltern ist. Und dank der Zunahme von Online-Läden kennt die Lieferung von fertigen Gerichten vielleicht bald keine Grenzen mehr.

Eines Tages war ich so müde, dass ich sagte, scheiß aufs Abendessen. Ich ging ins Internet und fand ein Geschäft, das mir eine Packung Eis, Feinkost-Sandwiches und eine CD, die ich mir schon länger hatte kaufen wollen, ins Haus lieferte.

Kaufen und kochen Sie in größeren Mengen

Anstatt täglich zum Supermarkt zu gehen, planen Sie im Voraus Ihren Speisezettel und kaufen Sie einmal wöchentlich ein. Wenn Sie kochen, bereiten Sie gleich die doppelte Menge zu und frieren Sie den Rest ein.

Investieren Sie in arbeitssparende Haushaltsgeräte

Kaufen Sie sich eine Spül- und eine Waschmaschine. Sie müssen nicht viel mehr für überholte Gebrauchtgeräte bezahlen, als Sie in einem Jahr im Waschsalon ausgeben würden. Kinder produzieren beängstigende Wäsche- und Geschirrberge – Sie müssen Ihre Zeit nicht damit verplempern, alles zum Waschsalon zu schleppen oder Babyfläschchen zu spülen. Und falls Sie partout Stoffwindeln verwenden wollen, suchen Sie sich unbedingt einen Windelservice – Sie sparen auf diese Weise sehr viel Zeit.

Werfen Sie die weißen Handschuhe weg

Es ist an der Zeit, die Ansprüche zu senken – gewöhnen Sie sich an ein bisschen Unordnung und stören Sie sich nicht an den Staubmäusen. Vielleicht ist der allerbeste Tipp unserer Umfrageteilnehmerinnen der, sich an ein wenig Schmutz nicht länger zu stören.

Ein makellos sauberes Haus nützt im Endeffekt nichts. Auf die in Beziehungen investierte Zeit – mit Familie, Ihren Kindern, Freunden und vor allem Ihrem Partner – kommt es an.

Geschickter Umgang mit der Zeit

Durch diese Vorschläge sollen Sie und Ihr Partner freie Zeit bekommen, die Sie miteinander verbringen, aber einige der Tipps erlauben Ihnen, auch ein wenig Zeit für sich allein herauszuschlagen:

Heiße Tipps: Zeitspar-Ideen

Schlagen Sie ein wenig freie Zeit für sich und Ihren Partner oder für sich allein heraus:

- Kaufen Sie online ein.
- Engagieren Sie eine Hilfskraft.
- Bestellen Sie sich Mahlzeiten ins Haus.
- Kochen Sie mehr Portionen und frieren Sie sie ein.
- Kaufen Sie sich zeitsparende Haushaltsgeräte.
- Putzen Sie seltener.

Schichtarbeit

Wenn Sie und Ihr Partner im Schichtdienst arbeiten, so dass Sie selten zur selben Zeit zu Hause sind, versuchen Sie, eine extra halbe Stunde gemeinsam zu Hause zu sein, einfach damit Sie miteinander über Ihren Tag sprechen können.

Lassen Sie Ihr Kind länger in der Kinderbetreuung

Vielleicht können Sie Ihr Kind eine halbe Stunde länger in Krippe, Kindergarten oder Schule lassen, während Sie beide zur gewohnten Zeit heimkommen.

Berufliche Flexibilität

Wenn es einem oder Ihnen beiden beruflich möglich ist, richten Sie es sich während der Arbeitswoche so ein, dass Sie regelmäßig Zeit zusammen verbringen können, und sei es nur in der Mittagspause.

Sex in der Mittagspause! Das ist das absolut Beste, was mir seit der Geburt meiner Kinder in meinem Sexleben passiert ist.

Wenn meine Kleine in ihre Lieblings-Fernsehsendung vertieft ist, die zum Glück während der Mittagspause meines Mannes läuft, schleichen wir uns manchmal für einen Quickie ins Schlafzimmer.

Sagen Sie Verabredungen ab

Wenn Sie (beide) einen sehr vollen Terminkalender haben, sagen Sie pro Woche einen Termin ab und verbringen Sie die Zeit miteinander.

Nickerchen für die ganze Familie

Führen Sie ein „Nickerchen für die ganze Familie“ ein, bei dem jeder – auch Sie – in sein Zimmer geht und dort Zeit für sich hat. Sie können Ihren Kindern erklären, dass auch Erwachsene Zeit für sich brauchen und Sie ungestört sein wollen.

Ziehen Sie die Zubettgeh-Zeiten durch

Ganz egal, wie inständig die Kinder um einen weiteren Schluck Wasser oder eine allerletzte Fernsehsendung betteln oder wie reizend sie Ihnen anbieten, Ihnen bei Ihren abendlichen Verrichtungen zu helfen, geben Sie den Verzögerungstaktiken Ihres Nachwuchses nicht nach. Setzen Sie regelmäßige Zubettgeh-Zeiten durch, damit Sie feste Zeiten haben, in denen die Erwachsenen unter sich sind. Kindern tut Routine überaus gut, wenn Sie sie also daran gewöhnen können, dass sie auch morgens Ihre Intimsphäre respektieren, sind Sie besonders fein heraus.

Um Zeit für uns als Paar zu haben, halten wir jetzt beim zweiten Kind sehr genau die Schlafenszeiten ein. Beim Ältesten waren wir diesbezüglich laxer und bezahlten dies teuer, indem wir kaum je allein waren.

Mein Mann reparierte das alte Schloss an der Schlafzimmertür, und samstags früh bestehen wir darauf, dass die Kinder uns nicht stören, während wir „eine Tasse Tee trinken“. Sie müssen schlicht warten, und wir kümmern uns nach dem Aufstehen um alle ihre Bedürfnisse. Das geht natürlich nur bei etwas älteren Kindern (sieben und fünf), die sich allein beschäftigen können und die Bitte verstehen.

Nutzen Sie die Medien

Machen Sie sich Zeichentrickfilme, Videos oder Computerspiele zunutze, um ein paar ungestörte Momente zu erhaschen.

Die Zeichentrickfilme am Sonntagmorgen – es kann gar keinen anderen Grund für sie geben: Ich sage immer, alle Kinder ab einem Jahr sollten gezwungen sein, sie anzuschauen.

Suchen Sie nach Möglichkeiten innerhalb Ihres gewohnten Tagesablaufs

Sie ahnen nicht, welche interessanten erotischen Rituale aus der bloßen Notwendigkeit heraus entstehen können.

Mein Mann und ich sehen uns abends gerne bestimmte Sendungen an. Wenn uns die Sendungen um acht und neun Uhr gefallen, nicht aber die um halb neun, schlafen wir um halb neun miteinander. Das funktioniert bestens.

Mein Mann ließ sich etwas einfallen, was wir als „kleinen Überfall“ bezeichnen, und es ist einfach super. Wir schlafen ein (weil wir hundemüde sind) und er wacht mitten in der Nacht auf und fängt an, mich zu liebkosen und mir ins Ohr zu flüstern, was zu wunderbarem, traumhaften Sex führt.

Wir haben den Fernseher aus unserem Schlafzimmer verbannt und machen jetzt sofort das Licht aus, sowie wir zu Bett gehen. Anstatt fernzusehen oder zu lesen, sind wir auf diese Weise in der Stimmung, uns zu unterhalten oder miteinander intim zu sein.

Urlaub zu Hause

Sie brauchen keinen besonderen Anlass, um die Kinder zu einem lieben Verwandten zu schicken. Die Kinder genießen den Ausflug, und Sie sind allein zu zweit und haben endlich lange füreinander Zeit.

Unsere Kinder besuchten das Wochenende Verwandte in einer anderen Stadt (einfach so), und wir verbrachten das ganze Wochenende miteinander, nur wir zwei, und genossen diese Zeit und einander. Das war super, wir kamen fast gar nicht aus dem Bett!

Aufgabenbündelung

Sie wären verblüfft, wie viel man mit ein wenig Phantasie schaffen kann.

Machen Sie das Beste aus Ihrer Zeit und Energie. Wir tun das, indem wir regelmäßig gemeinsam duschen. So kön-

nen wir gleichzeitig Sex haben, sauber werden und die Tür hinter uns abschließen. Unternehmen Sie mit schlafenden Kindern lange Autofahrten und fahren Sie an den Straßenrand – Handarbeit kann toll und diskret sein. Noch keines unserer Kinder ist dabei aufgewacht, und selbst wenn, könnten sie ohnehin nichts sehen.

Engagieren Sie Babysitter

Suchen, engagieren und schätzen Sie gute Babysitter – sie sind einfach der Schlüssel für Ihre seelische Gesundheit.

Ich kenne Leute, die noch keine Nacht allein ohne Ihre Kinder waren. Niemals. Und wissen Sie was? Ihre Beziehungen sind am Ende! Sie müssen manchmal einfach raus. Und sei es nur für eine Nacht. Den besten Sex, seit wir zusammen sind, haben mein Mann und ich während unserer romantischen Wochenendausflüge nur zu zweit.

Sie können nicht früh genug Ihre Bedenken, Ihren kleinen Schatz jemand anderem anzuvertrauen, hinter sich lassen. Wenn Sie lernen, Ihren Säugling in die Obhut von vertrauenswürdigen Erwachsenen zu geben, wird Ihr Baby zu einem geselligeren, einnehmenderen Kind, und Sie können ein wenig Unabhängigkeit erlangen. Als Babysitter eignen sich beispielsweise:

Verwandte

Wenn Sie mit Ihren Verwandten gut auskommen und das Glück haben, dass ein paar in Ihrer Nähe leben, sind Sie ideale (meist) kostenlose Babysitter. Viele Großeltern, Tanten und Onkel können für einen Abend, Nachmittag oder eine ganze Nacht angeheuert werden und sind hoffentlich entzückt über die Gelegenheit, eine innige Beziehung zu Ihrem Kind aufzubauen.

Ältere Geschwister, Nichten und Neffen stürzen sich vielleicht auf die Gelegenheit, „ein erwachsener Babysitter“ zu sein, insbesondere wenn Sie ein bisschen Geld springen lassen.

Gott segne meine Eltern dafür, dass sie gelegentlich meine Tochter auf ihrem Heimweg von der Arbeit abholen und sie zu sich nach Hause zum Abendessen mitnehmen.

Freunde

Verantwortungsbewusste Freunde und Wohnungsgenossen sind eine weitere Quelle für billige Kinderbetreuung. Jetzt ist es an der Zeit, jedes Angebot zum Babysitten, das Sie je von Freunden oder Kollegen bekommen haben, anzunehmen. Sie möchten Ihnen helfen, also lassen Sie sie.

Planen Sie Freunde mit ein, die bei sich zu Hause auf die Kinder von klein auf aufpassen können.

Kinderlose Freunde brauchen vielleicht ein wenig „Zuspruch“, um ihre Ängste bezüglich Babysitten zu überwinden. Laden Sie sie ein paarmal zu gemeinsamen Ausflügen ein, damit sie Ihren gewohnten Ablauf beobachten können. Oder lassen Sie sie einfach bei Ihnen zu Hause babysitten, während Sie sich in einem anderen Zimmer entspannen. Sprechen Sie möglichst offen mit ihnen über ihre Vorbehalte und Fragen und geben Sie ihnen massenhaft Ermutigung. Und scheuen Sie sich nicht, sich intensiv um Kinderbetreuung zu bemühen. Sie können sich gern etwas einfallen lassen:

Ich sagte meinen Freunden, dass ich mir zum Geburtstag und zu Feiertagen keine gekauften Geschenke wünsche, aber liebend gerne Gutscheine für kostenloses Babysitten oder Ausgehabende ohne Kinder hätte.

Andere Eltern

Wechseln Sie sich mit anderen Eltern beim Kinderhüten ab – das kostet nichts, und Ihr Kind bekommt dadurch einen Spielgefährten. Aber achten Sie darauf, dass es auf Gegenseitigkeit beruht! Schließen Sie sich einer Krabbel- oder Müttergruppe an, um andere Eltern kennen zu lernen, oder tun Sie sich mit den Eltern in Krippe, Kindergarten oder Schule zusammen.

Arrangieren Sie mit einem anderen Elternteil, dass Sie wechselseitig die Kinder hüten – wechseln Sie sich immer am Samstagabend ab, oder Sie gehen freitags aus und die anderen Eltern samstags. Einmal pro Woche ist besser als nahezu nie.

Bezahlte Babysitter

Selbst wenn Sie über ein aktives Babysitternetzwerk von Verwandten und Freunden verfügen, ist es hervorragend, wenn Sie Verstärkung durch bezahlte Babysitter haben. Lassen Sie sich von anderen Eltern jemanden empfehlen, schauen Sie in den Anzeigen von Elternzeitschriften, suchen Sie nach Anzeigen am schwarzen Brett der Kindertagesstätte, Kirchengemeinde, von Nachbarschaftszentren, Schulen und Kinderbekleidungsgeschäften oder bringen Sie selbst dort eine Suchanzeige an. Suchen Sie nach Babysitter-Agenturen, online oder in den Gelben Seiten, fragen Sie beim Studentenservice nach. Wenn Sie verreisen, fragen Sie, ob Ihre Freunde jemanden finden können, oder versuchen Sie es über das Internet.

Sie sollten sich bezahlten Kräften gegenüber unbedingt als gewissenhafte Arbeitgeberin erweisen. Seien Sie pünktlich, zahlen Sie prompt und rufen Sie an, wenn Sie sich aus unvermeidbaren Gründen verspäten. Bei kostenlosen Babysittern wie Verwandten und Freunden fördern Sie regelmäßige

Besuche und erleichtern Sie ihnen die Sache – bringen Sie Ihr Kind ins Haus des Babysitters oder bereiten Sie im Voraus eine Mahlzeit für ihn zu, wenn er bei Ihnen zu Hause auf Ihr Kind aufpasst. Und falls Sie vor den Ausgaben für einen bezahlten Babysitter zurückschrecken, halten Sie sich diese weisen Worte vor Augen:

Es kommt billiger, das Geld für einen Babysitter und zum Ausgehen zu verwenden, sogar für eine Nacht im Hotel, als sich scheiden zu lassen, ganz gleich wie wenig Sie Ihres Erachtens verdienen. Hören Sie nicht auf, miteinander auszugehen.

Spontaneität: Für immer verschwunden?

Die Antwort lautet Ja und Nein. Auch nach der Ankunft des Babys kann noch immer heiße Spontanerotik ein wichtiger Teil Ihres Sexuallebens sein, aber nun müssen Sie, statt den perfekten Augenblick zu ergreifen, bereit sein, jeden überhaupt verfügbaren Moment zu nutzen. Der Mittagsschlaf der Kinder oder andere kurzfristige Ablenkungen bieten hierzu Gelegenheit.

Wenn das Baby einnickt – nichts wie ab ins Schlafzimmer. Hören Sie sofort auf, die Wäsche zu falten, abzuspülen, was auch immer. Mein Mann und ich ziehen einander abwechselnd unter lautstarker Gegenwehr ins Schlafzimmer – einer von uns ist immer zu „muffig" oder „müde". Der eine hilft dem anderen, auch in Stimmung zu kommen, und wir sind hinterher immer froh darüber!

Wir haben uns auf „Quickies" verlegt, wenn unser Kind anderweitig beschäftigt ist. Das sind sehr kurze heftige

Begegnungen, bei denen wir einen Gutteil der Kleidung anbehalten.

Natürlich genießen Sie nun nicht mehr den Luxus, warten zu können, bis die Stimmung Sie überkommt, aber vielleicht entdecken Sie, dass das neuartige Anbaggern an unkonventionellen Orten und zu ungewöhnlichen Zeiten das Feuer richtig entfachen kann. Sie können auch Ihre Wohnung diskret „quickiefreundlich" ausstatten: Bewahren Sie Kondome in verschiedenen Räumen auf, kaufen Sie sich einen leisen tragbaren Vibrator, stellen Sie sicher, dass Gleitmittel im Hause ist. Wenn das Baby in Ihrem Schlafzimmer schläft und Sie über halbwegs ausreichenden Wohnraum verfügen, können Sie das Gästezimmer oder eine Ecke des Wohnzimmers für Ihre Rendezvous nutzen.

Sie entdecken wahrscheinlich, dass die Anforderungen des Elternseins die Gelegenheiten für erotische Zusammenkünfte erheblich vermindern. Wenn Sie früher darauf zählen konnten, miteinander zu schlafen, wann immer Sie in Stimmung kamen, legt jetzt womöglich Ihr Mangel an Zeit und Energie Ihre Libido lahm.

Manchmal möchte mein Partner nicht einmal mit mir schlafen, weil wir nicht spontan sein können. Ihm macht es keinen Spaß, weil wir nicht unbegrenzt Zeit haben, viele der schönen Sachen zu tun, die wir früher so machten.

Es lässt sich nicht leugnen: Wenn Sie erst einmal Kinder haben, können Sie nicht mehr Sex genießen, der sowohl spontan wie auch unbeschränkt ist. Sie müssen entweder Ihren Gefallen an Quickies hegen und pflegen oder Sex planen. Vielen Paaren erscheint dies als eine der schlimmsten Barrieren, die der Wiederaufnahme ihres Sexuallebens im Weg stehen, und sie nehmen an, dass geplanter Sex künstlich und unerotisch sein müsse. Aber wenn Sie sich an alle Ihre früheren heißen Begegnungen erinnern, müssen Sie zugeben, dass Sie auch damals ein gewisses Maß an Vorüberlegungen einbrachten – vielleicht haben Sie als Vorbereitung für eine amouröse Begegnung einen Tisch in einem schönen Restaurant reserviert, sich aufregend angezogen, einen erotischen Film ausgeliehen oder ein paar neue Spielzeuge zum Ausprobieren gekauft. Gewiss, eine größere Direktheit hinsichtlich Ihrer Absichten bedeutet, dass Sie nicht vorgeben können, auf einmal „völlig von Leidenschaft übermannt zu sein", aber Sie können durchaus die Vorfreude einer geplanten Nacht der Leidenschaft genießen, was Ihren Tag mit erotischer Spannung aufladen kann.

> *Wir legten den Samstag als unsere „Sex-Nacht" fest – wenn wir den ganzen Abend bei einer Flasche Wein oder Margaritas zusammen sind, nachdem die Kinder schlafen gegangen sind. Dann haben wir Gelegenheit zu entspannterem Sex oder mehreren „Episoden", wenn uns danach ist. Nahezu nichts darf unserer Samstagnacht in die Quere kommen. Tagsüber reizen wir uns schon gegenseitig, was wir wohl miteinander tun werden – das Wissen, dass es passieren wird, steigert die Erregung, so dass wir einander praktisch die Kleider vom Leib reißen, sowie die Kinder schlafen.*

Wenn die Vorstellung von „geplantem Sex" Ihnen ziemlich nüchtern vorkommt, als würde Sex auf eine routinemäßige körperliche Begegnung reduziert, die vom Ticken der Uhr begleitet wird, sollten Sie umdenken. Sie streben Intimität an; wie Sie Sex definieren, bleibt Ihnen überlassen. Manche verstehen darunter einen Kuss, andere eine Kiste voller Tricks.

Wir küssen uns oft, sagen oft „Ich liebe dich". Ich bemühe mich, sehr bewusst und innig zu küssen, und drücke mich fest an ihn. Meist führt das zu nichts, aber hin und wieder erwidert er den Kuss heftiger, dann küsse ich ihn noch leidenschaftlicher. Wir machen das ganz langsam und schrittweise, wenn also einem von uns nicht wirklich danach ist, kann der andere, ohne sich verletzt zu fühlen, einen Rückzieher machen.

Allein die Intimität einer kleinen behelfsmäßigen Begegnung, ein wenig Oralsex oder ein bisschen verstohlene Handarbeit können helfen, dass wir das Gefühl haben, „wir hatten wieder etwas Zeit ganz für uns".

Und nur weil Ihre Begegnung geplant ist, muss das der Sex nicht zwangsläufig auch sein.

Mein Freund und ich lesen seit kurzem das Buch „101 Grrreat Quickies" – das bringt uns vielleicht auf Touren! Bis jetzt waren alle Vergnügungen leicht in die Tat umzusetzen, wenn die Kinder im Bett sind, aber sie sind ausgefallen genug und machen Spaß, so dass immer wieder eine gewisse Überraschung und Vorfreude dabei ist – ich frage mich, ob er mich heute Abend oder später im Verlauf der Woche beglückt?!

Regelmäßig Zeit miteinander zu verbringen, in der Sie nicht von einem Kind unterbrochen werden, in der Sie ein Gespräch für Erwachsene führen können (vorzugsweise nicht über Ihr Kind!) und beide Eltern sich zur gleichen Zeit entspannen können, bringt Sie weit voran auf dem Weg zur Schaffung einer stimmungsvollen Umgebung, in der Ihre Sexualität gedeihen kann. Indem Sie bestimmte Zeiten mit Ihrem Partner einplanen, stellen Sie sicher, dass die Beziehung nicht unter all den anderen Verpflichtungen verschütt geht, Sie bekräftigen seine Bedeutung in Ihrem Leben und wahren Ihre Identität als eine erwachsene, sexuelle Frau.

Wie gehen Sie an die Planung heran? So wie Sie auch ein Essen, einen Arzttermin oder Ihren Urlaub planen – indem Sie den Termin in Ihrem Kalender, Terminplan oder Palmpilot vormerken. Suchen Sie sich jede Woche die beste Zeit aus oder halten Sie sich jede Woche denselben Termin frei. Und gehen Sie insbesondere in der ersten Zeit möglichst flexibel mit der Situation um. Sie sollen sich gemeinsam entspannen und einander wieder näher kommen. Flexibilität und eine ehrliche Kommunikation sind wichtig, damit Sie sich, wenn einem von Ihnen nicht nach Romantik zumute ist, in dieser Zeit auf andere Weise nahe kommen können.

Wir vereinbaren im Voraus einen Termin für Sex, und weil dieser Termin vorher abgemacht wurde, lässt sich dann keiner von uns durch ein Buch oder den Abwasch ablenken. Auf diese Weise ist es ein wenig spezieller, und wenn wir später merken, dass wir nicht so recht Lust haben, können wir uns in dieser Zeit zumindest unterhalten oder gemeinsam ein Video anschauen.

Gemeinsam und ohne die Kinder verbrachte Zeit hilft Ihnen, sich zu erholen und Intimität aufzubauen. Sie müssen einander nicht jede Woche tief in die Augen blicken und einander alle Ihre Hoffnungen und Träume offenbaren. Schon die Tatsache, dass Sie allein zu zweit sind und Dinge tun, die Ihnen Spaß machen, wird Ihre Verbundenheit stärken. Wenn Sie der Planung müde werden, können Sie sich Dauerkarten für Ihre Lieblingsveranstaltung besorgen, abwechselnd Filme oder Restaurants auswählen, zu Hause Brettspiele spielen oder nach der Arbeit spazieren gehen.

Intimsphäre: Ein kleines Schloss mit großer Wirkung

Die Freiheit, miteinander zu schlafen, wann immer einen die Lust überkommt, wird seit jeher durch die Regeln des öffentlichen Anstands begrenzt, und Sie beschränken wahrscheinlich Ihr Liebesleben auf Ihr Zuhause. Jetzt ist sogar diese Zufluchtsstätte den neugierigen Augen Ihres Nachwuchses ausgesetzt. Mit Kindern entwickeln Sie eine besondere Wertschätzung für Ihre Intimsphäre, ob Sie nun aus dem Bett flüchten, das Sie mit Ihrem schlummernden Baby teilen, die Gefahr minimieren, dass ein eifersüchtiges Kleinkind intime Momente sabotiert, oder ein Haus mit Teenagern teilen, die sich beim Gedanken, ihre Eltern könnten „es tun", geradezu schütteln.

Kinder verfügen anscheinend über den erstaunlichen sechsten Sinn, wenn Erwachsene es gerade tun wollen – das kann einen ziemlich frustrieren. Meine halbwüchsige Tochter beklagt sich jedes Mal, wenn ich Sex habe, bitterlich. Sie klopft mit dem Besen an die Decke, wenn sie findet, dass wir zu laut sind – und irgendwie kriegt sie es immer mit!

Gleichgültig, wie viel Zeit Sie freischlagen können oder ob Sie für einen gemeinsamen Abend Berge versetzt haben, wenn Sie nicht ungestört sind, können Sie sich nicht entspannen und die Zeit genießen.

Meine Kinder wissen, dass unser Schlafzimmer tabu ist. Es ist unser privater Bereich, und das respektieren sie. Wir haben einen Schlüssel an der Tür und schließen damit auch ab. So muss ich nicht mehr fürchten, dass sie während des Sex hereinspazieren könnten, denn ich habe gemerkt, dass alles, was mich hemmt, schlecht für die Intimität ist.

Überprüfen Sie Ihre Räumlichkeiten

Wenn Sie in Ihrem Haus praktisch keine Intimsphäre mehr haben, sollten Sie prüfen, ob Sie einige der folgenden Vorschläge in die Tat umsetzen können.

Besorgen Sie sich einen Schlüssel für die Schlafzimmertür

Diese einfache, billige Lösung ist – im wahrsten Sinne des Wortes – der Schlüssel zu Ihrem Seelenfrieden. Vielleicht besteht unsere größte kollektive Sorge in Bezug auf unser Sexualleben in der Furcht, unsere Kinder könnten mitten während unseres Orgasmus hereinplatzen. Nun wird das Ihren Kindern wohl kaum irreparable Traumata zufügen (bestimmt traumatisiert diese Aussicht die Eltern viel mehr!), doch weshalb sollten Sie sich um etwas Sorgen machen, was sich so leicht verhindern lässt? Das Anbringen oder Nutzen eines Schlosses gibt Ihnen eine ausgezeichnete Gelegenheit, Ihren Kindern den Begriff Intimsphäre zu erklären, den sie mit zunehmendem Alter begeistert für sich selbst in Anspruch nehmen werden (siehe auch das Kapitel „Gesunder Sex, glückliche Familien" für weitere Informationen zum Thema Intimsphäre und Enthüllung).

Eine verschlossene Tür muss respektiert werden. Mamas Bedürfnisse und ihre Intimsphäre dürfen nicht zu sehr angetastet werden.

Sorgen Sie für Rückzugsmöglichkeiten

Wenn Sie in einem Ein-Zimmer-Apartment wohnen, könnten Sie durch einen Vorhang oder Paravent ein Gefühl von Intimsphäre schaffen. Auf diese Weise können Sie, wenn Ihr Kind ganz in sein Spiel versunken ist, leise zärtlich sein, ohne gesehen zu werden.

Alternativen zum Schlafzimmer

Zu enge Wohnungen zwingen einen zu einem kreativen Umgang mit dem Liebesspiel. Sie würden verblüfft sein, welch vielfältige Alternativen den Mamas eingefallen sind.

> *Ein oder zwei Mal sprangen wir zusammen unter die Dusche, als unser Kind in der anderen Ecke des Hauses in sein Spiel vertieft war.*

> *Fast mein gesamtes Sexleben spielt sich auf dem Balkon ab.*

> *Wir masturbieren einander oft, schmiegen uns oft eng und heftig aneinander – wir machen häufig Sachen, die im Auto, in der Küche, unter der Decke möglich sind, weil es schneller geht und man nicht erklären muss, warum Mama oben auf Papa ist oder umgekehrt.*

Etliche Mütter berichteten, das Baby im Elternbett (siehe unten) schlafen zu lassen, habe den Vorteil, dass man zu Sex außerhalb des Schlafzimmers gezwungen sei, wodurch sich ihr Sexleben viel abenteuerlicher gestalte.

> *Ich entdeckte, dass der Sex im Wohn- oder Arbeitszimmer, unmittelbar nachdem ich sie abends in den Schlaf gestillt habe (so weiß ich, dass sie fest schläft und mindestens zwei Stunden lang nicht aufwacht), den richtigen Touch von Heimlichkeit, Spontaneität und Verworfenheit hat.*

Heiße Tipps: So verteidigen Sie Ihre Intimsphäre

Lassen Sie sich von neugierigen Kindern nicht von sexuellen Freuden abhalten. Mit etwas Kreativität und Spontaneität sichern Sie Ihre Intimsphäre:

- Schließen Sie die Schlafzimmertür ab.
- Überlegen Sie, ob das Baby wirklich im Ehebett schlafen soll.
- Sorgen Sie dafür, dass die Kinder feste Schlafenszeiten haben.
- Bewahren Sie im Gästezimmer Gleitmittel und Sexspielzeug auf.
- Versuchen Sie es mit Quickies in der Dusche.
- Probieren Sie mal Sex auf dem Balkon oder im Garten.
- Tun Sie es, während die Kinder einen Zeichentrickfilm anschauen.

Wir nutzten eine Weile unser Gästezimmer als unsere „Lotterwiese" und zogen uns dorthin für einen „Ausflug zu Hause" zurück. Eine Kerze, ein wenig Körperlotion, ein „Spielzeug" oder zwei waren dort deponiert und schon waren wir in Stimmung.

Überprüfen Sie Ihre Gewohnheiten

Vielleicht sollten Sie Ihre Gewohnheiten ändern, um Ihre Intimsphäre zu wahren.

Gehen Sie es leiser an

Ein lautstarkes Liebestreiben mit Schreien und Stöhnen kann verständlicherweise ein Kind verstören und ängstigen. Vermindern Sie die Lautstärke, wenn Sie das schaffen, ohne Ihre Lust zu dämpfen. Andernfalls erwägen Sie eine gewisse Schalldämpfung Ihres Zimmers durch tiefe Teppiche oder die Anbringung einer zusätzlichen Isolierung. Wenn Ihre Bettfedern quietschen, legen Sie die Matratze auf den Boden, besorgen Sie sich eine neue oder probieren Sie einen Futon aus. Grenzt Ihr Schlafzimmer ans Kinderzimmer, schlafen Sie in einem anderen Raum des Hauses miteinander. Verwenden Sie leise Sexspielzeuge wie von Hand gehaltene elektrische Vibratoren, die Haarbürsten ähneln, oder ziehen Sie sich dabei die Bettdecke drüber, damit auf diese Weise das Geräusch erstickt wird.

Überlegen Sie sich gründlich, ob das Baby wirklich im Ehebett schlafen sollte

Wenn Ihr Baby bei Ihnen im Ehebett schläft, müssen Sie die Auswirkungen klar sehen, die das auf Ihr Liebesleben haben wird. Manche Befürworter behaupten, dass dadurch die Eltern-Kind-Bindung gestärkt werde, während andere Eltern im Lauf der Säuglingszeit darauf verfallen, weil sich das nächtliche Stillen einfacher gestaltet, wenn das Baby gleich neben der Mutter schläft, oder weil das Baby während des Stillens im Bett einschläft.

Sicherlich profitiert das Kind davon, wenn es bei Ihnen im Ehebett schläft, aber Sie zahlen den Preis dafür. Sie teilen Ihren intimsten Raum mit Ihrem Kind, und wenn Sie sich nicht bewusst anstrengen, andere Gelegenheiten der intimen Zweisamkeit zu schaffen, gerät Ihre Paarbeziehung dadurch ins Hintertreffen. Dies kann zu einem Gefühl des Vernachlässigtseins, der Verärgerung und letztlich zur sexuellen Enthaltsamkeit führen. Als allein Erziehende können Sie sich dem gemeinsamen Bett vielleicht noch schwerer entziehen, weil Ihr Kind ein Bedürfnis nach Nähe und Körperkontakt stillt. Sollten Sie Ihr Bett irgendwann wieder für sich und/oder einen Partner beanspruchen wollen, dürfte die Ausquartierung des Kindes jedenfalls kein Zuckerschlecken sein. Im Säuglingsalter kann das gemeinsame Bett die einzige Möglichkeit für Sie darstellen, wie

Sie zu mehr Schlaf kommen, aber wir empfehlen Ihnen, Ihrem Kind so bald wie möglich beizubringen, allein zu schlafen.

Eltern, die das Bett mit ihrem Kind teilen, gehen unterschiedlich mit den Auswirkungen auf ihr Sexualleben um. Manche finden es belebend, weil sie so gezwungen werden, den Sex-im-Schlafzimmer-Trott abzulegen.

> *Unser drittes Kind schläft bei uns im Ehebett, und das hat meines Erachtens unserem Sexleben Auftrieb verliehen und uns aus der Abends-im-Schlafzimmer-Sexroutine gebracht, in die wir verfallen waren. Wir stehen vor der Herausforderung, neue Orte und Zeiten zu finden.*

Andere, wie diese Mutter, finden, dass die Nähe des Babys das Sexualleben sowohl in praktischer wie auch in psychischer Hinsicht stört.

> *Aus vielerlei Gründen ist es schwer, ein Sexleben zu führen. Zum Teil weil das Baby im Elternbett schläft und jedes Mal aufwacht, wenn wir gerade miteinander schlafen wollen. Ich fühle mich nicht wohl dabei, mit dem Baby im Arm und womöglich noch stillend mit meinem Mann zu schlafen.*

Der heikelste Punkt beim gemeinsamen Bett ist die Frage, ob sexuelle Aktivitäten sich für Eltern schicken, wenn das Baby im selben Bett schläft. Kulturell sind wir geschult, Kinder und Sexualleben streng getrennt voneinander zu halten, also betrachten die meisten Leute die Anwesenheit eines Kindes bei einer sexuellen Aktivität der Erwachsenen als eine gravierende Tabuverletzung. Aber ein schlummerndes Baby bekommt nichts von dem mit, was sich in seiner Umgebung abspielt. Wenn also Ihr Geturtel seinen Schlaf nicht stört, nur zu.

Sex und Mutterschaft verbinden sich in der öffentlichen Vorstellung nicht wirklich gut miteinander. Als ich etwa in diesem sehr beliebten Elternratgeber las, Sex neben dem Säugling im Bett sei abstoßend und beklagenswert, dachte ich, aha, das Baby während des Sex im Bett zu haben ist also inakzeptabel, ja sogar pervers. Aber Tatsache ist, dass wir nicht so oft Gelegenheit haben, miteinander zu schlafen. Und wenn das Baby bei uns im Bett schläft, riskieren wir nicht, es aufzuwecken, indem wir es in sein Zimmer tragen. Man muss ein wenig nachdenken, um sein Leben selbst in die Hand zu nehmen, statt eine Mutter zu sein, die sich dem hergebrachten, konservativen Denken unterwirft.

Halten Sie sich vor Augen, dass in anderen Kulturen, wo Raum und Intimsphäre nicht gegeben sind, Kinder aller Altersgruppen im selben Zimmer mit den Eltern (die vermutlich weiterhin Sex haben) schlafen. Tatsächlich schlafen 90 Prozent aller Eltern weltweit im selben Zimmer mit ihren Kindern. Aber jene von uns, die mit der amerikanischen Kultur aufgewachsen sind, hemmt die Aussicht, die Kinder könnten sie beim Liebesspiel sehen oder hören. Die meisten Eltern, die mit ihrem Kind im selben Bett schlafen, werden zum Sex lieber in andere Räume ausweichen, wenn ihr Kind erst das Säuglingsalter überschritten hat. Wie die folgenden Mütter bestätigen, läuft es letztlich auf das Erkunden der eigenen, individuellen „Behaglichkeitszone“ hinaus:

Selbst wenn wir im Urlaub das Hotelzimmer teilten, hat uns das niemals abgehalten. Unsere Tochter meinte nur, wir küssten aber laut.

Man muss seine individuelle Behaglichkeitszone in Bezug auf Sexualität und Kinder ausloten. Meinem Partner und mir machte es nichts aus, miteinander in Löffelchenstel-

lung Sex zu haben, während unser Baby neben mir schlief. Seit unsere Kinder älter sind, sagen wir ihnen einfach, dass wir eine Zeit lang allein sein wollen. Sie wissen genau, was das bedeutet (sie kichern gern, wenn wir das sagen), und haben gelernt anzuklopfen, bevor sie die Schlafzimmertür aufreißen.

Reden Sie offen mit Ihrem Kind

Obwohl die vorherigen Vorschläge bezwecken, Ihr Kind möglichst wenig von Ihren Aktivitäten ahnen zu lassen, wird es sie nicht umbringen, wenn sie wissen, was Sie vorhaben. Soll heißen, flippen Sie nicht aus, wenn sie Sie dabei ertappen. Und meinen Sie bloß nicht, Sie müssten sie im Unklaren lassen. Durch Offenheit Ihren Kindern gegenüber vermitteln Sie ihnen die Botschaft, dass Sex etwas Natürliches und Gesundes ist und nichts, weswegen man sich schämen müsste. Sie können Ihren Kindern beibringen, Ihre Zeit für sich zu respektieren. Beantworten Sie ihre Fragen altersentsprechend.

Meiner Meinung nach ist es in Ordnung, wenn die Kinder sehen, dass ihre Eltern sexuelle Wesen sind. Zwar möchte man klug und respektvoll damit umgehen, aber wenn die Kinder zu Hause ein gesundes Sexualleben sehen, können sie leichter all die Probleme, die unsere Gesellschaft in punkto Sexualität hat, erkennen und hoffentlich die ungesunden, entwürdigenden, ausbeuterischen und manipulativen Bilder von Sex in Medien und Gesellschaft erkennen.

Ich wuchs in einem Haus auf, in dem ich meine Eltern beim Sex hören konnte. Ich wusste nicht, was sie taten, aber ich glaube nicht, dass viele Kinder den voreiligen Schluss ziehen, da geschehe etwas Schlimmes. Ich halte das für einen gesunden Haushaltslärm! Kinder sollten daran gewöhnt sein und in einer Atmosphäre aufwach-

sen, in der diese Art, sich auszuleben, als gesund betrachtet wird. Und natürlich sollten sie zu Fragen ermutigt werden ... auch zu den schwierigen!

Energie: Wenn Müsliriegel nicht reichen

Frauen wird gesagt, für eine Entbindung müsse man sich körperlich genauso stark anstrengen wie für einen Marathonlauf. Wir gehen noch einen Schritt weiter und behaupten, dass die Kindererziehung in punkto körperlicher Anstrengung einer Teilnahme am Zehnkampf gleichkommt – und zwar einem ohne Ziellinie! Erster Wettkampf: Geburt. Zweiter Wettkampf: Stillen. Dritter: Schlafentzug. Vierter: Kinderbetreuung tagsüber. Fünfter: Zurück in den Beruf. Sechster: Hausarbeit ... Sie verstehen, was wir meinen. Nichtbiologische Mütter überspringen zwar die ersten beiden Wettkämpfe, aber sie müssen losspurten, sowie ihr Kind zu ihnen kommt. Kein Wunder, dass so viele Frauen über den Verlust ihrer Libido klagen – sie sind zu sehr am Rennen, als dass sie danach suchen könnten.

Weil Sex ein gewisses Maß an Energie erfordert, erstaunt es nicht, wenn überbeanspruchte Eltern feststellen, dass ihnen Schlaf oder ein ruhiges Essen wichtiger als Herumtollen im Heu ist.

Ich merke, dass mich der Gedanke an Sex oft sogar noch mehr ermüden kann. Allerdings kann es meine Energie für Wochen beflügeln, wenn ich tatsächlich mal Sex habe. So komisch es für mich als allein erziehende Mutter klingt, ich versuche dafür zu sorgen, dass ich halbwegs regelmäßig Sex habe.

Das Schöne am Sex ist, dass man sich dadurch richtig verjüngt fühlen kann, wie diese Mutter feststellt – Körper, Geist und Seele tanken auf. Wenn Sie also merken, dass Sie zu müde für

Sex, zu erschöpft zum Masturbieren oder zu gestresst für Phantasien sind, sollten Sie dringend ein paar der folgenden Möglichkeiten prüfen, wie Sie Ihre Energie wieder anfachen können. (Siehe auch Kapitel „Die Flammen des Verlangens entfachen“ zu Tipps, was Sie tun können, wenn Ihre Libido eine längere Pause einlegt.)

Sport

Treiben Sie täglich Sport und Ihr Energieniveau wird spürbar ansteigen. Die beim Sport freigesetzten Endorphine heben Ihre Laune und steigern Ihre Libido. Ihr Selbstwertgefühl steigt, weil Sie etwas nur für sich tun, und Sie kommen wieder in Form. Gehen Sie regelmäßig samt Kinderwagen spazieren, machen Sie Aerobic, belegen Sie einen Yogakurs.

Ernähren Sie sich gesund

Lassen Sie auf gar keinen Fall Mahlzeiten aus. Leider sind manche jungen Mütter so entsetzt darüber, dass ihre Figur nicht gleich nach der Geburt wie durch Zauberkraft wieder die alte ist, dass sie wie besessen Diät halten. Wenn Sie stillen, müssen Sie des Kindes und Ihretwegen regelmäßige und gesunde Mahlzeiten zu sich nehmen. Wenn Sie nicht stillen und eine Diät machen wollen, sollten Sie sich unbedingt ausgewogen ernähren. Ein Müsliriegel kann Ihnen zwischendurch neue Energie geben, aber sich nur davon zu ernähren schadet Ihnen.

Schlaf

Wer hat schon Lust auf Sex, wenn man schlafen kann!?

Wenn Sie nichts als Schlaf brauchen, nützt auch nichts anderes. Versuchen Sie zu schlafen, wenn Ihr Baby schläft. Bringen Sie

Ihren Partner dazu, sich nachts um das Baby zu kümmern, oder bitten Sie eine Freundin oder einen Verwandten, ein paar Nächte bei Ihnen zu schlafen, damit Sie sich erholen können. Sind die Kinder schon etwas älter, versuchen Sie früh schlafen zu gehen. Machen Sie nach dem Mittagessen ein Nickerchen. Lassen Sie die Hausarbeit liegen, sagen Sie Verabredungen ab, melden Sie sich krank – was auch immer –, wenn Sie auf diese Weise zu etwas Schlaf kommen.

Gehen Sie aus dem Haus

Wenn Sie Ihrem Alltagstrott entfliehen, kann das Ihr Energieniveau ordentlich anheben. Ob Sie nun spazieren gehen, sich mit einer Freundin zum Kaffee treffen oder planen, eine Nacht außer Haus zu verbringen – einfach aus der Umgebung herauszukommen, in der sich alles um die Kinder dreht, kann Ihnen helfen, sich weniger als Mama und mehr als Frau zu fühlen.

Ein jährlicher Kurzurlaub nur für uns Eltern bedeutet für uns eine riesige Abwechslung. Selbst nach unserer Rückkunft umweht uns noch ein Hauch von Romantik, weil wir uns aktiv darum bemühen. Auf der Reise kaufen wir Musik, Kunst oder Kleidung, die wir sehen, hören oder anfassen können, um uns an diese intimen Tage allein zu zweit zu erinnern.

Machen Sie mal etwas alleine

Versuchen Sie regelmäßig möglichst viel Zeit für sich allein herauszuschlagen. Dadurch können Sie aus Ihrer Mutterrolle heraustreten und sich von der Vereinnahmung Ihrer Zeit und Aufmerksamkeit erholen. Nehmen Sie sich abwechselnd mit Ihrem Partner Auszeiten oder engagieren Sie einen Babysitter, aber räumen Sie diesen Zeiten einen hohen Stellenwert ein.

Gönnen Sie sich Zeit für die Lektüre Ihrer Lieblingszeitschrift oder Zeitung, für einen Museums- beziehungsweise Kinobesuch oder für Sport, aber nehmen Sie sich eine Auszeit allein für sich selbst.

Besorgen Sie sich Hilfe bei der Hausarbeit

Trotz der Tatsache, dass eine sehr große Zahl von Frauen auch außerhalb des Hauses berufstätig ist, erledigen sie noch immer den Hauptteil der Kindererziehung und Hausarbeit.[1] Unnötig zu erwähnen, dass dies in der Beziehung zu Verärgerung führen kann, wenn Sie nicht eine Möglichkeit finden, die Aufgaben aufzuteilen oder die Ungleichheit irgendwie zu kompensieren. Viele Frauen gaben Frust über die Hausarbeit als Ursache ihrer verminderten Lust an – im Kasten „Streit um die Haushaltspflichten" finden Sie praktische Tipps zu diesem Problem.

> *Wir kabbeln uns mehr über die Hausarbeitspflichten, und das führt zu Ärger, der sich manchmal auf mein Verlangen nach Sex auswirkt. Ich habe einfach keine große Lust, wenn ich den ganzen Tag hinter einem erwachsenen Mann hergeputzt habe, der sich wenig oder gar nicht bemüht, mit anzupacken. Ich bin dann sauer und habe weniger Energie, weswegen er dann manchmal eben Pech hat. Nach all den Jahren ist dies der größte Streitpunkt bei uns.*

Verschließen Sie sich nicht

Angesichts all der Anforderungen des Mutterseins lässt es sich oft schwer vermeiden, in den Modus „Wir sind zu müde/zu beschäftigt/zu angespannt für Sex" zu verfallen. Aber sexuelle Befriedigung kann selbst entspannend wirken, und oft merken Mütter, dass allein die Aufgeschlossenheit für diese Idee zu körperlich und seelisch erfüllenden Begegnungen führt. Diese Mutter findet, dass einer der Vorteile von geplantem Sex darin besteht, dass sie dadurch Gelegenheit hat, in Stimmung zu kommen.

Ich brauche eine gewisse Zeit, um von der „Mama“ zur „Geliebten“ umzuschalten, und er lässt mir diese Zeit, selbst wenn es nur eine halbe Stunde im Schaumbad ist – zwischen dem Kinder-ins-Bett-Bringen und dem Beginn unseres gemeinsamen Abends. In dieser Zeit kann ich mich entspannen, mich umstellen. Ich habe dann ein paar Minuten, um mich geistig umzupolen.

Andere akzeptieren Erschöpfung einfach als Teil des Elternseins und entdecken Wege, wie sie ihre sexuellen Bedürfnisse mit den Ansprüchen ihres Körpers ins Gleichgewicht bringen können.

Wir setzen mal voraus: Toller Sex heißt, dass wir am nächsten Tag müde sind, keine Frage. Wenn der Sex gut genug ist, ist es das wert; also lassen wir faden Sex jetzt lieber sein. Und wir sind ohnehin immer müde! Wir haben kleine Kinder!

Die Müdigkeit macht den Hauptunterschied aus. Ich habe gelernt, damit umzugehen. Ich bin kaum jemals nicht müde, also selbst wenn ich es nicht im selben Moment wie mein Partner möchte, gebe ich ihm immer eine Chance, mich zu „überzeugen“. Ich muss sagen, meist überredet er mich mit Erfolg. Und bis jetzt habe ich es nicht bereut.

Heiße Tipps: Streit um die Haushaltspflichten

Hausarbeit war schon vor dem Kind schlimm genug, aber jetzt macht Ihnen dieser kleine Zwerg doppelt so viel Arbeit; Sie fühlen sich in einem endlosen Kreislauf festgefahren – Spielzeug aufräumen, Wäsche waschen, überall verteiltes Essen wegwischen. Haushaltspflichten sind von Natur aus unangenehm – zeitraubend, ermüdend und monoton. Man ist nur zu leicht vergrätzt wegen der Zeit und Energie, die man dafür aufbringt – wer läge nicht lieber mit einem kalten Drink in der Hand am Pool, als die Kekskrümel des Tages wegzusaugen? Diese Verstimmung kann eine Beziehung belasten, aber mit ein wenig Planung können Sie es vermeiden, wegen zermatschter Karotten auf dem Teppich den 3. Weltkrieg vom Zaun zu brechen.

- Benennen Sie die Aufgaben. Erstellen Sie eine genaue Liste der Haushaltspflichten, einschließlich Kindererziehung und elterlicher Aktivitäten. Verfolgen Sie, welche Pflichten jeder von Ihnen täglich während einer Durchschnittswoche (oder Monat) erledigt, und schreiben Sie auf, wie lange Sie jeweils brauchen. Nehmen Sie dies als Einstieg für eine Diskussion über die Neuverteilung der Arbeit. Wenn Ihr Partner seine Aufgaben im Haushalt gern vergisst, sieht er dadurch vielleicht eher, wie viel Zeit – quantitativ – dafür anfällt.
- Prüfen Sie Ihre Ansprüche und Ziele. Wie sauber muss Ihre Wohnung wirklich sein? Ja, wir wissen, es fällt schwer, ein ordentlich aufgeräumtes Haus aufzugeben, aber wenn ausschließlich Sie für eine fleckenlos saubere Toilettenschüssel und blitzblanke Spiegel sorgen, ist es vielleicht an der Zeit, Ihre Ansprüche ein klein wenig herunterzuschrauben. Putzen Sie einmal im Monat das Haus statt einmal pro Woche. Räumen Sie am Wochenende das Spielzeug weg statt allabendlich.
- Einigen Sie sich über die Aufteilung. Möchten Sie die Aufgaben halbe-halbe oder in einem anderen Verhältnis aufteilen? Seien Sie vorsichtig, wenn Sie einer nicht berufstätigen Mutter einen höheren Anteil zuweisen. Sie muss vielleicht keine Zeitkarte abstempeln, aber die Kin-

dererziehung mit Versorgung und Förderung ist eindeutig Schwerarbeit. Wenn Sie prinzipiell übereinstimmen, dass die Aufgaben gleich aufgeteilt werden sollten, aber einer von Ihnen nicht genug Zeit dafür hat, überlegen Sie, ob Sie nicht eine Zugehfrau oder einen Babysitter bezahlen sollten.

- Schließen Sie Kompromisse. Um die Plackerei zu minimieren, teilen Sie die Pflichten so auf, dass jeder das tut, was ihm am besten liegt. Wählen Sie sich Aufgaben, die Ihren Fähigkeiten oder Interessen entsprechen, dann schauen sie nicht so sehr nach Arbeit aus. Wenn Sie beide die gleichen Dinge mögen, erledigen Sie abwechselnd eine Aufgabe auf der Liste, oder Sie wechseln sich monatlich mit den Pflichten ab.
- Beraumen Sie bestimmte Zeiten für die Erledigung der Aufgaben an. Sie dürfen nicht meinen, sie würden sich von selbst erledigen, sonst ist bei Ihnen am Sonntagabend die Hölle los – die Kinder quengeln, weil sie am nächsten Tag in die Schule müssen, während Sie wegen der Schmutzwäsche jammern. Machen Sie sich einen Zeitplan und halten Sie sich daran, aber gönnen Sie sich ab und zu einen freien Tag!
- Verhandeln Sie. Wenn Sie Ihre Aufgaben nicht erledigen können, verhandeln Sie über Alternativlösungen, anstatt bloß darüber zu meckern. Bestechen Sie ein Kind, sie zu übernehmen (machen Sie keine Gewohnheit daraus), oder tauschen Sie mit Ihrem Partner: „Wenn du dich heute um die Wäsche kümmerst, koche ich morgen das Abendessen."
- Kritisieren Sie nicht. Jeder hat seinen persönlichen Stil, also machen Sie die Anstrengungen Ihres Partners nicht schlecht, indem Sie sich über seine Arbeit beschweren. Wenn Ihnen das kunstvoll in den Teppich gesaugte Muster nicht gefällt, halten Sie den Mund! Zumindest ist das blöde Ding sauber, da können Sie Ihrem Partner doch ein Kompliment für seine einzigartige häusliche Ästhetik aussprechen?
- Seien Sie flexibel. Wenn einer von Ihnen eine Aufgabe mal nicht erledigt, geraten Sie nicht gleich in Panik. Es gibt

Wichtigeres im Leben als Hausarbeit, berücksichtigen Sie also größere Prioritäten. Und gönnen Sie sich hin und wieder ein freies Wochenende, damit Ihnen nicht Vergnüglicheres als Hausarbeit entgeht.

- Besorgen Sie sich Hilfe. Sie müssen nicht alles selbst machen. Zeigen Sie den Kindern, wie sie das Spielzeug aufräumen, ihre Betten machen und im Haushalt helfen können, wenn sie alt genug sind. Engagieren Sie bezahlte Hilfskräfte, wenn Sie es sich leisten können, oder nützen Sie zeitsparende Alternativen (Online-Einkaufen, Spülmaschine, Windelservice etc.).
- Belohnen Sie sich routinemäßig, sei es nun durch einen Ausgehabend, indem Sie sich wechselseitig massieren oder hin und wieder Ihre Haushaltspflichten schwänzen!

Sagen Sie Nein zur Super-Mutter

Frauen laden sich fast zwangsläufig ein übergroßes Verantwortungsgefühl auf, wenn sie Mütter werden. Weil Mütter noch immer als Hauptbezugsperson für Kinder betrachtet werden, lasten sie sich die Schuld für alles an, was nicht ganz perfekt im Leben dieses neuen Wesens ist. Natürlich hat jede Mutter, die wir kennen, noch einen Job und erledigt die alltäglichen Haushaltspflichten. Statt die Ungleichheiten dessen, was die „zweite Schicht" einer Mutter genannt wird, mit gesellschaftlichen Lösungen wie subventionierter Kinderbetreuung oder obligatorisch flexiblen Arbeitszeiten für männliche wie weibliche Eltern anzugehen, hat sich unsere Gesellschaft das lächerliche Ideal der Supermutter einfallen lassen. Sie kennen die Supermutter. Sie sieht keinen Grund zur Veränderung der Gesellschaft, weil sie zwei oder drei Schichten mühelos bewältigen kann und niemals ins Schwitzen kommt. Sie ist weiß, gebildet, kommt aus der Mittelschicht und schafft es irgendwie, hübsche, wohlgeratene Kinder gemäß den jüngst empfangenen

Weisheiten zur Kindererziehung großzuziehen, während sie erfolgreich einem tollen Job in einem Großunternehmen nachgeht. Erwähnten wir schon, dass sie sich ihre mädchenhafte Figur bewahrt hat und sie abends oft mit ihrem Gatten bei Kerzenlicht samt Handy in einem Gourmetrestaurant zu finden ist, während die Kinder friedlich schlummern?

Heiße Tipps: Energiekicks

Gute Gesundheit ist wichtig für sexuelles Verlangen. Und guter Sex kann selbst belebend wirken.

- Treiben Sie jeden Tag etwas Sport.
- Essen Sie ausgewogen, lassen Sie keine Mahlzeiten aus.
- Schlafen Sie, wenn Sie es brauchen.
- Gehen Sie auch mal aus dem Haus.
- Unternehmen Sie etwas alleine.
- Lassen Sie sich im Haushalt helfen.
- Sagen Sie Nein zur Supermutter.

Die Supermutter ist der absolute Albtraum von Rolle, wachen Sie auf! Der Druck, diesem Ideal zu entsprechen, bringt uns um. In unserem Bestreben, eine gute Mutter, Partnerin und überhaupt ein netter Mensch zu sein, opfern wir vieles. Wir sollten nicht so schuften müssen, um einfache und belebende Dinge genießen zu können – Zeit, Ungestörtheit, sexuelle Wonnen. Kinderbetreuung sollte subventioniert werden, es sollte genug Babysitter geben, verständnisvolle Partner und kooperative Kinder. Aber das ist gewöhnlich nicht der Fall, also kompensieren wir das gerne, indem wir die Lebensqualität unserer Kinder auf Kosten unserer eigenen schützen. Aber verdienen Sie es nicht, selber das angenehme Leben voller Vergnügungen zu führen, das Sie sich für Ihre Kinder wünschen? Wie sollen schließlich unsere Söhne und Töchter einmal den Fallen der absolut unerreichbaren Ideale entgehen, wenn Sie ihnen nicht zeigen, wie man der eigenen Erfahrung vertraut? Wir bitten Sie, *keine* Supermütter zu sein. Lassen Sie etwas los. Tun Sie es für sich. Seien Sie egoistisch. Was ist schon dabei, wenn Sie nicht auf drei Hochzeiten gleichzeitig tanzen können? Sie werden sich lieben, und daraus werden sich alle guten Dinge entwickeln.

7.

Die Flammen des Verlangens entfachen

Für viele von uns ist sexuelles Verlangen das Barometer, mit dem wir unsere Gesundheit, unser Wohlbefinden und auch unsere Kompatibilität mit einem Partner messen. Das Fehlen sexuellen Verlangens, und sei es noch so kurz, erfüllt uns leicht mit Angst. Wenn unsere Libido abtaucht, nehmen wir an, dass sie nie wieder in Erscheinung tritt. Wenn unser Liebesleben fade oder unsere sexuellen Begegnungen seltener werden und weiter auseinander liegen, beginnen wir uns zu fragen, ob unsere Beziehung zum Scheitern verurteilt ist.

> *Ich bin bestürzt, wenn ich mich nicht so angeturnt fühle, wie ich es gerne hätte. Mir ist, als würde etwas mit mir nicht stimmen.*

Im Kapitel „Manchmal sind Sie heiß, manchmal nicht" untersuchten wir eine Vielzahl von Faktoren, die sich auf Ihren Geschlechtstrieb auswirken können, und ermutigten Sie, die im Laufe Ihres Lebens auftretenden Schwankungen als normal und unvermeidlich zu akzeptieren. Doch selbst eine Frau, die sich in hohem Maße akzeptiert, wird diesen Gedanken nur schwer ertragen können, wenn sie mit einem Partner über die Höhen und Tiefen der Libido verhandelt. Der Versuch, Ihre sexuellen Begierden mit denen einer anderen Person in Einklang zu bringen, kann schnell zu einem Katz-und-Maus-Spiel werden: voller Enttäuschungen, entgangener Gelegenheiten, Missverständnisse und kleiner Grausamkeiten. Aber Sie können die Spielregeln verändern und die erste über Bord zu werfende Regel sollte die Vorstellung sein, dass verringertes Verlangen Zeichen einer gescheiterten Beziehung sei. Der Psychotherapeut Jack Morin weist im Gegenteil in seinem Buch *Erotische Intelligenz* auf Folgendes hin: „Eheexperten beharren oft darauf, daß die schwindende Leidenschaft auf mangelnde Kommunikation, fehlendes Vertrauen, zu geringe Nähe oder ungelöste Probleme zurückzuführen sei. Es stimmt zwar, daß jeder dieser Punkte zu einer unbefriedigenden Sexualität führen kann, aber es ist absolut unrichtig, daß gute Beziehungen automatisch zu gutem Sex führen.“[1] In diesem Kapitel untersuchen wir, weshalb Leidenschaft verschwindet, und zeigen auf, wie Sie sich den richtigen Blickwinkel dafür bewahren können.

Erwartungen und Realität

Wenn auch vieles in diesem Kapitel sich sowohl auf allein erziehende wie auf in einer Partnerschaft lebende Mütter bezieht, ist es für Paare in langfristigen Beziehungen besonders relevant. Aus Gründen, die wir weiter unten in dem Abschnitt über Nostalgie besprechen, stellt in den frühen Beziehungsphasen schwindendes Verlangen selten ein Problem dar. Aber wenn Sie länger als zwei Jahre mit demselben Partner zusammen sind, wissen Sie vermutlich, wie schwer es ist, weiterhin sexuell zu harmonieren. Wenn Sie Sexratgeber gelesen oder dieses Thema mit einem Therapeuten besprochen haben, sind Ihnen vielleicht etliche medizinische Fachbegriffe bekannt. „Sexuelles Desinteresse“, „sexuelle Dysfunktion“ oder „sexuelle Funktionsstörungen“ sind die Oberbegriffe für anhaltende Erregungs- oder Orgasmusprobleme. Wenn bei Paaren die Libido nicht synchron verläuft, beschreibt man dies als „Diskrepanz des sexuellen Verlangens“. Wenngleich all diese Begriffe einen bedenklichen oder richtiggehend pathologischen Beiklang haben, beschreiben sie völlig normale Situationen, die einem Großteil der Bevölkerung vertraut sind. Die Tatsache, dass Ihr Geschlechtstrieb sich verabschiedet hat, Ihr Partner nicht im Geringsten an Sex interessiert zu sein scheint oder Sie beide anscheinend nie zur gleichen Zeit Lust verspüren, bedeutet nicht, dass mit einem von Ihnen etwas nicht in Ordnung ist. Probleme mit der Libido rühren gewöhnlich von der Tatsache her, dass sich Ihre Wirklichkeit nicht mit Ihren Erwartungen deckt. Wenn Sie bewusst realistischere Erwartungen hegen, können Sie Ihr Verlangen schätzen lernen, wann immer es auftaucht.

Guter Sex bedarf der Arbeit

Wie die Schauspielerin Bette Midler einmal geistreich bemerkte: „Wenn Sex ein so natürliches Phänomen ist, wie kommt es dann, dass es so viele Ratgeber darüber gibt?“ Nur wenige Leute erhalten in unserer Gesellschaft genaue Informationen über die biologischen Grundlagen bezüglich Sexualität, und praktisch niemand bekommt genaue Informationen über die emotionalen Verwicklungen in punkto Sex. In einer für ihre wissenschaftlichen Entdeckungen, technologischen Fortschritte und ihre Kommunikationsrevolution gerühmten Epoche gibt es noch immer keine gute Aufklärung in den Schulen, Familien oder im medizinischen Bereich. Stattdessen springen die Medien als unsere Lehrmeister ein. Disney bringt den Kindern bei, dass ein Kuss alle Lebensprobleme löst, Filme und Hochglanzzeitschriften tischen uns retuschierte Eitel-Sonnenschein-Ehen von

Berühmtheiten auf, und die Werbung versichert uns, dass nur die Jungen und Schönen es verdienen, gebumst zu werden.

Niemand sagt oder zeigt uns je, dass ein befriedigendes Sexualleben einer gewissen Anstrengung bedarf. Die Psychologin Lenore Tiefer weist darauf hin, dass zwischen unserer eigenen Erfahrung (oder dem Mangel daran) und unseren kulturellen Erwartungen kein Zusammenhang besteht:

> *Stellen Sie sich vor, wie Sie sich fühlen würden, wenn Rommeespielen, und zwar gutes Rommeespielen, als wesentlicher Bestandteil des Glücks und wichtiges Zeichen von Reife betrachtet würde, aber Ihnen niemand zeigte, wie man das spielt, Sie niemals jemanden Rommee spielen sähen und alles, was Sie dazu lesen, nur darauf hinausliefe, dass normale und gesunde Leute es einfach irgendwie spielen „könnten" und es ihnen bereits beim allerersten Mal, als sie es versuchten, richtig Spaß gemacht hatte! Eine überaus merkwürdige Situation!* [2]

Wenn sexuelle Beziehungen auf irgendeine Weise spürbar nachlassen, sind wir erst besorgt, dann deuten wir mit dem Finger darauf, geraten in Panik und ergreifen oft die Flucht. Aber sexuelle Befriedigung bedarf eines ebenso großen Maßes an Informationen, Kommunikation und Hartnäckigkeit wie die Elternschaft. Ein neuer Sexualpartner weiß nicht, wie er Sie das erste Mal ohne Ihr deutliches Feedback befriedigen kann, und ein Partner, mit dem Sie schon lange zusammen sind, wird Sie ohne Ihr explizites Feedback beim tausendsten Mal nicht befriedigen können (glauben Sie uns, Ihr Feedback wird sich verändert haben). Es kommt entscheidend auf das Bewusstsein seiner selbst an, und es macht Mühe, sich selbst kennen zu lernen: angefangen bei Ihrer sexuellen Anatomie und Ihren Reaktionen bis hin zu Ihren Hormonschwankungen und Ihren verborgensten erotischen Wünschen und Phantasien. Letztlich können nur Sie sich beibringen, wie Sie guten Sex haben können, weil nur Sie wissen, wie Sie guten Sex definieren. Und dieses Definieren Ihrer Begriffe ist ein fortlaufender Prozess – der sich Ihr Leben lang wandelt.

Herausforderungen für die junge Mutter

Die logistischen Herausforderungen der Elternschaft (siehe Kapitel „Alles haben wollen: Sex, seelische Gesundheit, Schlaf") sind ein Zuckerschlecken im Vergleich zu den emotionalen und körperlichen Herausforderungen, die, wenn Ihre Kinder klein sind, Sie und Ihren Partner so anfällig machen für einen nachlassenden Geschlechtstrieb. Gewiss, viele Frauen gewinnen durch die Mutterschaft ein Gefühl der Stärke und großer Leistungsfähigkeit, was letztlich ihrer sexuellen Energie Auftrieb verleiht. Aber man kann darauf wetten, dass Sie im ersten oder den ersten zwei Lebensjahren Ihres Kindes eine Abnahme der Libido und eine damit einhergehende Abnahme an sexueller Aktivität erfahren werden. Oder wie eine typische Umfrageteilnehmerin es ausdrückte:

> *Sex? Was ist dieser „Sex", von dem Sie reden? Ich habe davon gehört, aber ich kann mich ums Verrecken nicht daran erinnern, was das sein soll.*

Diese verminderte Libido kann Sie und Ihren Partner belasten oder auch nicht. Manche Frauen gehen mit dieser Verlagerung ihrer Konzentration völlig unbeschwert um, und viele Eltern sind gelassen genug, dies langfristig zu sehen.

> *Ich habe absolut keine Lust. Ich möchte nur immer mein süßes rundes Baby knuddeln. Mich kann nicht mal mehr der Trizeps eines tollen Filmschauspielers anmachen.*

> *Ich schaffe es einfach nicht. Ich sehe meine Ehe auf lange Sicht, also machen mir kurzfristige Einbrüche in Bezug auf Romantik nicht viel aus (und für mich sind ein oder zwei Jahre kurzfristig). Mein Mann stimmt da mit mir überein.*

Nach der Entbindung können die körperliche Erholung, die Erschöpfung, ein sich wandelndes Selbstbild, sich verändernde Prioritäten und eine postnatale Depression die Libido negativ beeinflussen. Folgende häufige Stressquellen wirken auf leibliche wie nichtleibliche Eltern gleichermaßen und bieten weitreichende Gründe für Anteilnahme sich selbst und Ihrem Partner gegenüber.

Hormone

Der Einfluss hormoneller Veränderungen auf die Libido einer leiblichen Mutter darf nicht unterschätzt werden. Viele Umfrageteilnehmerinnen berichteten, sie seien nicht gewarnt gewesen, dass der Östrogenabfall nach der Geburt und der das Stillen begleitende Prolaktinanstieg sich so niederschmetternd auf die Sexualität auswirken würden. Wie eine Mutter es ausdrückt:

> *Sagt den Frauen, dass das Verlangen wirklich zurückkommt. Ich glaubte, meine Muschi wäre nach drei Geburten in drei Jahren und sieben Jahren Stillen eingegangen, aber sie hat ein tolles Comeback erlebt.*

Aber nicht allein leibliche Mütter können Hormonveränderungen durchmachen – was vielleicht erklärt, weshalb sie nicht die einzigen Eltern sind, die einen Prolaktinanstieg (wahrscheinlich durch die innige Bindung an das Kind) und einen Testosteronabfall (wahrscheinlich durch Stress) erfahren. Vermutlich erleben nichtleibliche Mütter Ähnliches. Ein verringerter Testosteronspiegel kann sowohl bei Männern wie bei Frauen zu nachlassender Libido führen.

Schuldgefühle

Nicht selten gehen junge Eltern, vor allem Mütter, völlig in der Sorge für ihre Kinder auf und haben Schuldgefühle, wenn sich ihre Aufmerksamkeit auch nur für einen Augenblick auf etwas anderes richtet. Wenn Sie sexuelle Wonnen bestenfalls als leichtfertig und im schlimmsten Fall als eine gefährliche Ablenkung von Ihrer derzeit viel wichtigeren Aufgabe wahrnehmen, dürften Sie kaum besonders zu Sex aufgelegt sein.

> *Mein Sexleben veränderte sich dramatisch, weil ich mich von einer auf sich selbst bezogenen zu einer völlig auf das Kind konzentrierten Frau wandelte. Ich verfolgte meine eigenen Interessen viel weniger.*

> *Anfangs konnte ich mir gar nicht mehr vorstellen, mit jemandem zu schlafen. Das war absolut unmöglich für mich. Ich brauchte Monate (und ich arbeite noch immer daran!), ehe ich beim Sex kein schlechtes Gewissen hatte. Ich dachte, ich müsse mich völlig auf meine Tochter konzentrieren, selbst wenn sie schlief. Sex entfernte mich von ihr, und manchmal hatte ich Angst, etwas Schlimmes könne ihr zustoßen, während wir miteinander schliefen.*

Eine Ihrer größten Herausforderungen als Mutter besteht darin, die Grenze zwischen Selbstlosigkeit und Egoismus auszuloten. Teil eines gesunden Egoismus ist die Erkenntnis, dass Kinder Ihre Bedürfnisse nach emotionaler und sexueller Intimität nicht erfüllen können – und dass dies auch nicht von ihnen erwartet werden sollte. Indem Sie Ihrer Paarbeziehung einen hohen Stellenwert einräumen, können Sie sowohl eine bessere Mutter als auch eine glücklichere Frau werden. Natürlich gibt es in

Paarbeziehungen Probleme, die die relativ unkomplizierte Mutter-Kind-Beziehung nicht aufwirft (darauf gehen wir weiter unten in diesem Kapitel noch näher ein).

Eltern sollten sich an die erste Stelle setzen, ihrer Beziehung den Vorrang einräumen. Ich brauchte eine Weile, um das zu verstehen – um zu erkennen, dass wir nicht gute Eltern sein können, wenn wir kein gutes Paar sind und keine gute Partnerschaft führen. Manchmal ist es schwerer, Ehefrau zu sein, als Mutter.

Verlust des Selbst

Mutter zu werden kann eine ernsthafte Identitätskrise zur Folge haben, weil dies in unserer Kultur zu dem führen kann, was die Anthropologin Sheila Kitzinger als „die praktische Auslöschung des Selbst" bezeichnet. Während in anderen Zeiten und anderen Kulturen typischerweise der Übergang einer Frau in die Mutterschaft von einem erhöhten Status begleitet wurde, beschreibt Kitzinger die Auswirkungen dieses Übergangs in der westlichen Welt folgendermaßen:

Wenn eine Frau Mutter wird, erfährt sie eine plötzliche Schlechterstellung, keine Aufwertung. Männer und auch andere Frauen, die selbst nicht Mutter sind, meinen tendenziell, sie sei weniger qualifiziert, habe geringere Kompetenzen und intellektuelle Fähigkeiten und engagiere sich weniger für das eigentlich Wichtige. Ihre Identität ist die einer „Mutter" geworden, und es ist, als sei der Rest ihrer Persönlichkeit – ihre beruflichen Fähigkeiten, ihre Karriereziele und all ihre sonstigen Interessen – völlig verschwunden.[3]

Die Bewahrung Ihrer Identität ist nicht nur wichtig für Ihre mentale Gesundheit, sondern auch für das Gedeihen Ihrer

Beziehungen. Ohne ein starkes Selbst glauben Sie nicht unbedingt einen Anspruch auf Ihre Begierden zu haben.

> *Ich bin irgendwie schüchtern geworden, wenn es darum geht, meine Wünsche und Bedürfnisse zu äußern, und manchmal spiele ich die Mutterrolle als Vorwand aus, um mich nicht mit meinen Problemen auseinander setzen zu müssen, die ich in Bezug auf Sicherheit und Vertrauen habe. Ich verstecke mich hinter meiner Mutterrolle.*

Vielleicht meinen Sie, Sie hätten in der Praxis nicht die Zeit oder den Raum für Ihre Sehnsüchte. Die Kindererziehung, besonders die von Säuglingen, ist sowohl unglaublich anstrengend wie auch unglaublich erfüllend, also ist es nicht verwunderlich, wenn alles und alle in Ihrem Leben bei der Ankunft der Kinder in den Hintergrund treten. Vielleicht missfällt Ihnen diese Einengung Ihres Horizonts, oder vielleicht schwelgen Sie in dem Gefühl, einem höheren Zweck zu dienen.

> *Ein Baby zu haben und es in mein Leben zu integrieren laugte mich gefühlsmäßig und körperlich aus. Es ist, als könne mein Gehirn keiner anderen Anforderung als der Sorge um das Baby nachkommen, also bringe ich kaum mehr die Energie auf, meinen Mann auch nur zu umarmen, wenn er es braucht.*

> *Ich bin derart erfüllt von meinem Kind, dass Sex nicht mehr so wichtig ist.*

Man erwartet von Müttern und ermuntert sie auch dahingehend, all ihre Energien auf die gefühlsmäßige Bindung zu ihrem Baby zu richten. Die gegenwärtige Philosophie der „liebevollen Elternschaft“ basiert auf absolut vernünftigen Vorstellungen darüber, wie wichtig es ist, Säuglingen stetige, aufmerksame

Fürsorge angedeihen zu lassen, aber in der altehrwürdigen Tradition wird damit die letztliche Verantwortung für diese Fürsorge den Müttern auferlegt.[4] Erziehungstrends kommen und gehen, aber die Mutter muss es immer ausbaden. Wenn Sie den ganzen Tag lang mit einem Säugling zusammen sind, träumen Sie höchstwahrscheinlich in der Nacht eher davon, ein wenig mehr Freiraum zu bekommen als noch ordentlich was zu erleben.

Mein Geschlechtstrieb ist nicht nur nahezu verschwunden, überdies macht die Erziehung mit einer bewusst engen Bindung zum Kind Sex fast unmöglich. Mein Sohn schläft im Ehebett und zwar genau zu den Stunden, zu denen wir auch schlafen, so dass uns praktisch keine Zeit für Sex bleibt. Außerdem trage ich ihn tagsüber so viel herum, dass ich abends von Berührungen genug habe. Ich will nachts einfach in Ruhe gelassen werden.

Die Intimität, die Sie mit Ihrem Säugling haben, kann so allumfassend sein, dass es schwierig ist, Platz für andere Gefühle zu schaffen.

Ich spürte beinahe eine chemische Veränderung, durch die Sex völlig zweitrangig wurde und meine gesamte Zuneigung sich direkt auf mein Kind richtete. Ich wollte meine ganze körperliche Liebe meinem Kind geben. Anfangs bedrückte mich das ein wenig, aber ich war so in mein Kind verliebt, dass es mir nicht wirklich etwas ausmachte. Und mit zunehmendem Alter des Kindes erlangt man schließlich das Gefühl des eigenen Selbst und des sexuellen Selbst zurück.

Wie diese Umfrageteilnehmerin beschreibt, geht die Phase der völligen Hingabe an das Baby vorüber, und Ihre alten vertrauten Sehnsüchte und Gelüste werden Sie wieder überfluten. Wir alle wissen, dass uns die Mutterschaft viel über Selbstaufopferung und Fürsorge lehren kann, aber niemand weist uns je darauf hin, dass man durch das Zusammensein mit einem Säugling eine Menge über die Vollständigkeit menschlicher Sehnsüchte lernen kann. Wenn Sie lernen, Ihren eigenen Sehnsüchten die gleiche Aufmerksamkeit, Achtung und Akzeptanz wie denen Ihres Kindes entgegenzubringen, sind Sie gut gerüstet, um voller Freuden sowohl eine gute Mutter wie auch eine befriedigte Geliebte zu sein.

Dadurch, dass ich Mutter wurde, wurde ich mir viel stärker meiner selbst als ein sexuelles Wesen bewusst. Ich fühle mich jetzt meinem Körper viel stärker verbunden und schäme mich nicht mehr, wenn ich masturbiere, sexuelle Freuden erfahre oder etwas Neues ausprobiere.

Herausforderungen für die Beziehung

Wenn aus Partnern Eltern werden, stellt dies selbst die stärkste Beziehung vor eine Zerreißprobe. Statistiken zufolge fällt die Zufriedenheit in der Ehe in den ersten zwei Jahren der Elternschaft drastisch ab, was die meisten Eltern völlig unvorbereitet trifft.[5] Wie Harriet Lerner, Psychotherapeutin und Verfasserin des Buches *The Mother Dance,* erläutert: „Nichts bereitet uns mehr Stress als die Ankunft oder der Abschied eines Familienmitglieds. Dass uns der Tod eines Menschen schmerzt, verstehen wir, weil wir mit einem erlittenen Verlust am schwersten umgehen können. Aber wir unterschätzen die unglaubliche Belastung durch die Aufnahme eines neuen Familienmitglieds in das System." Indem Sie die tatsächlichen Ausmaße dieser Umgewöhnung erkennen, gelingt es Ihnen vielleicht leichter, die Situation im richtigen Blickwinkel zu sehen. „Rechnen Sie nicht damit, in den ersten zwei Lebensjahren des Kindes ein Sexualleben zu führen", rät Lerner. „Wenn es passiert, betrachten Sie es als ein ‚Extra'. Aber reduzieren Sie Ihre Erwartungen auf null, denn ein Neugeborenes stellt im Leben eines Paares eine Krise ungeheuren Ausmaßes dar, insbesondere für die Mutter, an die die größten Ansprüche gestellt werden."

> *Ich bin froh, dass wir jetzt seltener miteinander schlafen. Unglücklich macht mich allerdings die Vorstellung, ich hätte ein Problem, wenn mein Geschlechtstrieb nachlässt. Es erscheint mir völlig normal, dass Leute, die über einen Zeitraum von acht Monaten durchschnittlich drei- bis viermal pro Nacht aufgeweckt werden und obendrein den ganzen Tag ein schweres Kind herumschleppen, weniger Bedürfnis nach Sex als nach anderen leiblichen Genüssen haben.*

Welche Konflikte Sie auch vor der Geburt der Kinder in Ihrer Beziehung gehabt haben mögen, sie werden durch deren Ankunft nur verstärkt. Die meisten jungen Eltern streiten sich ständig über die gleichen Dinge: Geld, Erziehung, Hausarbeit, Beruf, soziales Leben und Sex.[6] Obwohl beide Partner den Anforderungen der Elternschaft ausgesetzt sind, tragen heterosexuelle Frauen im Allgemeinen die größere Last, weil die Arbeitsteilung sich meist an den traditionellen Geschlechtergrenzen orientiert (Studien zufolge teilen sich lesbische Elternpaare die Aufgaben der Kindererziehung gerechter als heterosexuelle Paare).[7] Anders ausgedrückt, Mütter mit männlichen Partnern erledigen letztlich mehr Hausarbeit, übernehmen die Hauptverantwortung für die Kindererziehung, opfern oder verschieben die Karriere etc. Eine typische Umfrageteilnehmerin beschreibt dieses Szenario:

Ich wurde plötzlich Mutter von zwei Kindern statt von einem. Gleich nach unserer Entscheidung, dass es am besten sei, wenn ich zu Hause bliebe, bekam ich ein ausgewachsenes Kind, das mich als seine Mutter und nicht mehr als seine Frau betrachtet.

Es überrascht kaum, dass Studien zufolge Ehefrauen unzufriedener mit der Ehe sind als Männer, was nach Ansicht der Forscher mit der Kluft zwischen ihren optimistischen Erwartungen und der harten Realität des häuslichen Lebens zu tun hat.[8] Sie müssen kein Sexualtherapeut sein, um zu erkennen, auf welch negative Weise sich dieser frustrierende Sachverhalt auf Ihr Sexleben auswirken kann.

Finden Sie einen Partner, der genau die Hälfte der Kindererziehung und Hausarbeit übernimmt – man fühlt sich unmöglich in der Stimmung für Sex, wenn man selbst dreimal pro Nacht aufsteht und sich um das Neugeborene kümmert, während der Partner weiterschnarcht.

Vorbereitung, Kommunikation und Kompromisse sind Ihre wichtigsten Verbündeten beim Erreichen häuslicher Harmonie. Sehen Sie dem ins Auge: Sowohl Sie als auch Ihr Partner sind denselben Stressfaktoren ausgesetzt, auch wenn es manchmal so scheint, als wäre jeweils der eine die Hauptstressquelle für den anderen. Häuslicher Stress verringert oft sexuelles Verlangen, aber wenn Sie gemeinsam Bewältigungsmechanismen entwickeln, legen Sie den Grundstein zur Wiederentdeckung Ihres erotischen Interesses aneinander. Wenn Sie erst eine Entscheidung hinsichtlich der Arbeitsteilung treffen, führen Sie einen ständigen Dialog darüber, wie diese Vereinbarung funktioniert. Halten Sie den Partner in Kenntnis darüber, wie sich Stress auf Ihre Lust auswirkt und was er dagegen tun kann.

Ich brauche nichtsexuelle Aufmerksamkeit – Hilfe mit dem Baby, der Hausarbeit, Zeit, um mich allein zu entspannen –, weil ohne diese Unterstützung Sex zur Pflicht wird, zu einer weiteren Aufgabe, die ich erledigen muss, ehe ich endlich ein bisschen schlafen kann.

Unter dem Strich kommt heraus, dass Sie über schwierige oder hochgradig konfliktbesetzte Themen kommunizieren müssen, um Ihre Beziehung lebendig – oder auch nur im Entferntesten interessant – zu erhalten. Wenn Sie im Geiste eine Liste all der wahrgenommenen Versäumnisse Ihres Partners führen, aber nie Ihr Missfallen zur Sprache bringen, wird die dadurch entstehende Feindseligkeit Ihre sexuelle Lust verzehren. Wenn Sie sich ärgern, dass Sie Ihren Beruf aufgegeben haben, aber dies Ihrem Partner nie sagen, haben Sie nie die Chance, mögliche Alternativen zu erkunden. Wenn Sie als Partner einer jungen Mutter eifersüchtig auf die Mutter-Kind-Bindung sind oder sich davon ausgeschlossen fühlen, entfernen Sie sich durch Ihr Schweigen nur noch weiter. Natürlich ist die Offenbarung derartiger Gefühle riskant, aber vielleicht brauchen Sie genau dieses Risiko, um Ihre Beziehung zu stärken. Zweifellos ist dieses Risiko eben jenes Element, das wieder sexuelle Spannung und erotische Erregung in die Beziehung hineinbringt.

Definieren der eigenen Bedingungen

Ich war nie zu müde für Sex, problematisch war eher, dass mein Ex einen sehr geringen Geschlechtstrieb hatte. Ich denke, dass Leute, die wirklich starke sexuelle Bedürfnisse haben, auch die Zeit und den Ort dafür finden. Für die anderen sind die Kinder eine Ausrede, es ganz bleiben zu lassen oder es seltener zu tun.

Mir gefällt die Vorstellung nicht, dass man dem Ausleben seiner Sexualität Priorität einräumen müsse. Meines Erachtens gibt es Lebensphasen, in denen Sex mehr oder weniger wichtig ist, und es ist in Ordnung, wenn ich jetzt eine kleine Pause einlege.

Es wird nicht genug über den Totalverlust der Libido geschrieben oder gesprochen, und ich bin überzeugt, dass das sehr häufig vorkommt. Wir lesen so viel darüber, wie man Zeit für Sex findet – als wären wir zum Bersten voll mit Verlangen und das einzige Problem bestünde im Zeitmangel. Aber ich vermeide den Kontakt mit meinem Mann, weil ich kein Interesse an Sex habe.

Wenige Themen scheinen so viele Verurteilungen oder so viel Abwehr hervorzurufen wie die Definition eines angemessenen Niveaus sexuellen Verlangens, insbesondere im Verhältnis zu dem eines Partners: Wie viel ist zu viel? Wie viel zu wenig? Würde der erwiesenermaßen Kranke in dieser Beziehung sich bitte erheben? Es stimmt natürlich, dass wir alle das Recht auf so viel oder so wenig Verlangen haben, wie wir wollen. Obwohl sich dieses Kapitel darauf konzentriert, die sexuelle Flamme in Ihrer Beziehung am Lodern zu erhalten, möchten wir nicht andeuten, eine Beziehung sei nur dann von Bedeutung, wenn Sie miteinander schlafen. Wie die Umfrageteilnehmerin unten erläutert, bedeutet es nicht, dass Sie keine erotische Verbindung haben, nur weil Sie es nicht miteinander „tun".

Als mein Sohn drei war, führte ich etwa fünf Monate lang in beiderseitigem Einvernehmen eine zölibatäre Beziehung. Wir dachten viel darüber nach, wie sich Sex auf jeden von uns auswirken würde, über unsere unterschiedlichen Ansichten über Abtreibung, mein Bedürfnis nach wirklicher Intimität, seine Ängste davor, „in die Falle zu geraten", und wir beschlossen, nach einem einzigen Mal,

Heiße Tipps: Ein Wort zur Kommunikation

Es reicht nicht zu erkennen, was Ihren Geschlechtstrieb hemmt oder steigert; Sie müssen Ihrem Partner auch sagen können, was Sie wissen und brauchen. Die folgenden Techniken werden eingehender im Kapitel „Reden Sie mit Ihrem Partner über Sex" behandelt, aber wir fassen sie hier zusammen, weil sie Ihnen während Ihrer Diskussionen über Ihr Verlangen helfen werden.

- Schaffen Sie sich die Zeit für Gespräche über Sex.
- Sprechen Sie nicht in der Hitze des Augenblicks darüber.
- Äußern Sie sich direkt und klar, geben Sie bestimmte Beispiele an.
- Vermeiden Sie das Negative.
- Stellen Sie keine Forderungen, äußern Sie Bitten.
- Verwenden Sie Ich-Aussagen.
- Seien Sie eine einfühlsame Zuhörerin.
- Verhandeln Sie und schließen Sie Kompromisse.
- Sie sollten wissen, wann Sie aufhören sollten zu reden.

nicht mehr miteinander zu schlafen. Nach einem sehr tollen Mal. Es war schwer, aber ich erfuhr in dieser Zeit mehr über meine Sexualität als in all den Jahren zuvor! Ich fühlte mich wirklich angehört, wurde zärtlich berührt, genoss wundervolle Küsse und wir schliefen sogar gelegentlich miteinander.

Viele Eltern betrachten die Tatsache gelassen, dass es schwer ist, mit einem Kleinkind im Haus die sexuelle Leidenschaft weit oben auf der Tagesordnung zu halten.

Wir teilen Liebe, Kompromisse, Freundschaft und die Erkenntnis miteinander, dass der sexuelle Teil einer Beziehung Höhen und Tiefen durchläuft. Es ist hilfreich zu wissen, dass unsere Tochter nicht immer ein Jahr alt bleibt und dass wir sie irgendwann mal zum Spielen rauslassen können, während wir nach oben gehen und dort unsere Spielchen miteinander treiben!

In der Tat ist es wichtig zu erkennen, dass Ihre Leidenschaften nicht dauernd zum Überschäumen gebracht werden müssen, damit Sie sich als sexuelles Wesen qualifizieren. Sie sollten lieber den Kalender wegwerfen, als darüber beunruhigt zu sein, wie oft oder wie selten Sie diesen Monat irgendeine erotische Begegnung hatten. Ihr sexueller Selbstwert hängt nicht davon ab, wie oft Sie einen Orgasmus haben oder nicht. Deshalb sind wir Frauen gegenüber misstrauisch, die verkünden, dass Sex ihnen nichts mehr bedeute, weil sie jetzt mit der wichtigeren Aufgabe des Mutterseins betraut sind. Und wir können Partnern, die Mütter nicht mehr als sexuelle Wesen sehen, auch nur sehr begrenzt Toleranz entgegenbringen. Wir alle leben in einer Kultur, in der das Ausleben von Sexualität als ein leichtfertiger Luxus betrachtet wird und in der von Müttern erwartet wird, dass sie durch Selbstaufopferung ihre Bestimmung finden. Es lässt sich nicht immer leicht unterscheiden zwischen dem gesellschaftlichen Druck, der Ihre Libido auf Sparflamme drosselt, und Ihrem eigenen natürlichen Auf- und Abebben des Verlangens. Anstatt sich als ein geschlechtsloses mütterliches Wesen neu zu definieren, hilft es Ihnen vielleicht, neu zu definieren, was sexuell zu sein für Sie bedeutet. Susie Bright sagte dazu in einer Podiumsdiskussion über Sex und Elternschaft:

Ich muss es nicht jeden Tag, jede Minute oder Woche tun, um zu beweisen, dass ich ein Sexualleben habe. Wenn Sie Ihr Sexleben als etwas sehen, das einfach wie ein Herzschlag ticktickticktick macht, und wenn Sie dem Aufmerksamkeit schenken und erkennen, was dies beeinflusst – dass Sie Phantasien und Tagträume haben –, dann ist Ihr

Leben voll Sexualität. Sie sind sich sinnlich bewusst, dass Sex zum Lebendigsein dazugehört, und wenn Sie sich lebendig fühlen, dann haben Sie auch ein Sexualleben.

Weit verbreitete Hindernisse

Wenn Ihr Geschlechtstrieb oder der Ihres Partners spurlos verschwunden zu sein scheint, sind Sie nicht allein. Unser kollektives Sehnen nach weiterbestehender Leidenschaft hält die Psychotherapeuten beschäftigt und befeuert den Millionen Dollar schweren Wirtschaftszweig der Ratgeberbücher. Bücher wie *Heiße Liebe in festen Partnerschaften*, *Erotische Intelligenz* und *I'm not in the Mood* versuchen die komplexen Geheimnisse sexuellen Verlangens zu entschlüsseln, wohingegen Anleitungsbücher wie *101 Nights of Great Sex* sofortige Abhilfe versprechen.[9] Wir Verbraucher verschlingen sie in der Hoffnung, wir könnten lernen, zu diesen magischen Anfangszeiten unserer Beziehung zurückzukehren.

Nun gibt es keine Zeitmaschinen, wirksamen Aphrodisiaka oder Geld-zurück-Garantien. Die einzige fundamentale Wahrheit ist, dass unsere Sexualität einzigartig ist: Techniken, die bei anderen das Verlangen steigern, können Sie kalt lassen und umgekehrt. Ihre Gefühle, Ihre sexuelle Vergangenheit, Ihre Werte und Ihre Physiologie beeinflussen allesamt, was Sie erregt. Fügen Sie das spezielle sexuelle Profil Ihres Partners sowie eine Vielzahl äußerer, mit Ihrer Beziehung in Verbindung stehender Faktoren hinzu, und Sie bekommen Ihre persönliche Beziehungs-Chemie.

Das soll nicht heißen, dass Paare nicht über dieselben Hindernisse stolpern oder einige gleiche Phasen in ihrer Beziehung durchlaufen – das tun sie. Aber Sie bewältigen wahrscheinlich eher ein Problem – sexuell oder nichtsexuell –, wenn Sie alle dazu beitragenden Faktoren verstehen. Deshalb laden wir Sie ein zu untersuchen, inwieweit die folgenden weit verbreiteten Hindernisse auf dem Weg zu sexueller Befriedigung eventuell auf Ihre eigene Situation zutreffen.

Erwartungen

Viele von uns leiden unter der unrealistischen Erwartung, dass Sexualpartner in völliger Übereinstimmung sein und einander völlig genügen sollten, um die Sehnsüchte des anderen zu erfüllen. Wir finden es bedrohlich, wenn zwei Partner verschiedene Grade von Verlangen, Verlangen zu unterschiedlichen Zeiten oder Verlangen für unterschiedliche Dinge verspüren. Obwohl wir es kaum als persönlichen Affront verstehen, wenn unserem Partner nach Joggen oder dem Verzehr von Eiscreme gelüstet, uns aber nicht der Sinn danach steht, sind wir andererseits leicht besorgt, gereizt oder haben Schuldgefühle, wenn unser Partner sexuelle Wünsche hat, die wir nicht teilen.

Nur weniges fühlt sich für eine Beziehung annähernd so bedrohlich an wie eine Diskrepanz beim Geschlechtstrieb. Weil wir sexuelles Verlangen mit Liebe und Anziehung gleichsetzen, ziehen wir gern vorschnell den Schluss: „Wenn du nicht mit mir schlafen willst, liebst du mich nicht mehr.“ Die Wahrheit ist, dass der Geschlechtstrieb ganz einfach bei jedem Menschen unterschiedlich ist. Oder wie Pat Love, Psychotherapeutin und Verfasserin von *Hot Monogamy*, bemerkt: „Bis zu einem gewissen Grad scheint eine Diskrepanz des Verlangens zum Menschsein dazuzugehören.“[10] Wie im Kapitel „Manchmal sind Sie heiß, manchmal nicht“ erörtert, scheint es bei dieser natürlicherweise auftretenden Diskrepanz eine hormonelle Komponente zu geben. Untersuchungsergebnisse deuten darauf hin, dass der Testosteronspiegel die Libido beeinflusst und Menschen mit einem höheren natürlichen Testosteronspiegel einen stärkeren Geschlechtstrieb haben. Während Männer definitionsgemäß viel höhere Testosteronspiegel als Frauen haben, mutmaßen manche Forscher, dass Frauen diese Diskrepanz durch eine größere Reaktionsfähigkeit auf Testosteron kompensieren, so dass bei ihnen wenig viel bewirkt.

Paaren mit unterschiedlich starkem Verlangen hilft es vielleicht zu erfahren, dass ihre Unterschiedlichkeit eine biologische Komponente haben kann. Wenn die Libido als von Natur aus schwankend verstanden wird und nicht als etwas, das in einer „gesunden Liebesbeziehung" ein bestimmtes „normales" Niveau haben „sollte", verliert diese Libido-Diskrepanz viel von ihrer negativen Besetzung. Der Partner mit dem geringen Verlangen wird von seinen Schuld- und Unzulänglichkeitsgefühlen befreit, und der Partner mit dem starken Verlangen vom Eindruck des Misserfolgs oder der Abweisung.

Natürlich nützt es Ihnen nichts, eine Libido-Kluft zu erkennen, wenn Sie nicht zugleich willens sind, eine Strategie zu ihrer Überbrückung zu finden (weitere Tipps hierzu siehe den Kasten „Schließen wir einen Handel ab"). Anstatt sich darauf zu konzentrieren, wer von Ihnen viel und wer wenig Testosteron hat, hilft es Ihnen und Ihrem Partner vielleicht, wenn Sie Ihre jeweiligen Körperrhythmen kennen lernen, um das Beste aus Ihren jeweiligen Höhen und Tiefen zu machen. Manchen Frauen fällt zu verschiedenen Zykluszeiten ein deutlicher Libido-Zuwachs auf – etwa mitten im Zyklus, wenn ihr Östrogenspiegel höher ist. Manche Leute bemerken eine deutliche Libido-Steigerung zu bestimmten Tageszeiten – etwa am Morgen, wenn der Testosteronspiegel höher ist.

Mein Mann weiß, dass mir mein Monatszyklus etwa eine Woche der romantischen Gefühle beschert, eine Woche der Lust, eine Woche des Abflauens und eine Woche ohne Verlangen. Wir richten uns danach.

Es kann nützlich sein und Spaß machen, den Biologielehrer zu spielen, wenn es darum geht, Ihre Libido zu kartieren, aber wir müssen nicht betonen, dass mehr als nur die Biologie auf das Verlangen einwirkt. Viele emotionale und äußere Faktoren spielen ebenfalls eine Rolle. Manchmal reicht schon das Gefühl, man sei von den belastenden Erwartungen des Partners befreit, um die Libido anzufachen.

Der Partner darf es einfach nicht auf sich beziehen, wenn die Mutter zu müde oder angespannt für Sex ist. Manchmal kam meine Lust einfach deshalb wieder, weil mein Mann sagte, wir müssten nicht miteinander schlafen.

Eine weitere häufige Diskrepanz, die das Gefühl eines Paares für sexuelle Übereinstimmung gefährden kann, ist eine unterschiedliche Auffassung, was Sex für die einzelnen Partner bedeutet. Wir sind aus einer Reihe von Gründen motiviert, Sex zu haben: körperliche Entspannung, sinnliche Nähe, emotionale Verbindung, Aufbau des Ego und anderes. Die Unterschiede werden nur dann problematisch, wenn wir die Motivation des Partners aus irgendwelchen Gründen für nicht so gerechtfertigt halten wie die eigene.

Das emotionale und spirituelle Element von Sexualität wurde mir immer wichtiger, seit wir Kinder haben, und mein Mann versteht das überhaupt nicht. Sex ist noch immer eine rein körperliche Erfahrung für ihn, und ich wünsche, sie könnte sich vertiefen.

Mein Mann hat immer Liebe mit Sex gleichgesetzt, und es dauerte eine Weile, bis er erkannte, dass ich ihn lieben kann, ohne immer mit ihm zu schlafen.

Wenn Sie sich von der Erwartung befreien können, dass Sex für Sie beide das Gleiche bedeuten sollte, und ehrlich mit dem Partner über Ihre eigene Motivation sprechen, bekommen Sie wahrscheinlich leichter, was Sie sich von Ihren sexuellen Begegnungen wünschen.

Nostalgie

So viele Paare in langjährigen Beziehungen kämpfen zum Teil deshalb mit der Kluft zwischen Erwartungen und Realität, weil sich zu Beginn der Beziehung die Erwartungen und die Realität vollkommen zu decken schienen. Sie haben wahrscheinlich schöne Erinnerungen an die stürmischen frühen Tage Ihrer Liebesaffäre: Sie konnten nicht die Hände voneinander lassen, die bloße Berührung durch die Hand des Partners brachte schon Ihren ganzen Körper vor Erregung zum Prickeln, Sie waren stärker bereit für sexuelle Abenteuer, und Sie konnten die halbe Nacht wach bleiben und sich lieben und gleich nach dem Aufwachen begeistert weitermachen. Erinnern Sie sich noch daran, wie berauschend sich das anfühlte? Und zwar weil Sie tatsächlich berauscht waren – es weist einiges darauf hin, dass wir während der anfänglichen Euphorie zu Beginn einer Liebesaffäre unter dem Einfluss einer Amphetamin-ähnlichen Gehirnsubstanz namens PEA stehen. Die anfängliche Intensität romantischer Liebe ist vorübergehend und lässt gewöhnlich in einem Zeitraum von 18 Monaten bis zu drei Jahren nach der ersten Verabredung nach, wenn man sich in der nüchternen Realität einrichtet.

Ein besonders hinterhältiger Aspekt der PEA-Verliebtheit besteht darin, dass sie sexuelle Unvereinbarkeiten gründlich überdeckt, die auf diese Weise erst nach dem Ende der ersten Verliebtheitsphase in Erscheinung treten. Pat Love meint hierzu: „Im Verliebtheitsstadium verfügt selbst eine Person mit von Haus aus niedrigem Testosteron über eine signifikante Libido,

Heiße Tipps: Schließen wir einen Handel ab. Die schöne Kunst, über Verlangen zu verhandeln

Ganz recht – ein Handel. Die schöne Kunst des Verhandelns. Wenn Sie und Ihr Partner eine Diskrepanz des Verlangens erleben, hängt Ihre Chance auf Verbesserung der Situation von Ihrer Fähigkeit ab, miteinander zu kommunizieren und Kompromisse zu schließen. Wenn es auch zweifellos einfacher ist, einander die Schuld an der Unvereinbarkeit der Begierden zuzuschieben, ist es letztlich wesentlich produktiver, gemeinsam an einer für beide Seiten befriedigenden Lösung zu arbeiten. Das erfordert großzügiges Geben und Nehmen, die Bereitschaft, das Gesamtbild zu sehen, und die Erkenntnis, dass es in jeder Beziehung ganz entscheidend auf Kompromisse ankommt.

- Hören Sie nicht auf, miteinander zu reden. Vielleicht sind Sie frustriert angesichts Ihrer vergangenen Fehlschläge, dieses Problem zu lösen, aber Sie dürfen nicht aufhören, darüber zu reden. Beschränken Sie Ihre Diskussionen auf Zeiten, wenn es Ihnen beiden möglich ist, dem anderen die eigenen Gedanken zu offenbaren.
  Diskutieren Sie die Situation nicht, sofort nachdem einer von Ihnen Sex initiieren wollte und vom anderen zurückgewiesen wurde – verletzte Gefühle und Verteidigungshaltung kommen Ihrer Fähigkeit zur effektiven Kommunikation dann nur in die Quere.
- Gestatten Sie sich eine Pause. Halten Sie sich vor Augen, dass das, was Sie gerade durchmachen, völlig normal ist. Es passiert selten, dass die sexuellen Gelüste zweier Menschen absolut synchron verlaufen, und es ist unrealistisch, dies zu erwarten. Fangen Sie an, einfach Sie selbst zu sein, indem Sie sich die Erlaubnis geben – ohne jede Entschuldigung.
- Seien Sie empathisch. So wie Sie das Recht auf Ihre sexuellen Gefühle haben, so hat auch Ihr Partner das Recht auf die seinen. Wenn einer von Ihnen Schuldgefühle hat und verstimmt ist, fühlt sich der andere wahrscheinlich zurückgewiesen und nicht geliebt. Wenn Sie beide die Situation jeweils aus der Perspektive des anderen wahrnehmen können, können Sie die Diskussion mit größerem Verständnis und ohne Vorwürfe angehen.

- Definieren Sie Ihre Begriffe. Es reicht nicht, wenn ein Partner sagt: „Ich möchte mehr Zärtlichkeit", oder der andere meint: „Ich will mehr Action" – Sie müssen beide präziser sein. Vielleicht entdecken Sie, dass Ihre Definitionen von „sexueller Aufmerksamkeit" sich stärker als angenommen überschneiden.
- Überprüfen Sie Ihre Annahmen. Die Mutter, die annimmt, dass ihr Partner täglich sexuelle Aufmerksamkeit braucht, mag Recht haben, aber sie wäre vielleicht überrascht zu erfahren, dass sie nicht jedes Mal damit dienen muss. Ihr Mann ist vielleicht genauso glücklich, sich vor ihrem Dessous-Katalog einen runterzuholen, sofern er sicher sein kann, dass sie dadurch nicht eifersüchtig wird. Der Ehemann, der lieber schläft, als Sex zu haben, hat es sich vielleicht angewöhnt, die Avancen seiner Frau abzuweisen, weil er annimmt, dass jede sexuelle Begegnung im Geschlechtsverkehr enden muss, und er sich nicht sicher ist, ob er dazu erregt genug sein oder bleiben wird. Vielleicht ist er verblüfft zu erfahren, dass seine Frau jegliche Art sexueller Äußerung von seiner Seite wertschätzen würde und völlig zufrieden wäre, wenn er die Art ihrer Begegnungen bestimmte.
- Graben Sie tiefer. Kratzen Sie an der Oberfläche Ihrer sexuellen Dynamik, und Sie enthüllen die Schwierigkeiten Ihrer Beziehung insgesamt. Das heißt, welche Probleme auch immer Ihre Beziehung beeinflussen, sie werden schließlich in Ihrem Schlafzimmer zutage treten. Vielleicht braucht einer von Ihnen Ruhe und Zärtlichkeit, weil dies eine Pause von den Forderungen der Kindererziehung darstellt. Vielleicht sind Sie niedergeschlagen, weil Sie den Beruf aufgegeben haben, oder Sie können sich nicht genug entspannen. Einer von Ihnen braucht womöglich pausenlos Sex, weil dies Stress abbaut, Sie Ihr Ego aufpäppeln wollen oder Sie Zuneigung am liebsten auf diese Weise zeigen. Durch vollkommene Offenheit dem anderen gegenüber können Sie andere Wege erforschen, wie Sie diese Bedürfnisse befriedigen, so dass Ihr Liebesleben wieder zu einer ausgeglichenen Partie wird.

- Informieren Sie einander. Sagen Sie Ihrem Partner, was Sie über Ihre Sexualität wissen oder erfahren haben. Erzählen Sie ihm von Ihrer Entdeckung, etwa dass Ihre Libido im Verlauf des Monats aufgrund der Hormonschwankungen gewisse Höhen und Tiefen erfährt oder dass eine Nacht im Hotel weit weg von dem müffelnden Sockenberg auf dem Fußboden Ihrem Verlangen ordentlich Auftrieb geben könnte.
- Erkunden Sie Ihre Möglichkeiten. Wenn Sie Problembereiche erkannt haben, können Sie gezielt an Lösungen arbeiten. Wenn Sie zu dem Schluss gelangen, dass der unersättliche sexuelle Appetit eines Partners dem Stressabbau dient, besprechen Sie andere Möglichkeiten der Stressreduktion (Berufswechsel, kürzere Arbeitszeiten) oder finden Sie andere Ventile (Sport, Masturbieren, Yoga). Wenn Sie zu dem Schluss kommen, dass ein Partner derzeit nur schwer Verlangen verspürt, besprechen Sie Möglichkeiten, in Stimmung zu kommen (erotische Lektüre, Phantasien tagsüber).
- Schließen Sie Kompromisse. Auf der Grundlage Ihrer bisherigen Gespräche haben Sie vielleicht ein neues Bewusstsein für Ihre sexuellen Unterschiede gewonnen und können diese besser einschätzen, wodurch Sie Ihre sexuelle Dynamik leichter so akzeptieren können, wie sie ist. Oder womöglich verspüren Sie das Bedürfnis, diese Dynamik zu verändern. In diesem Fall sind Kompromisse angebracht. Vielleicht bietet sich ein Kompromiss von sich aus an, wenn Sie vergleichen, was Sie zu Sex motiviert; die meisten Leute werden durch das Verlangen nach körperlichen Freuden und Intimität motiviert, aber begehren einander in unterschiedlichem Maße und erreichen dies auf unterschiedliche Weise. Womöglich sind Sie mit einer Kombination aus sexuellen Solo-Episoden, regelmäßigen sexuellen Begegnungen mit Ihrem Partner und deutlicheren Bekundungen des Begehrens durch Ihren Partner zufrieden zu stellen. Oder Ihnen reichen regelmäßige Massagen ohne sexuellen Hintergrund, regelmäßige sexuelle Begegnungen mit Ihrem Partner und ein halbstündiges allabendliches intimes Gespräch oder gemeinsame Entspannung.

Wenn Sie sich in Selbsterkenntnis und wechselseitigem Respekt üben, können Sie erstaunlich leicht zu Kompromissen gelangen.

- Arbeiten Sie weiter daran. Wie bei jeder Verhaltensveränderung werden Sie Ihren Fortschritt in regelmäßigen Abständen bewerten müssen. Wahrscheinlich werden Sie in stress- oder konfliktreichen Zeiten eher auf Ihre polarisierten Standpunkte zurückfallen. Bleiben Sie ständig im Gespräch und zögern Sie nicht, professionelle Hilfe in Anspruch zu nehmen, wenn Sie glauben, die Aufgabe nicht mehr allein bewältigen zu können.

ein deutliches Verlangen nach sexueller Betätigung. Wir glauben von nun an, so würde es immer sein, wir setzen dieses körperliche Verlangen mit Liebe gleich und halten dieses Verliebtheitshoch für wahre Liebe.“ Während dieser Verliebtheitsphase nehmen Sie beide nur zu leicht an, dass Ihre wahre leidenschaftliche Natur jetzt endlich entdeckt wurde oder endlich ihre Entsprechung gefunden hat. Wenn zwischen Ihnen tatsächlich eine spürbare Diskrepanz im Verlangen besteht, kann der Rückfall in die Realität nach dieser Verliebtheitsphase besonders desillusionierend wirken. Aber verzweifeln Sie nicht, es kann sich in erotischer Hinsicht auszahlen, wenn Sie dies durchstehen und mit den authentischen Verlangensmustern des anderen umzugehen lernen.

Selbst wenn Sie die Nostalgie nach den guten alten Tagen der Verliebtheit in den Griff bekommen, fällt es Ihnen vielleicht schwer, die Nostalgie nach den guten alten Tagen ohne Kinder zu bezwingen. Realität ist, dass Sie jetzt zu dritt (oder noch mehr) sind, und bis zu einem gewissen Grad erinnert man sich zwangsläufig voll Sehnsucht an all den lauten, spontanen Sex, den man vor dem Baby genoss. Aber Sie können es nicht rückgängig machen – zumindest nicht, bis die Kinder ausziehen –, also konzentrieren Sie sich lieber darauf, gleichermaßen aufregende Erinnerungen an den leisen, verstohlenen Sex zu kreieren, den Sie im Hier und Jetzt genießen können.

Anziehung

Angesichts schwindenden Verlangens nehmen wir manchmal an, wir fänden unseren Partner nicht mehr anziehend. Aber die Anziehung muss wie das sexuelle Verlangen gehegt und gepflegt werden. Als Sie Ihrem Partner das erste Mal begegneten und noch von PEA berauscht waren, konnten Sie nur seine Vorzüge wahrnehmen. Nun, Aschenputtel, mit der Zeit vergeht der Zauber, und dann erkennen Sie und Ihr Schatz einander als das, was Sie wirklich sind – zerrissene Klamotten, schütteres Haar und so weiter.

Mit diesem Wissen können Sie die Glut anfachen, indem Sie sich erinnern, was Sie anfangs an Ihrem Partner anziehend fanden. Die Erinnerung an eine frühe sexuelle Eskapade kann nicht nur an sich erregend sein, sondern sie hilft Ihnen auch zu erkennen, was genau Sie an Ihrem Geliebten anzog – eine Bewegung, eine Denkweise, die Art zu sprechen, ein Charakterzug oder ein bestimmtes körperliches Merkmal. Teilen Sie einander Ihre Erinnerungen mit und sagen Sie deutlich, was genau so erregend auf Sie wirkte, vielleicht fühlt sich Ihr Partner dann inspiriert, seinen Charme wieder spielen zu lassen. Aber bleiben Sie nicht in der Vergangenheit stecken. Achten Sie auf das, was Ihnen an Ihrem Partner heute noch ein Kribbeln im Bauch beschert.

Oft schwindet unser Verlangen, weil wir uns nicht mehr begehrenswert fühlen. Leibliche Mütter durchlaufen eine ganze Reihe körperlicher Veränderungen, und alle Mütter müssen eine gewisse Unvereinbarkeit zwischen der Rolle der fürsorgenden Mutter und der der heißen Braut in den Griff bekommen. Vielleicht sind Sie sich Ihrer eigenen Attraktivität nicht sicher und projizieren Ihre Unsicherheit womöglich auf den Partner.

Sie beide müssen Ihre Ängste auf eine möglichst konfrontationsfreie Weise besprechen.

Ich fand mein Aussehen wirklich schlimm, aber war erleichtert, als ich merkte, dass mein Mann sich noch immer sehr von mir angezogen fühlte. Ich entdeckte, dass er besonders vorsichtig war, weil er mich nicht unter Druck setzen wollte, mit ihm zu schlafen, so dass ich das Gefühl hatte, er sei sexuell nicht angezogen von mir. Jetzt bereden wir viel offener, was tatsächlich los ist.

Mein Mann sprach über seine Befürchtung, ich könnte mich „gehen lassen", wie er es an anderen Müttern beobachtet hatte, und das erbost mich. Ich muss mir bewusst vor Augen halten, dass er den Mut aufbrachte, das anzusprechen, aber es kommt mir wie eine versteckte Drohung vor, dass er mich nicht mehr lieben oder begehren wird, wenn ich dick und unattraktiv werde. Ich treibe Sport und achte auf meine Figur, und ich rechtfertige dies, indem ich mir sage, dass ich es für mich mache und nicht, damit mein Mann nicht das Interesse an mir verliert.

Wenn Ihr Partner andeutet, Sie „ließen sich gehen", brauchte er wahrscheinlich tatsächlich einigen Mut für diese Feststellung, und das verdient Anerkennung. Natürlich ist das kulturelle Vorurteil, dass Frauen unbedingt den Männern gefallen sollten, empörend, vor allem für leibliche Mütter, die über Nacht wieder ihre frühere Figur zurückbekommen sollen. Aber Anziehung ist keine Einbahnstraße, und Sie sollten sich ebenso berechtigt zu der Bitte fühlen, dass Ihr Partner sich Ihretwegen um sein Äußeres bemühen sollte. Uns gefallen gemeinsame Anstrengungen in diesem Bereich – wenn Sie eine Diät machen oder ins Fitnessstudio gehen wollen, tun Sie es gemeinsam. Wenn Ihr Partner sich den von Ihnen gewünschten Haarschnitt verpassen lässt, lohnen Sie ihm dies mit üppigen Komplimenten. Wenn er Ihnen wiederum ein Kompliment macht, nehmen Sie es ohne abwehrende Kommentare an. Diese Mutter macht eindeutig klar, dass Vertrauen und Wertschätzung ungemein wichtig sind:

> *Das Vertrauen in den eigenen Körper macht beim Sex nach der Geburt meiner Ansicht nach einen wundervollen Unterschied aus. Sie müssen nur daran denken, wie sehr Sie für diese Schwangerschaftsstreifen oder die Pfunde an Bauch und Hüften geschuftet haben. Mit positiver sexueller Unterstützung durch Ihren Partner können Sie Ihr Liebesleben wieder auf seinen einstigen Stand befördern.*

Routine

> *Die Langeweile, diese fürchterliche Langeweile der Monogamie.*

Am Anfang einer Liebesbeziehung haben Sie nicht viel zu verlieren, also ist es nur sinnvoll, dass Sie sich trauen, mehr sexuelle Risiken einzugehen. Sie können genussvoll Ihre Verführungskünste erproben, mit neuen sexuellen Aktivitäten herumexperimentieren oder einander Phantasien anvertrauen, die einem anderen zu offenbaren Ihnen früher nie in den Sinn gekommen wäre. Aber wenn aus der Liebelei eine ernstere Beziehung erwächst, schwindet die dramatische Spannung zwangsläufig, und Sie geben sich bald mit der Bequemlichkeit vertrauter Routine zufrieden. Routine führt unausweichlich zu Langeweile, und Langeweile zu schwindendem Verlangen.

Das Problem besteht darin, dass tiefe Gefühle auf dem Spiel stehen, wenn Sie sich erst einmal in einer ernsthaften Beziehung befinden. Dadurch wird es viel schwieriger, Ihre Routine zu durchbrechen. Vielleicht fürchten Sie, die Gefühle Ihres Partners zu verletzen oder ihm eine Veranlassung zu geben, Sie in einem weniger günstigen Licht zu sehen, und packen deshalb lieber kein heißes Eisen an. Je länger Sie mit der Aussprache warten, umso schwieriger wird sie. Langfristig laufen Sie jedoch Gefahr, von Ihrem Liebesleben so angeödet zu sein, dass Sie kein Verlangen nach Sex mehr spüren, sauer auf Ihren Partner sind, weil er Ihre Bedürfnisse nicht teilt, oder zu meinen, Sie wirkten einfach nicht mehr anziehend aufeinander. Wenn beide Partner sexuell desillusioniert werden, kann die daraus entstehende sexuelle Flaute im besten Fall beide Beteiligte frustrieren und im schlimmsten Fall die Beziehung zerstören.

Wenn Sie nicht so viel sexuelle Erregung spüren, wie Sie es sich wünschen – oder nicht so oft miteinander schlafen, wie Sie es gerne hätten –, hinterfragen Sie in aller Ruhe Ihre vorgefassten Meinungen zum Thema Sex. Listen Sie alle Dinge auf, die Sie gerne in Bezug auf Ihr Sexualleben ändern würden. Benennen Sie sie klar! Schreiben Sie nicht: „Ich wäre gerne abenteuerlustiger“, wenn Sie sich in Wirklichkeit ausmalen, wie Sie sich für eine Stunde ein Hotelzimmer nehmen und Ihre Freundin auf das Massagebett fesseln. Schreiben Sie nicht: „Ich brauche mehr Romantik in meinem Leben“, wenn Sie in Wirklichkeit davon träumen, dass Sie in einer mit Rosenblättern gefüllten Badewanne liegen und Ihrem Mann zuhören, wie er erotische Dichtung vorträgt. Dann erstellen Sie eine weitere Liste – mit all den Gründen, weshalb Sie diese Ideen Ihrem Partner nicht sagen wollen. Sie entdecken wahrscheinlich, dass Sie sich für Ihre Wünsche schämen und viele Mutmaßungen anstellen, wie er darauf reagieren wird. Vielleicht vermuten Sie, dass Ihr Partner sich durch Ihren Wunsch, beim Liebesspiel einen Vibrator einzusetzen, abgestoßen fühlt. Aber vielleicht fürchten auch Sie tief im Innersten, dass Ihr Wunsch nach einer „ehelichen Hilfe“ ein Zeichen dafür ist, dass Sie irgendwie nicht ganz richtig oder abnormal sind. Vielleicht halten Sie sich für eine gescheite und moderne Frau, aber sexuelle Scham kommt in vielen Verkleidungen daher und kann sich dann einschleichen, wenn man es am wenigsten erwartet. Wenn Sie sich zu Ihren Ängsten in Bezug auf Ihre eigenen Sehnsüchte bekennen, bringen Sie auch leichter Verständnis für Ihren Partner auf, wenn er einigen Ihrer Anregungen widersteht.

Die Aussicht, das Thema sexuelle Langeweile mit Ihrem Partner zu besprechen, macht Ihnen zwangsläufig Angst, aber halten Sie sich vor Augen, dass er höchstwahrscheinlich erleichtert reagiert. Allein die Tatsache, dass Sie etwas Unangenehmes tun, Sie sich verletzlich fühlen und die Annahmen des jeweils anderen hinterfragen, kann die erotische Spannung erzeugen, die vielleicht seit einiger Zeit zwischen Ihnen fehlt. Jedenfalls haben Sie so den entscheidenden ersten Schritt gewagt, gibt es doch keine andere Möglichkeit, Ihre sexuelle Routine zu variieren, als darüber zu sprechen. Kommunikation ist der Schlüssel für fortlaufende sexuelle Entdeckungen mit einem langjährigen Partner; und dafür gibt es vielfältige Belohnungen: vertiefte Intimität, verstärktes Bewusstsein der eigenen Sexualität und eine neue sexuelle Begeisterung.

Was ich am meisten an meinem Sexleben liebe, ist wohl die Tatsache, dass ich – obwohl monogam – eine große Freiheit spüre, innerhalb meiner Beziehung die Sexualität zu erkunden. Je mehr ich mit meinem Partner zusammen bin, umso tiefer wird das Verlangen, das ich empfinde.

Wiederentfachen der Leidenschaft

Jede von uns wird zu verschiedenen Zeiten ihres Lebens Auszeiten vom Sex mit einem Partner nehmen. Als Single pausieren Sie vielleicht gerade eben. Wenn Sie in einer langfristigen Beziehung leben, waren Sie vielleicht schon manchen sexuellen Trockenperioden ausgesetzt – oder beten gerade in diesem Moment um Regen. Die Elternschaft stellt Sie bei der

Bewahrung Ihrer sexuellen Identität vor spezifische Probleme, aber unsere Vorschläge für die Überwindung dieser Probleme werden Ihnen durch all die Höhen und Tiefen Ihres erotischen Lebens helfen.

Wir ermuntern Sie aus einem einfachen Grund, sich Ihr partnerschaftliches Sexualleben lebendig zu erhalten: Es verliert nur zu leicht an Schwung. Vielleicht meinen Sie, das Sexualleben mit einem Partner nach einer Pause wiederaufzunehmen sei so einfach „wie Radfahren", aber tatsächlich ähnelt es mehr dem Radfahren auf einem Hochseil ohne Netz. Furcht, Peinlichkeit und Versagensängste können zusammenwirken und so den Austausch erotischer Energie, der einst so einfach erschien, kurzschließen.

Es ist jetzt zu lange her, und wir wissen beide nicht, wo wir anfangen sollen. Wenn man einmal aus der Gewohnheit des regelmäßigen Miteinanderschlafens herausgekommen ist, kommt man anscheinend nur schwer wieder hinein. Es besteht eine Kluft, die wir überwinden müssen, um einander zu erreichen, sogar um uns als Leute wahrzunehmen, die miteinander schlafen. Wir müssen irgendeine Art Kontinuität finden.

Körperliche Intimität ist nicht notwendigerweise dasselbe wie sexuelle Intimität. Viele Paare, die seit Monaten oder Jahren nicht miteinander geschlafen haben, gehen außerordentlich liebevoll und herzlich miteinander um. Aber die nächtliche Löffelchenstellung oder ständiges Händchenhalten erfordern nicht dieselbe Selbstoffenbarung und dasselbe Risiko wie eine erotische Begegnung. Wenn man durch die Alltagspflichten abgelenkt ist und das Verlangen nachlässt, verliert man einander als sexuelle Wesen nur allzu leicht aus dem Blick, und es bedarf einiger Anstrengung, um sich das zu bewahren, was Jack Morin „erotische Grundstimmung" nennt.[11]

Wir sind unzufrieden mit unserem Sexleben. Am schwierigsten ist für uns die Überwindung unserer Schüchternheit. Wir bemühen uns wirklich, im Kleinen an unserer Intimität zu arbeiten, wir reden schmutzig daher und versuchen, tatsächlichen genitalen Kontakt regelmäßiger in unserem Leben stattfinden zu lassen.

Die gute Nachricht lautet: Wenn Sie erst einmal über den Berg sind, stellt die sexuelle Aktivität selbst die beste Belohnung dar.

Manchmal habe ich es so lange nicht getan, dass ich das Gefühl habe, mein Körper vergisst ganz, wie toll es ist, und dann braucht es ein bisschen Überredung. Es ist wie Essen, wenn man keinen Hunger hat, aber weiß, dass man den ganzen Tag nichts gegessen hat und etwas zu sich nehmen muss. Hinterher gebe ich mich gern einer Art sexueller Völlerei hin, als ob ich Sex gerade erst entdeckt hätte, und ich sehne mich oft danach.

Das heißt nun nicht, dass Sex mit einem Partner nach einer Auszeit automatisch das reinste Feuerwerk wäre. Machen Sie sich die Tatsache zunutze, dass Sie sich nicht zwangsläufig auf so mühelose und ungehemmte Weise wie früher verbinden, und nehmen Sie diese Veränderung freudig an. Vielleicht bietet sich darin Ihnen und Ihrem Partner die ideale Gelegenheit, Ihre Erwartungen an eine sexuelle Begegnung zu erweitern und eine größere Bandbreite sinnlicher Aktivitäten als je zuvor in Ihr Repertoire aufzunehmen. Wenn Sie eher geteilte Freude als Geschlechtsverkehr oder Orgasmus anstreben, haben Sie einen Grund, Verlangen zu verspüren. Und wenn Sie das Bewusstsein Ihrer selbst wie unten beschrieben pflegen, wird Ihre Erotik aufblühen.

Erfreuen Sie sich an sich selbst

Alles, was ich über mangelndes Verlangen lese, lautet: „Ach, das ist normal." Es wird nirgends erwähnt, was man möglicherweise dagegen tun kann. Ich vermisse meine Libido.

Wenn sich Ihre Libido aus dem Staub gemacht hat, müssen Sie nicht untätig herumsitzen und warten, dass sie wieder am Horizont auftaucht. Sie können Ihren sexuellen Kompass zur Hand nehmen und sie aufspüren. Der erste Schritt zum Wiederentdecken einer verloren gegangenen Libido besteht darin, sich nicht länger auf die Gefühle zu konzentrieren, die man einem Partner entgegenbringen könnte oder sollte, sondern darauf zu achten, wie sich der eigene Körper anfühlt und was einem die eigene Vorstellungskraft sagt.

Heiße Tipps: Wiederanfachen des Verlangens

- Masturbieren Sie. Bleiben Sie mit Ihrer Sexualität in Verbindung.
- Phantasieren Sie. Versetzen Sie Ihrer Libido einen kleinen Schubs. Verwenden Sie Erotika, Pornofilme oder erfinden Sie Ihre eigenen Phantasien.
- Berühren Sie einander. Halten Sie Händchen, umarmen Sie sich, shampoonieren oder massieren Sie einander sinnlich.
- Küssen Sie einander sehnsüchtig, blicken Sie einander in die Augen, meinen Sie es ehrlich.
- Erinnern Sie sich. Denken Sie an das, was Sie an Ihrem Partner anziehend fanden, erinnern Sie sich an ein sehr schönes sexuelles Intermezzo.
- Bauen Sie Spannung auf. Reizen Sie einen Tag lang sich selbst oder Ihren Partner sexuell.
- Reden Sie. Bringen Sie tagsüber per E-Mail oder telefonisch Ihre erotischen Ideen zum Ausdruck.

Masturbation

Wahrscheinlich führen Sie eine fortlaufende Liste über all die Verbesserungsmöglichkeiten, die Ihnen Ihrer Überzeugung nach neue Energie und Auftrieb geben können und Sie so zu einer besseren Mutter machen würden – ausgewogene Ernährung, Fitness, um zehn Uhr abends schlafen gehen. Nun, wir möchten, dass Sie „Masturbieren" auf diese Liste setzen (und trauen Sie sich ruhig, sie an die Kühlschranktür zu kleben). Masturbation stellt die beste Methode dar, wie Sie mit Ihrer Sexualität in Verbindung bleiben können. Sie erlaubt Ihnen, mühelos Ihren Körper und Geist zu erkunden. Ganz zu schweigen von der Tatsache, dass Masturbieren gut tut.

> *Obwohl ich derzeit eine sexuelle Beziehung habe, hörte ich nie auf, es auch allein zu tun, wann immer ich wollte. Das hat anscheinend meinen Geschlechtstrieb verstärkt und nicht etwa meine sexuelle Energie aufgebraucht.*

Wenn Ihre Libido abnimmt, bietet Ihnen die Masturbation – ob Sie nun solo oder in einer Beziehung sind – eine sanfte Möglichkeit, Ihrem sexuellen Selbstwertgefühl Auftrieb zu verleihen, Ihre Phantasien zu pflegen und körperliche Entspannung zu genießen. Masturbation kann als positive Verstärkung dienen, wieder Zeit und Energie in Ihre Erotik zu investieren, und vielleicht entdecken Sie, dass ein blühendes Solo-Sexleben Ihr Verlangen nach Sex mit einem Partner gehörig stärkt.

> *Was mir half, meine Libido zu entdecken, war wohl, dass ich wieder zu masturbieren begann. Man sagt, je öfter man Sex hat, umso mehr will man Sex, und das hat sich bei mir als wahr herausgestellt. Ich musste wieder selbst in Kontakt mit meiner sexuellen Seite kommen und konnte mit meinem Mann von da aus weitermachen.*

Masturbation kann auch ein hilfreiches Mittel für Paare mit sexuellen Diskrepanzen darstellen, weil sie Partnern mit großem Verlangen ein Ventil bietet und ebenso eine Möglichkeit für Partner mit geringer Libido darstellt, die sexuellen Batterien wiederaufzuladen. Darüber hinaus kann gemeinsame Masturbation eine höchst befriedigende Alternative zum Geschlechtsverkehr sein.

> *Manchmal masturbieren wir gemeinsam. Manchmal schaue ich nur zu und umgekehrt. Es tut gelegentlich einfach gut zu kommen. Es löst angestaute Ängste und Frustration.*

Phantasien

Manchmal braucht die Libido nur einen kleinen Anstoß. Das Gehirn wird als das größte Sexualorgan bezeichnet, weil Ihre Vorstellungskraft die größte Rolle beim Auslösen Ihrer Erregung spielt. Phantasien können von flüchtigen mentalen Bildern bis zu detailliert ausgearbeiteten geistigen Szenarien reichen. Egal, ob Ihre Phantasie ein leichter Kitzel (ein flirtender Nachbar) oder handfester Natur (eine Orgie auf der Baustelle gegenüber) ist, wichtig ist nur, dass sie Sie anturnt. Wenn Sie meinen, Sie hingen keinen Phantasien nach, überlegen Sie mal, ob das wirklich stimmt. Wir alle steigern mit Hilfe unserer Einbildungskraft unsere sexuellen Erfahrungen. Achten Sie darauf, welche Gedanken und Bilder Ihnen beim Masturbieren durch den Kopf gehen oder wenn Sie neben einem attraktiven Unbekannten im Aufzug stehen. Wenn Ihre Phantasie ein bisschen aufgepeppt werden muss, nehmen Sie ein erotisches Buch zur Hand, leihen Sie sich ein Pornovideo aus oder erkunden Sie die Fülle einschlägigen Online-Materials. Das nochmalige, geistige Durchleben einer besonders heißen sexuellen Begegnung in farbigen Details eignet sich nicht nur bestens als Anregung, sondern gibt Ihnen auch wertvolle Informationen darüber, was Sie nun genau anturnt und warum.

Wie die Masturbation können Phantasien eine unbedrohliche Möglichkeit darstellen, Ihrem sexuellen Selbst auch dann Ausdruck zu verleihen, wenn Sie sich für Sex mit einem Partner nicht willens oder fähig fühlen. Und sie erlauben Ihnen, den sexuellen Funken am Leben zu erhalten, auch wenn Sie keinen Partner haben.

Ich war ein bisschen in meinen schwulen Nachbarn verknallt. Das fühlte sich sicher und unkompliziert an. Ich fühlte mich dadurch wieder sexuell und musste mir keine Sorgen über tatsächlich stattfindenden Sex machen.

Seit mich mein Mann verlassen hat und ich keinen Sexualpartner habe, ist mein erotisches Traumleben aufgeblüht! Ich hatte schon köstlichen Sex mit einer Menge von Freunden und berühmten Leuten, und ich wache immer mit einem Gefühl der Befriedigung auf.

Wenn Sie erst über ein Repertoire an Lieblingsphantasien verfügen, können Sie sie abrufen, um mit ihrer Hilfe in Stimmung für Sex zu kommen. Schwelgen Sie während Ihrer Pausen am Arbeitsplatz oder zu Hause in Ihren Phantasien. Vielleicht entdecken Sie, dass das Ausmalen erotischer Träume tagsüber Ihre sexuellen Gelüste verschärft.

Ich hätte wirklich problemlos nach der Geburt des Babys einfach so weitermachen und nie wieder an Sex denken können. Ich bemühte mich, mindestens an einem Tag pro Woche daran zu denken, wie ich mit meinem Partner kuschele oder schlafe. Selbst wenn wir dann keinen Sex hatten, geriet ich auf diese Weise wenigstens nicht in den Trott, dass ich Sex völlig vergaß.

Befriedigen Sie Ihre Sinne

Sinnliches Erforschen stellt eine Brücke für Sie und Ihren Partner dar, sich wieder zu verbinden und oft etwas Neues übereinander zu erfahren. Wenn Sie Ihre Libido wieder zu entfachen versuchen, merken Sie vielleicht, dass es eine wertvolle Unterstützung bedeutet, das erotische Potenzial Ihrer Sinne zu erwecken. Wenn zwischen Ihnen und Ihrem Partner eine Diskrepanz hinsichtlich der Libido besteht, kann sinnliches Spiel Ihnen beiden angenehme Freuden schenken, während Sie Ihre Definition körperlicher Intimität weiter fassen. Geschlechtsverkehr oder Orgasmus nicht mehr als eigentliches Ziel einer sexuellen Begegnung zu betrachten hat mehrere Vorteile: Sie fühlen sich dadurch ermutigt, Ihren ganzen Körper als erogene Zone zu erfahren, es eignet sich gut für eine Vielzahl von Situationen, fördert die Verständigung, lindert Versagensängste und kann Sie sowohl entspannen wie beleben.

Wir konzentrieren uns jetzt viel mehr auf Empfindungen und wechselseitige Freuden als auf harten Sex. Intimität ist jetzt wichtiger als ein Orgasmus.

Berührung

Viele müde Mütter betrachten Sex nur als weitere „Pflichtübung“, aber eine Massage ist die pure Wonne. Mit den Händen lässt sich viel Zärtlichkeit und Zuneigung vermitteln, lassen Sie also Ihre Finger sprechen. Ganzkörper-, Fuß-, Rücken-, Kopf- und Po-Massagen können einer angespannten Mutter Entspannung bringen, die vielleicht gerade einen neuen Weg zur Wonne entdeckt:

Vor dem Baby hatten wir mit Machtspielen herumexperimentiert, aber jetzt sind wir wieder zum 08/15-Sex zurückgekehrt und brauchen ganz sanften Sex. Wenn einen den ganzen Tag jemand an den Haaren zieht und an Leberflecken herumzupft, weiß man natürlich eine zärtliche Berührung zu schätzen.

Ich merke, dass Massagen zu Intimität führen können, selbst wenn wir glaubten, wir seien zu müde. Im Allgemeinen kann mich eine sachte, liebevolle Massage selbst aus meiner größten Erschöpfung herausreißen.

Mütter sollten auch erkennen, dass ihre Partner sich vielleicht einer taktilen Stimulierung beraubt fühlen. Pat Love meint, dass trotz des kulturellen Klischees, dem zufolge Männer genitalen Sex mehr schätzten als Kuscheln, „im Großen und Ganzen weit mehr Männer als Frauen einem sagen werden, dass sie nicht oft genug berührt werden, sowohl sexuell wie nichtsexuell!" Bieten Sie Ihrem Partner an, dass Sie ihn in der Badewanne verwöhnen, nachdem er das Baby gebadet hat!

Ich versuche sicherzustellen, dass wir einander eine Weile berühren. Das fühlt sich schön an und schenkt uns das Gefühl stärkerer Verbundenheit. Meiner Meinung nach hilft Nacktschlafen. Ich finde, Haut-zu-Haut-Kontakt ist mit dem Partner ebenso wichtig wie mit den Kindern.

Anblick

Zwischen Stillen, Kuscheln, Wickeln und Umziehen sind Sie vielleicht so überlastet, dass Sie bei dem Gedanken zurückschrecken, Sie würden Ihren Partner berühren oder von ihm berührt werden. Das bedeutet allerdings nicht, dass Sie nicht ein wenig visuelle Stimulierung wertschätzen würden. Jetzt ist womöglich ein toller Zeitpunkt, um ein wenig Voyeurismus und Exhibitionismus auszuprobieren. Sie können in die Rolle eines bewundernden Fans schlüpfen, während Ihr Partner sich entkleidet, masturbiert oder nackt Sport treibt. Schauen Sie versuchsweise mal ein erotisches Kunstbuch oder einen pikanten Film miteinander an. Gleichgültig, ob Sie entschlossen zur Tat schreiten oder sich mit Zuschauen begnügen, Sie können auf jeden Fall eine starke neue Erregungsquelle genießen.

Klang

Wissen Sie, welche Art Musik Ihren Partner in Stimmung bringt? Wenn ja, nehmen Sie seine liebsten erotischen Klänge auf Band auf und verbringen Sie einen Abend bei Kerzenschein und der Musik mit Tanzen oder Küssen. Wenn Sie sie nicht kennen, wird es höchste Zeit, dies herauszufinden! Sie könnten eines Abends ein Spielchen daraus machen: „Sage mir den tollsten Schmusesong aus deiner Jugendzeit" oder „Welche/r Künstler/in bringt am besten Sex in seiner/ihrer Musik rüber" etc. Nutzen Sie Ihr neu entdecktes Wissen, um die Szene für eine spätere Begegnung vorzubereiten.

Versuchen Sie auch Ihr Repertoire des verbalen Ausdrucks von Zuneigung zu erweitern. Gehen Sie über das allgemeine „ich liebe dich" hinaus und werden Sie präzise: Beschreiben Sie, welche seiner Merkmale Sie besonders anziehen oder Sie an Ihre erste Begegnung erinnern. Geflüsterte schmutzige Geheimnisse regen vielleicht die Lust Ihres Partners an. Wenn Sie Anleitung brauchen, holen Sie sich in entsprechenden Büchern Anregungen.

Geruch

Ist Ihnen aufgefallen, dass Ihre Partnerin beim Kürbiskuchenbacken ein wenig hitzig wird? Haben Ihre Augen schon mal beim Geruch von Lakritze aufgeleuchtet? Wussten Sie, dass das Aroma dieser beiden Zutaten in der Kombination mit Gurke, Babypuder und Lavendel die sexuelle Erregung bei Frauen verstärken kann? Zumindest laut den schwer arbeitenden Forschern der Smell and Taste Treatment and Research Foundation in Chicago (und Sie dachten immer, Eiscremetester hätten die besten Jobs).[12]

Seit Jahrzehnten versuchen Wissenschaftler, Chemiker und Parfumhersteller, Pheromone zu identifizieren und synthetisch herzustellen – jene geruchlosen Moleküle, die von Tieren und Menschen ausgeschieden werden und von denen man annimmt, dass sie von unserer Nase wahrgenommen werden und sexuelle Anziehung auslösen. Es ist umstritten, in welchem Maße Forscher diese chemischen Absonderungen nachbilden können (Studien zufolge schwächen Parfums für Männer die weibliche Erregung sogar ab), aber es lässt sich nicht leugnen, dass der Geruchssinn bei der sexuellen Erregung eine Rolle spielt.

Leider wird unser Geruchssinn heutzutage mehr attackiert, als uns lieb ist. Aber wenn eine Aversion gegen schwere Parfums, Umweltverschmutzung, Autoabgase oder Baby-Kacke Ihnen irgend nützen kann, so kann sie als Mahnung dienen, sich erfreulichere Alternativen zu suchen. Bemühen Sie sich zu entdecken, welche Gerüche Ihren Partner ansprechen, und bauen Sie sie in Ihr Alltagsleben ein. Wenn er den Geruch frischer Luft nach einem Regen mag, gehen Sie nach einem Schauer spazieren. Wenn sie Gardenien liebt, stellen Sie ein paar neben ihr Bett oder tröpfeln Sie Duftöl in ihr Badewasser. Indem Sie diese subtilen, aber wirksamen Trigger sexueller Freuden in Ihr Leben einbauen, können Sie Sinnlichkeit als eine alltägliche Wonne erleben.

Geschmack

Wir selbst schätzen Essen so sehr, dass wir ohne Übertreibung die Begeisterung angesichts eines köstlichen Mahls mit der Begeisterung gleichsetzen, die mit einer sexuellen Begegnung einhergeht. In beiden Fällen genießen wir köstliche Vorfreude, den Vollzug, der alle Sinne stimuliert, und befriedigende Sättigung. Aus gutem Grund wurden üppige Festmähler oft als sexuelles Vorspiel geschildert. Leider ähnelt eine Mahlzeit mit kleinen Kindern eher einem Zirkus als einer römischen Orgie oder der Hummerszene aus *Tom Jones*. Befolgen Sie unseren Rat: Überlassen Sie die Käsenudeln den Kindern und werfen Sie den Blick auf Höheres. Rufen Sie den Babysitter und gönnen Sie sich einen freien Abend. Stecken Sie die Kinder früh ins Bett und bestellen Sie sich Ihr Lieblingsessen ins Haus (für Mamas mit Internet-Zugang in Großstädten ein Kinderspiel). Wenn Sie sich Ausgehen nicht leisten können, kochen Sie abwechselnd füreinander ein Feinschmeckermenü. Sollten Sie nicht bereits wissen, welche Speisen die Geschmacksknospen Ihres Geliebten locken, finden Sie es heraus und kochen Sie los! Wenn Sie die meisten Mahlzeiten selbst zubereiten, erscheint Ihnen vielleicht die Tatsache, dass jemand anders Sie bekocht, als genauso genussvoll wie der eigentliche Verzehr des Mahls.

Was nun Nahrungsmittel angeht, die im Ruf aphrodisierender Kräfte stehen, so sollten Sie sich auf der Suche nach Rhinozeroshörnern und Austern finanziell nicht verausgaben. Wenngleich es wissenschaftlich nicht belegt ist, dass bestimmte Delikatessen sexuell stimulieren, lässt sich sicherlich ein Placebo-Effekt belegen, wenn Sie also von Creme Caramel als kulinarischem Viagra überzeugt sind, schlemmen Sie nur.

Sorgen Sie dafür, dass Sie in Stimmung kommen

Sexuelle Erregung entsteht oft nicht von allein, sondern wird bewusst hergestellt. Verlangen kann Sie natürlich überschwemmen, wenn Sie es am wenigsten erwarten, aber öfter müssen Sie die Initiative ergreifen, um in Stimmung zu kommen. Das kann etwas so Simples sein, wie auf dem Weg zur Arbeit einem Phantasietagtraum nachzuhängen, oder etwas so Aufwändiges, wie ein romantisches Wochenende auswärts zu planen. Früher ist Ihnen vielleicht gar nicht aufgefallen, auf welche Weisen Sie sich auf die Lusterfahrung vorbereiteten. Als Mutter müssen Sie jetzt ordentlich Energie aufbringen, um die Stimmung herzustellen, sonst verliert sich das Verlangen so sehr in Bergen von ungespülten Trinkbechern, Einladungen zu Geburtstagspartys und Schmutzwäsche, dass es gar nicht mehr in Ihr Bewusstsein vordringt. Aber keine Angst – die bewusste Pflege des Verlangens macht Spaß (viel mehr Spaß als das Abspülen von Trinkbechern, Verschicken von Partyeinladungen oder Wäschesortieren). Sie brauchen dazu nur Selbstkenntnis, Achtung für Ihre Gefühle, Empfänglichkeit für die Gefühle Ihres Partners und großes Vertrauen.

Sie müssen sich Ihrer selbst bewusst sein, um realistisch zu erkennen, wann und unter welchen Bedingungen Sie an Sex interessiert sein könnten. Folgenden Frauen wurde klar, dass sie keinesfalls Verlangen verspüren können, wenn sie nicht ein wenig Abstand zu ihren Kindern gewinnen:

Als meine Stieftochter für eine Zeit bei uns wohnte, war ich anfangs so besorgt, wir könnten sie aufwecken, dass ich mich nur schwer entspannen und mich treiben lassen konnte.

Wenn ich nicht sicher weiß, dass die Kinder 100-prozentig schlafen, außer Haus von jemand anderem gehütet werden oder sich auf andere Weise nicht innerhalb meines „mütterlichen Radars“ befinden, kann ich mich nicht vollständig auf die körperlichen Freuden konzentrieren.

Sie müssen Ihre eigenen Gefühle respektieren, damit Sie nicht zu einer sexuellen Begegnung gedrängt werden, die Ihre Bedürfnisse nicht befriedigt. Das könnte bedeuten, dass Sie die Hauptverantwortung übernehmen und die Initiative ergreifen.

Seit der Geburt der Kinder merke ich, dass mein Mann sexuell viel seltener die Initiative ergreift. Bei einem

Gespräch darüber sagte er, dies käme daher, weil er weiß, wie schwer es für mich ist, den ganzen Tag mit drei Kindern zu Hause zu sein, und er mich nach einem langen Tag nicht zu Sex drängen möchte, wenn ich vielleicht nicht in der Stimmung dafür bin. Also fange ich viel öfter als er damit an, aber das ist uns beiden recht.

Aber Sie müssen auch für die Gefühle Ihres Partners empfänglich sein, ansonsten laufen Sie beide Gefahr, in die gefürchteten Wer-fängt-an-Kämpfe verwickelt zu werden. Das schlimmste Szenario ist, dass Sie in einer klassischen Ablehnung der Annäherungsversuche stecken bleiben, wobei einer von Ihnen die Rolle des unsensiblen „geilen Bocks“ und die andere die Rolle der „kaltschnäuzigen Frigiden“ einnimmt. Manche Paare polarisieren sich so stark, dass sie überhaupt kaum mehr körperlichen Kontakt erfahren, ohne in ihre jeweiligen Bunker abzutauchen.

Wenn das Baby endlich schläft, möchte ich nur allein sein, aber mein Mann betrachtet dies als Gelegenheit für Sex. Es ist schwierig, weil er manchmal einfach lieb und zärtlich ist, aber ich glaube, dass er letztlich immer nur auf Sex aus ist, also reagiere ich kalt und abweisend.

Diesen selbstzerstörerischen Kreislauf können Sie durchbrechen, indem Sie sich auf halbem Weg treffen. Richten Sie das Augenmerk auf die Identifizierung dessen, was Sie beim Sex bekommen wollen und wann Sie es wollen. Pat Love schlägt vor: „Wenn Sie Nein sagen, sagen Sie, wann dann. Wenn Sie Nein sagen, sagen Sie, warum. Was Beziehungen wirklich kaputtmacht, ist eine pauschale Abweisung oder Weigerung.“ Anders ausgedrückt, statt „Hör auf, mich zu befummeln“ zu giften, könnten Sie sagen: „Ich möchte jetzt einfach nur gerne in deinen Armen einschlafen, aber am Samstagmorgen, wenn sich die Kinder Zeichentrickfilme anschauen, bin ich ganz für dich da.“

Vielleicht fragen Sie sich, was passiert, wenn Sie weder jetzt noch am Samstagmorgen „befummelt“ werden möchten? Und hier kommt das große Vertrauen mit ins Spiel. Bis zu einem gewissen Grad müssen Sie in punkto sexuellen Verlangens nur willens und optimistisch sein. Vielleicht stehen Sie einer sexuellen Begegnung anfänglich zwiespältig gegenüber, aber wenn Sie es sich gestatten, empfänglich für die Annäherungsversuche Ihres Partners zu sein, geben Sie der Möglichkeit eine Chance, dass ein Fünkchen Interesse zu einer Flamme des Begehrens angefacht werden kann:

> *Ganz egal, wie müde, überarbeitet oder wenig wertgeschätzt ich mich oft auch fühle, muss ich mir in Erinnerung rufen, dass dieser Mensch, der jetzt mit mir schlafen möchte, die Liebe meines Lebens ist, mein Partner, der Vater meiner Tochter und mein bester Freund. Manchmal muss ich mich selbst daran erinnern, wie sehr ich wirklich Sex genieße, wie sehr mir immer ein guter Fick gefallen hat.*

Obwohl wir den Geist dieser „Jetzt tu’s einfach“-Einstellung zu Sex mit dem Partner durchaus schätzen, funktioniert sie nur, wenn Sie das Gefühl haben, dass Sie über Spielraum verfügen und Ihre Bedingungen verhandeln oder aber sich aus einer Begegnung zurückziehen können, wenn einfach kein Verlangen aufkommen will. Bloß aus Pflichtgefühl oder Angst heraus mit jemandem zu schlafen ist der absolute Lustkiller überhaupt:

> *Ich hatte oft Sex, wenn ich es nicht wollte, und danach fühlte ich mich jedes Mal, als sei mir die Lust auf immer und ewig vergangen.*

Unter dem Strich kommt also heraus, dass Sie die Verantwortung übernehmen und um das bitten müssen, was Ihnen wirklich Genuss bereiten würde. Sex sollte nie ein Dienst sein, den Sie Ihrem Partner erweisen, oder eine weitere Aufgabe auf Ihrer Zu-erledigen-Liste. Gewiss, manchmal werden Sie mit einem Partner einen Kompromiss eingehen, aber definitionsgemäß bedeutet ein Kompromiss, das auch Sie davon profitieren! Wenn Sie wissen, was Ihr Verlangen stimuliert, können Sie Ihre Stimmung beeinflussen, statt passiv darauf zu warten, dass sie einfach aufkommt.

Ich betrachte Sex als eine Möglichkeit, mich zu verwöhnen. Ich nütze jeden sich ergebenden Zeitabschnitt, in dem meine Kinder von der Bildfläche verschwunden sind. Mein Partner ist für gewöhnlich immer bereit, also initiiere meist ich die unerwarteten Begegnungen. Wenn es schon eine Weile her ist, leihen wir uns manchmal einen Porno, um wieder auf Touren zu kommen. Ich habe eindeutig eine geringere Libido, aber ich freue mich, dass sich unser Sexleben auf einer mittleren Frequenz eingependelt hat, was uns beide zufrieden stellt. Dafür haben wir gute drei Jahre gebraucht.

Erfolg ist der Lohn an sich

Sexuelles Verlangen kann wie das Kaninchen eines Zauberers erscheinen – im einen Moment löst es sich in Luft auf, im nächsten taucht es mit Trara aus einem Zylinder auf. Aber Sie beherrschen selbst den einen oder anderen Trick: Sie brauchen nur ein wenig strategisch angewandtes Mitgefühl, Humor, Überlegung und Hartnäckigkeit. Wir ermutigen Sie, sich der Pflege Ihres sexuellen Verlangens mit Respekt und Aufmerksamkeit zu widmen, nicht nur weil Sie ein reiches und lohnendes

Liebesleben verdienen, sondern auch weil Ihre Kinder es verdienen, dass Sie eines haben. Ihre Kinder beobachten Sie und folgern daraus, wie es ist, erwachsen zu sein. Wenn sie nur Ihre tägliche Plackerei und Fürsorge sehen, möchten sie nie erwachsen werden und ausziehen (und Sie werden nie die erotischen Möglichkeiten des leeren Nestes erfahren!). Ob Sie nun Single sind und sich mit jemandem treffen oder gemeinsam mit Ihrem Ehemann die Kinder aufziehen – nützen Sie jede Gelegenheit, die Freuden einer Erwachsenen-Beziehung zu genießen – und lassen Sie dies auch die Kinder mitbekommen.

Heiße Tipps: Rat von anderen Müttern

Stürzen Sie sich drauf

Ich finde, je mehr Sex ich habe, umso mehr ist mir danach, und desto wohler ist mir dabei, Sex haben zu wollen, dabei das zu bekommen, was ich will, und meinem Mann das zu geben, was er möchte.

Lassen Sie Ihre Ängste los

Während des Liebemachens fühle ich mich sexuell wirklich wohl mit mir. Dann vergesse ich, dass ich mehr wiege, als mir lieb ist, oder dass ich die Verantwortung für die Kinder trage. Es ist wie eine Reise zurück zu meinem alten Selbst.

Bleiben Sie körperlich

Ich muss mindestens einmal pro Woche Körperkontakt mit meinem Partner haben, und sei es nur für eine Stunde während des Mittagsschlafs. Dabei kommt es nicht auf Geschlechtsverkehr an. Wir brauchen einfach eine Intimität, die uns daran erinnert, dass wir unabhängig vom Baby existieren.

Nehmen Sie sich Zeit für sich als Erwachsene

Sex erlaubt mir, mich erwachsen und als Frau zu fühlen, was wichtig ist, wenn ich mich den ganzen Tag mit einem Dreijährigen unterhalten habe.

Betrachten Sie es aus einer anderen Perspektive

Wir wissen, dass Sex in unserem Leben verschiedene Rollen einnimmt. Sex kann Spaß machen, romantisch sein, bei der Stressbewältigung helfen, einem zu gutem Schlaf verhelfen, Stunden oder Minuten dauern. Meiner Meinung nach ist das Beste, dass wir einander achten und vertrauen. Wir müssen uns durch Sex nichts beweisen, sondern zeigen uns damit auf tolle Weise unsere Liebe und Zuneigung.

Verabreden Sie sich zum Sex

Auf diese Weise kann ich mich geistig und körperlich vorbereiten, und wir können so am besten gemeinsam die Kinder ins Bett bringen. Es hilft mir auch, wenn ich positive nichtsexuelle Berührung in Form einer Massage bekomme, bevor wir miteinander schlafen. So gehe ich es mit einem entspannteren und behaglicheren Körpergefühl an.

Helfen Sie Ihrem Partner bei der Suche nach anderen Ventilen

Er wollte die ganze Zeit Sex, als ich nicht wollte, aber er kam darüber hinweg. Er lernte, seine Energien umzulenken in kreative Projekte, Selbstbefriedigung oder die Verbesserung seiner Fertigkeiten beim Liebesspiel und so weiter.

Seien Sie spontan

Nur zu. Wir reizten uns oft, wer denn Sex wolle, wer die Initiative ergreifen solle – heute machen wir das nicht mehr. In 20 Minuten lässt sich einiges bewerkstelligen. Meiner Meinung nach ist es wichtig, dass man sowohl dem Baby wie auch dem Partner gegenüber zärtlich und liebevoll bleibt.

Wissen Sie, was meiner Meinung nach das Wichtigste ist, was wir durch unser Kind gelernt haben? Einander so gut zu behandeln, wie wir das Kind behandeln. Wir erkannten, dass wir alles versauen würden, wenn wir das Baby gut, aber einander mies behandelten. Unser Sohn wird nicht lernen, was er von einer Beziehung erwarten kann oder wie man zum Gelingen einer Beziehung beiträgt, wenn er das nicht durch uns mitbekommt.

8.

Als Eltern den Sex neu erfinden

Viele von uns halten sich ungeachtet ihres tatsächlichen Alters für nicht wirklich erwachsen, bis sie Eltern werden. Sie sind sich wahrscheinlich durchaus bewusst, dass die Elternschaft Ihre emotionale Reife gefördert hat, aber vielleicht haben Sie noch nicht darüber nachgedacht, inwieweit dadurch auch Ihre sexuelle Reife gefördert werden kann. Schließlich wird in unserer Kultur sexueller Selbstverwirklichung schnell ein Riegel vorgeschoben. Wir bekommen so gut wie keine Ermutigung, die Phasen, in denen Kinder bestimmte Geschlechterrollen annehmen, die sich zudem während der Adoleszenz unter dem Druck der Gleichaltrigen noch verfestigen, zu überwinden und zu einer selbstbewussten erwachsenen Erotik zu gelangen. Wenn Sie jedoch möchten, dass Ihr Sexualleben die Elternphase nicht nur überlebt, sondern währenddessen gedeiht, werden Sie in punkto Sex erwachsen werden müssen. Das Gute daran ist, dass es Spaß macht, sexuell erwachsen zu werden: Sie müssen die Verantwortung für Ihre Wonnen selbst übernehmen, die Initiative ergreifen, kreativ werden und so „lüstern" sein, wie Sie nur wollen.

Sie müssen die Verantwortung übernehmen

Frauen sind in Sachen Sex gern ein wenig passiv. Wir werden dahingehend erzogen, unsere sexuellen Energien darauf zu verwenden, anziehend und verlockend zu erscheinen, die bezaubernden Blumen zu sein, die die Aufmerksamkeit ganzer Schwärme von uns umschwirrenden Verehrern anziehen. Nur allzu oft wird unsere Erotik durch unsere Anstrengungen, Verlangen in jemand anderem zu erwecken, definiert: „Was ich will? Ich will, dass er mich will!" Es ist absolut in Ordnung, wenn Sie es schmeichelhaft finden, dass Sie eine verführerische Sirene sind, aber wenn dies Ihre mangelhafte Art der sexuellen Selbstverwirklichung ist, entgeht Ihnen eine ganze Welt unzensierter Freuden. Es ist nur menschlich, wenn Sie ein begehrenswertes Sexualobjekt sein wollen, aber es ist geradezu göttlich, ein Sexualsubjekt zu sein. Unter „Sexualsubjekt" verstehen wir eine Person, die schiere Lust auf ihren Partner verspürt, den Körper des Geliebten liebkosen und ihr Verlangen so aktiv ausdrücken will, dass alle Bedenken darüber, ob sie auch gut genug und hübsch genug ist oder ihren Bauch fest genug eingezogen hat, geradewegs aus dem Fenster fliegen.

> *Nach der Geburt meines Sohnes fühlte ich mich etwa ein Jahr lang sehr unsexy, aber dann hatte ich eine Affäre mit einer Frau und fühlte mich frei wie ein Vogel und völlig unbeschwert. Ich komme mir manchmal noch immer dick und kein bisschen sexy vor, wenn ich im Laden Klamotten anprobiere, aber dann lese ich Hip Mama oder rufe meine Freundin an und fühle mich wieder rundherum sexy.*

Sich als sexuelles Subjekt zu sehen kommt einer Unabhängigkeitserklärung gleich – Unabhängigkeit von Passivität, Unsicherheit und Selbstzensur. Wenn Sie erst einmal aufhören, Ihre

Sexualität in reaktiven Begriffen zu definieren, sind Sie, was positive Rückmeldung in Sachen Selbstbestätigung oder Sexualität angeht, nicht mehr allein von Ihrem Geliebten abhängig.

> *Ich möchte öfter Sex genießen als mein Mann, also hilft ein Vibrator, dass ich mich nicht vernachlässigt fühle. Ich weiß, mein Mann kann mich nicht jede Nacht befriedigen, also ist mein neuer Vibrator mir ein toller Freund geworden.*

Mutter zu werden kann ungemein viel dazu beitragen, dass sich Ihre erotische Einstellung von einer reaktiven zu einer aktiven wandelt. In einer Beziehung unter Erwachsenen ist Liebe zwangsläufig durch Angst um die Gegenseitigkeit gefärbt: Wer von uns beiden liebt den anderen mehr? Es macht Sie stärker, wenn Sie Ihre Fähigkeit entdecken, Ihre Kinder bedingungslos zu lieben und Gefühle zu genießen, die nicht von den Reaktionen, die sie hervorrufen, abhängen. Die Elternschaft fördert das Herausbrechen aus der reaktiven Beziehungsart. Wenn Sie erst damit anfangen, gründen Sie Ihr Selbstwertgefühl wahrscheinlich viel weniger auf das, was andere von Ihnen denken. Die Fähigkeit, Ihre persönliche Erfahrung zu erkennen und wertzuschätzen, ist unabdingbar für eine befriedigende Sexualität.

> *Das größte Problem war, hey, ich werde älter, wird es nicht höchste Zeit, dass wir ein fabelhaftes Sexleben führen? Dadurch, dass ich Kinder hatte, erkannte ich, dass ich mit meinem Leben in die Gänge kommen und es genießen musste – es vergeht so schnell! Ich kann mich nicht mehr mit Solala-Sex begnügen, also tue ich kund, wenn ich keinen Spaß habe, und ich schlafe auch nicht mehr aus „Mitleid" mit meinem Partner. Wenn einer von uns Sex möchte, fügt sich der andere nicht einfach.*

Wir sagten einander, was uns wirklich im Bett gefällt, nicht nur einfach Ahhh, ja, Liebling, sondern Sachen, die uns beinahe in Verlegenheit brachten und uns kaum über die Lippen kamen. Anfangs trauten wir uns nur ein wenig, dann aber immer intensiver. Jetzt ist der Sex einfach supertoll.

Durch die Mutterschaft hält oft ein gesunder Pragmatismus Einzug im Schlafzimmer. Wenn Ihre Zeit und Energie begrenzt sind, sind Sie zum einen motiviert, die Anmache zu verkürzen und zu sagen, was Sie wollen, wenn Sie es wollen. Und die Realität der Elternschaft kann als gutes Gegenmittel zu einer Vielzahl romantischer Illusionen wirken. Frauen, die entdecken, wie schwer es ist herauszufinden, was ein schreiendes Baby will, die ein wütendes Kleinkind zu besänftigen versuchen oder die zu der Erkenntnis gelangen, dass der so genannte Mutterinstinkt nichts als ein Lernen nach dem Trial-and-Error-Prinzip ist, schenken alten Sprüchen wie „Wenn du mich liebtest, wüsstest du, wie du mich befriedigst, ohne dass ich ein Wort sagen muss“ viel weniger Glauben.

Ich spüre, dass mir meine sexuelle Erfüllung ganz wichtig ist, weil ich nicht die Zeit habe, herumzumachen und nicht völlig befriedigt zu werden! Mein Partner und ich tauschen uns jetzt viel mehr darüber aus, was wir wollen, wann wir es wollen und wann wir schlafen müssen. Wir waren in diesen Dingen vor dem Baby beide etwas zurückhaltend.

Wir haben gelernt, dass wir beide Bedürfnisse haben und dass keiner von uns Gedanken lesen kann. Wir müssen unsere Bedürfnisse dem anderen mitteilen, natürlich auf nette Weise. Wenn wir nicht wissen, was wir tun sollen, können wir es auch nicht tun.

Der Silber-(Latex-)Streifen: Safer Sex

Müssen wir wirklich darauf hinweisen, dass Sie nicht die Verantwortung für Ihre Sexualität übernehmen können, ohne die Verantwortung für Ihre sexuelle Gesundheit zu übernehmen? Müssen Sie tatsächlich noch einmal an die zahllosen Gründe für Safer Sex ermahnt werden? Nun ja, vielleicht doch – zweifellos stecken viele sexuell aktive Erwachsene permanent den Kopf in den Sand, was das Thema sexuell übertragbare Krankheiten angeht. Dennoch ist der Sexualkontakt – besonders der Kontakt zwischen der klaren Flüssigkeit, die vor dem Orgasmus von den Bulbourethraldrüsen abgesondert wird und auch Samenzellen enthalten kann, Sperma, Vaginalsekreten, Blut und den Schleimhäuten von Mund, Vagina und Anus – ein hochwirksamer Übertragungsweg von Viren und Bakterien. Das heißt nicht, dass Sex von Haus aus schmutzig und gefährlich sei, wie ja auch der wiederholte Kopflausbefall und die Grippeerkrankungen Ihres Kleinkindes nicht bedeuten, dass eine Kindertagesstätte von Haus aus schmutzig und gefährlich sei. Es bedeutet lediglich, dass jeder sexuell aktive Erwachsene es sich schuldig ist, einige Grundregeln der Hygiene zu beachten und sich Kondome, Gleitmittel auf Wasserbasis sowie Handschuhe zu besorgen. Die gute Nachricht in Bezug auf Safer Sex lautet, dass das Befolgen dieser einfachen Vorsichtsmaßnahmen von Respekt sich selbst und den Partnern gegenüber zeugt, zu Seelenfrieden führt und die Kreativität Ihres Liebesspiels erhöht.

Wenn Sie Single und sexuell aktiv mit anderen sind, sollte Safer Sex ein Muss sein. Selbst wenn Sie einander ungeniert nach Ihrer sexuellen Vergangenheit befragen und davon erzählen, können weder Sie noch Ihr Bekannter unter Garantie alles über Ihre früheren Partner wissen. Wenn Sie in einer monogamen Beziehung leben und Sie und Ihr Partner negativ auf HIV, Hepatitis B und C, Syphilis, Gonorrhö sowie Chlamydien

Heiße Tipps: Safer-Sex-Grundkurs

- Benutzen Sie Kondome bei Vaginal- und Analverkehr.
- Erwägen Sie auch den Gebrauch von Kondomen bei Oralsex (sie können für Cunnilingus oder Oral-/Analsex aufgeschnitten werden, oder Sie können Frischhaltefolie verwenden beziehungsweise so genannte Dental Dams, Latextücher, die ursprünglich in der Zahnheilkunde zum Abdecken bei größeren Eingriffen verwendet werden). Auch wenn ungeschützter Oralverkehr nicht eindeutig in Zusammenhang mit der Übertragung von HIV steht, können Herpes, Hepatitis B und C sowie bakterielle Infektionen allesamt oral übertragen werden.
- Verwenden Sie Kondome an gemeinsam benutzten Sexspielzeugen oder wenn Sie ein Spielzeug erst in den Anus und dann in die Vagina einführen.
- Verwenden Sie zusammen mit Kondomen oder Handschuhen ausschließlich Gleitmittel auf Wasserbasis; alle Produkte auf Öl- oder Petroleumbasis machen Latex kaputt.
- Wenn Sie eine Latex-Allergie haben, verwenden Sie Kondome und Handschuhe aus Polyurethan; Polyurethan ist nicht so dehnbar und elastisch wie Latex, aber es ist stärker und dünner.

getestet sind und nie unter Genitalwarzen oder Herpes litten, möchten Sie vielleicht ohne Bedenken auf Safer-Sex-Vorsichtsmaßnahmen verzichten. Aber wenn Sie nicht auf alle obigen Krankheiten untersucht sind, sollten Sie dies nachholen – bestimmte sexuell übertragbare Krankheiten verlaufen symptomfrei und können ernsthafte Gesundheitsprobleme verursachen, wenn sie nicht erkannt und behandelt werden. So können Chlamydien zu Unterleibsentzündungen führen, und Genitalwarzen sind die Hauptursache von Gebärmutterhalskrebs. Weil es nach einer HIV-Infektion bis zu sechs Monate dauern kann, bis der Körper Antikörper produziert, die bei einem HIV-Test entdeckt werden können, müssten Sie sechs Monate nach dem ersten HIV-Test Safer Sex praktizieren und dann den Test wiederholen, um ein negatives Ergebnis zu bestätigen.

Im Gegensatz zu bakteriellen Infektionen können Virusinfektionen nicht mit Antibiotika behandelt werden, und Sie und Ihr Partner werden langfristig damit zu tun haben. Wenn Sie also positiv auf eine sexuell übertragbare Viruserkrankung getestet sind – wie Herpes, HIV oder Hepatitis B und C –, müssen Sie Ihr Safer-Sex-Repertoire durchziehen, um das Liebesleben, das Ihnen zusteht, zu genießen. Zu oft werden Informationen über Safer Sex so dargestellt, als müsse man verhindern, dass die „sauberen Leute“ die Seiten wechselten und zu „Kranken“ würden. Jeder, der schon einmal eine sexuell übertragbare Krankheit hatte, weiß, wie schmerzhaft und vernichtend diese Einstellung sein kann. Überdies ist sie Unsinn – bei den Safer-Sex-Techniken kommt es allein darauf an, dass sie allen und jeden sexuelle Aktivitäten erlauben.

Gleichgültig, ob Sie mit einem langjährigen festen Partner oder einem neuen Bekannten zusammen sind, positiv oder negativ auf sexuell übertragbare Krankheiten getestet wurden, ist Safer Sex eine erotische Spielwiese, deren Erforschung sich durchaus lohnt. Kondome sind in einer großen Bandbreite von Farben, Größen, Formen, Gewebestrukturen und Geschmacksrichtungen erhältlich. Handschuhe verbergen trockene Haut und raue Nagelhaut, verwandeln die Hände in glatte, schlüpfrige Lust spendende Organe. Viele Männer berichten, dass Kondome die Erektion verlängern helfen und dass das Auftragen eines Gleitmittels auf der Innen- und Außenseite des Kondoms die Empfindung verstärkt. Vielleicht sind Sie auch mit einem Schutz eher willens, die Freuden der Analerotik – von umkreisendem Streicheln über Befingern bis zur Penetration – zu erkunden. Safer-Sex-Utensilien fördern die Kommunikation, können Grund zum Lachen bieten und erweitern die kreativen Möglichkeiten. Und falls Sie mit Männern schlafen, sind

Kondome überdies äußerst zuverlässige Empfängnisverhütungsmittel.

Im Grunde liegt es an Ihnen, sich mit den Fakten vertraut zu machen, Ihre Möglichkeiten zu bedenken und Ihren persönlichen Gefahren-Management-Plan aufzustellen. Vielleicht bedeutet das, dass Sie für verschiedene sexuelle Begegnungen unterschiedliche Safer-Sex-Richtlinien befolgen. Wenn Sie Safer Sex praktizieren, übernehmen Sie Verantwortung, zeigen Initiative und räumen Ihrem Sexleben einen wichtigen Stellenwert ein – genau das Richtige für sexuell Erwachsene wie Sie.

Empfängnisverhütung

Entgegen manchen Ammenmärchen schützt das Stillen nicht vor einer erneuten Schwangerschaft. Stillende Mütter dürfen keine hormonellen Empfängnisverhütungsmittel nehmen, da diese in die Muttermilch übergehen können. Als stillende Mutter müssen Sie also, wenn Sie nicht bald wieder schwanger werden wollen, auf andere Verhütungsmittel zurückgreifen: Kondome oder Spirale sind in diesem Fall sichere Methoden. Da Ihre Vagina sich durch die Entbindung vermutlich verändert hat, müssten Sie sich, falls Sie ein Diaphragma verwenden wollen, von Ihrem Gynäkologen gegebenenfalls ein neues anpassen lassen.

Sie müssen sich die Zeit nehmen

Viele Eltern können bezeugen, dass die Planung den Schlüssel zur Beibehaltung eines aktiven Sexuallebens darstellt. Wie im Kapitel „Alles haben wollen: Sex, seelische Gesundheit, Schlaf“ besprochen, stellen Kinder eine mehr als große Ablenkung dar, und wenn Sie sich nicht aktiv bemühen, „vergessen“ Sie nur allzu leicht, miteinander zu schlafen.

Es können Wochen vergehen, ohne dass wir sexuellen Kontakt haben. Das wird oft missverstanden als „Was ist denn mit dir? Willst du mich nicht mehr?". Tatsache ist aber, dass wir einfach von den Kindern und allem, was mit ihnen zusammenhängt, voll in Beschlag genommen werden.

Anfangs meinen Sie vielleicht, es sei eines der größten Probleme bei der Beibehaltung eines aktiven Sexuallebens, sich von dem Gedanken zu lösen, dass Sex spontan sein solle. Der Kult der Spontaneität – die Überzeugung, dass ungeplante sexuelle Begegnungen irgendwie echter oder schöner als vorher geplante Begegnungen seien – prägt unsere kollektive erotische Vorstellungskraft stark. Seit Jahrzehnten fördern Filme, Romane und Liebeslieder die romantische Vorstellung, Sex bedeute, von Leidenschaft völlig hingerissen und überwältigt zu werden. Hinter all dem Kleider-vom-Leib-Reißen verbirgt sich ziemlich offensichtlich sexuelle Scham – uns widerstrebt es, vorher Gedanken an Sex zu verschwenden, weil wir nicht zugeben wollen, dass wir uns nach sexueller Aktivität sehnen! Sexuelles Verlangen soll uns überfallen und unsere Hemmungen zunichte machen.

Natürlich brächten Sie einem Teenager, der Ihnen sagte: „Ach, ich wusste nicht, dass wir miteinander schlafen würden, es ist einfach so passiert!", keine große Nachsicht entgegen. Bestimmt können Sie selbst mindestens genauso viel Verantwortung und Selbsterkenntnis aufbringen, wie Sie es sich von Ihren Kindern wünschen würden. Und in Wahrheit fühlen Sie sich wahrscheinlich nicht allzu oft von Verlangen völlig überwältigt. Paare in einer langjährigen Beziehung lernen bald, dass sie sich bewusst um sexuelle Motivation bemühen müssen, und dies gilt für Eltern umso mehr. Wie sich zeigt, hat geplanter Sex unzählige Vorteile. Ist Ihnen nicht auch aufgefallen, dass bei einer Reise die Planungsphase mit am aufregendsten ist? Die

Vorfreude auf einen geplanten Sexualakt wirkt nicht nur als starkes Aphrodisiakum, sondern ist an sich schon erregend und schön.

Wenn Sie Sex planen, können Sie die Stimmung herbeiführen, die Ihr Verlangen am stärksten entfacht, leichter von der Mama zur Geliebten umschalten, sich garantiert mit Verhütungsmitteln, Safer-Sex-Utensilien, Gleitmittel oder Sexspielzeug ausstatten. Und was am besten ist: Wenn Sie einen Einkaufsbummel in einem Billigladen anberaumen, können Sie das Beste beider Welten genießen, indem Sie in Ihrem eigenen Schlafzimmer die Szene des Kleider-vom-Leib-Reißens inszenieren.

Ich gehe regelmäßig auf Flohmärkte, um meiner Tochter hübsche Kleidchen zu kaufen, und habe entdeckt, dass Verkleidungen auch Erwachsenen Spaß machen! Als sie letzten Samstag bei Freunden übernachtete, räkelte ich mich in einem trägerlosen Abendkleid und Federboa zu Hause herum – was mein Freund sehr inspirierend fand.

Möglicherweise widerstrebt Ihnen aufgrund von Versagensängsten die Vorstellung von geplantem Sex – geplante Begegnungen gelten als linkisch und inszeniert. Tatsächlich kann die Aussicht auf eine sexuelle Begegnung, in der beide Partner hellwach und völlig präsent sind, ein wenig an den Nerven zerren. Es macht Ihre Stimmung nicht kaputt, wenn Sie sich etwas aus dem Gleichgewicht fühlen, aber die Erwartung, dass Sex ein leises, höchst effizient bis ins letzte Detail geplantes Ereignis sein sollte, könnte dies durchaus.

Es besteht solch eine Kluft zwischen dem Medienbild von Sex und Sex, wie er in Wirklichkeit ist: Wir kommen nicht jedes Mal zum Orgasmus, manchmal ist der Sex ein wenig linkisch, es gibt gute und schlechte Zeiten. Manche Leute haben anscheinend einfach unrealistische Erwartungen, was Sex betrifft.

Heiße Tipps: Tipps von anderen Müttern

Nützen Sie die Arbeitszeit.

Mein Partner und ich nehmen uns oft ein paar Minuten Zeit für einen Anruf und reden darüber, was wir später miteinander machen wollen, oder sagen einfach „Ich liebe dich“. Keine Kinder in der Nähe – und wir beide fühlen uns dadurch geliebt und beachtet.

Kommunizieren Sie jeden Tag.

Jeden Tag unterhalten wir uns, telefonieren, hinterlassen uns Zettelchen oder schreiben uns E-Mails, um zu besprechen, wie wir mit dem Kind umgehen oder wie heiß wir aufeinander sind.

Schicken Sie vielsagende E-Mails.

Mit einem Kleinkind im Ehebett ist es schwer. Wir schicken uns viel öfter eindeutige E-Mails, reden am Telefon über Anzügliches und so weiter. Wir reden viel über Sex, aber kommen nur ein paar Mal im Monat dazu. Es läuft etwas mehr über Selbstbefriedigung ab.

Lassen Sie Qualität über Quantität gehen.

Weil die Quantität so abnimmt, muss die Qualität umso besser sein. Wenn man dann endlich die Zeit dafür findet, ist es etwas ganz Besonderes. Man ist abenteuerlustiger und einfallsreicher in seinem Liebesspiel. Ich bin dadurch sexuell ungehemmter und mutiger beim Sex geworden.

Senden Sie nonverbale sexuelle Signale aus.

Wenn keiner herschaut, tauschen wir Blicke und diskrete Berührungen aus. Wir können den ganzen Tag so miteinander herummachen, und wenn wir endlich ins Schlafzimmer flitzen können, ist es, als hätten wir ein stundenlanges Vorspiel gehabt. Auch wenn wir nur herummachen, fühle ich mich wundervoll zufrieden, dass ich diese intimen Anspielungen mit meinem Mann teile.

Sie werden die Zeit, die Sie und Ihr Partner sich füreinander abknapsen, viel eher genießen können, wenn Sie es mit einer spielerischen „Alles ist möglich“-Einstellung angehen. Vielleicht möchten Sie sich wechselseitig erotisch massieren, einander Ihre derzeitige Lieblingsphantasie schildern, während Sie beide masturbieren, oder ein Pornovideo mit abgedrehtem Ton anschauen und dabei Ihren eigenen Dialog erfinden. Sie müssen gemeinsam entscheiden, was Sie gern tun möchten oder was nicht. Das Schöne an regelmäßig anberaumten sexuellen Begegnungen ist, dass Sie beim nächsten Mal immer etwas anderes ausprobieren können.

Uns ist es endlich gelungen, eine ständige Spielverabredung für unseren Sohn an den Sonntagnachmittagen auszumachen. Alle zwei Wochen geht er zu seinem kleinen Freund, und wir haben drei wundervolle Stunden, um es miteinander zu treiben – was immer wir wollen. Diese Zeit ist uns heilig und darf nie mit anderen Dingen vertan werden, etwa mit dem Streichen des Esszimmers. Die Zeiten dazwischen füllen wir mit Sex des Nachts und am Morgen, aber er ist kein Nachtmensch und ich bin ein richtiger Morgenmuffel, so dass diese Sonntage der Zement sind, der uns sexuell zusammenhält.

Es muss Ihnen Spaß machen

Zweifellos haben Sie schon einmal den Gesichtsausdruck eines Kindes beobachtet, wenn es mitten in eine Pfütze hüpft oder eine Rutsche heruntergesaust kommt – ein Ausdruck reinen Entzückens. Unsere Kinder lehren uns eine wertvolle Lektion, die auf Sex zu übertragen ist: Verspieltheit. Irgendwo auf dem Weg ins Erwachsenenleben tauschen wir die zerschrammten Knie gegen ein angeschlagenes Ego, Abenteuerlust gegen bequemen Alltagstrott und eine ungezügelte Begeisterung gegen vernünftige Beschränkung. In Bezug auf Sex nehmen wir uns selbst viel zu ernst, hemmen uns aus Angst, wir könnten etwas

Falsches tun oder sagen, unseren Partner enttäuschen, nicht mehr adrett aussehen oder uns in eine peinliche Lage bringen. Aber genau dieses Eingehen von Risiken, das Abenteuer und das Schmutzig-Unadrette verhindern, dass Sex langweilig wird. Ohne diesen Funken fühlt sich der Sex irgendwann wie eine Pflichtübung an, und unser Verlangen schwindet spürbar. Mit anderen Worten, um ein sexuell befriedigter Erwachsener zu sein, muss man sich möglicherweise mehr wie ein Kind benehmen.

Eine Spielzeugkiste nur für Sie

Wussten Sie, dass Sexspielzeuge eine lange und illustre Geschichte vorweisen können? Dildos wurden beispielsweise unter Steinskulpturen der Altsteinzeit gefunden und sind älter als 30 000 Jahre. Dildos aus Leder und Holz spielten eine wichtige Rolle in religiösen Ritualen, Komödien und Vasengemälden der alten Griechen, und Verweise auf Dildos finden sich im Kamasutra und in asiatischen Erotika. In jüngerer Vergangenheit wurden elektrische Vibratoren im späten 19. Jahrhundert von amerikanischen Ärzten als Hilfsmittel zur Behandlung der weiblichen „Hysterie" erfunden. Den Erkenntnissen der Historikerin Rachel Maines zufolge waren damals die Mediziner überzeugt, dass Frauen an einer Vielzahl von körperlichen und nervösen Störungen litten, die durch Genitalmassage und Orgasmus eine Linderung erfahren könnten – weil die Vibratoren nur die Klitoris stimulierten und nicht in die Vagina eingeführt wurden, galt die „Beckenmassage" als absolut respektables klinisches Heilverfahren. Vibratoren avancierten schnell zu beliebten Verbraucherartikeln, die der Öffentlichkeit in Zeitschriften für die „Dame" und im Sears-Roebucks-Katalog zum Direktverkauf angeboten wurden, wo sie als Linderung für viele Krankheiten von Asthma bis Tuberkulose beworben wurden. Tatsächlich waren Vibratoren das fünfte Haushaltsgerät, das mit Strom betrieben wurde (nach der Nähmaschine, dem Ventilator, Teekessel und Toaster, aber vor Staubsauger oder Bügeleisen).[1] Nachdem Vibratoren in den „Herren-Filmen" der zwanziger Jahre auftauchten, war ihre Respektabilität erheblich getrübt, und sie verschwanden von den Seiten der Handarbeitszeitschriften!

Wenngleich Dildos keine rituelle Bedeutung mehr haben und Vibratoren nicht mehr vom Arzt verschrieben werden, erfreuen Sexspielzeuge verspielte Erwachsene bis zum heutigen Tag. Eine Umfrage im Jahr 1997 ergab, dass 10 Prozent der sexuell aktiven Erwachsenen beim Sex mit dem Partner Sexspielzeuge verwenden,[2] dass also buchstäblich Millionen Frauen und Männer in den USA mit erotischen Accessoires unter die Decken schlüpfen. Aber das heißt nicht, dass sie darüber reden – selbst jene unter uns, die ungeniert in der Erwachsenenabteilung des örtlichen Video- und Buchladens stöbern, tauschen kaum mit Freunden Vibratorempfehlungen aus. Schließlich führt das Thema Sexspielzeug zwangsläufig zu Gekicher und Witzen über die Fahrt zur Notaufnahme. Die weit verbreiteten Klischees von Sexspielzeugen als unnatürlichen Hilfsmitteln für Leute, die ihre Unzulänglichkeiten damit kompensieren, sind schwer zu erschüttern: Oft werden Sexspielzeuge entweder als „eheliche Hilfsmittel" zur „Behebung" eines sexuellen Problems betrachtet, als Trostmittel für Einsame oder als Utensilien für extravagante Gemüter.

In Wahrheit ist der Wunsch eines Erwachsenen, Sexspielzeuge ins Bett mitzunehmen, nicht extravaganter als der Wunsch eines Kindes, in der Badewanne mit Plastikenten zu spielen. Spielzeuge können die Empfindungsfähigkeit intensivieren und regen zu einfallsreichen Spielchen an. Ein Seidenschal, eine Straußenfeder und ein klitoraler Vibrator bieten allesamt Stimulation durch Berührung. Die Finger des Partners, sein Penis und ein Dildo bieten allesamt angenehmen Druck und Fülle. Wenn Sie ihm einen Penisring überziehen oder ihr die Augen verbinden, erkunden Sie das erotische Territorium, in dem Geist und Körper zusammenkommen. Trotz einer weit verbreiteten Angst, dass Spielzeuge (insbesondere Vibratoren) Sie nach einer bestimmten Art der Stimulation „süchtig" machen, helfen sie Ihnen viel eher, den gewohnten Trott in Ihrem Sexleben zu durchbrechen. Das Herumexperimentieren mit Spielzeugen kann Ihr Bewusstsein für die unzähligen erotischen Möglichkeiten in der Welt um Sie herum erweitern und Sie Ihre Einkäufe aus der Metallwarenhandlung oder vom Gemüsemarkt mit einem neuen Sinn für vergnügliche Einsatzmöglichkeiten sehen lassen. Nach mehr als zehnjähriger Tätigkeit als Vibrator-Verkäuferinnen machen wir weiterhin ungehemmt Werbung für die Freuden des Spielzeugs und empfehlen Ihnen im Anhang einige Quellen.

Als junge Mutter entdeckte ich, dass Sexspielzeuge mir halfen, mich an meinen veränderten Körper zu gewöhnen. Man kann dadurch ganz toll und auf neuartige Weise an den eigenen Körper denken – auf neue Spielzeuge reagiert man auf ganz ungewohnte und unterschiedliche Weise.

Erotika genießen

Als Eltern sind Sie in der Kunst des lauten Vorlesens bestimmt bestens geübt. Doch warum beschränken Sie Ihre Bettlektüre auf Peter Carle und Madeline? In den letzten Jahren sind explosionsartig Erotika und sexuelle Ratgeber erschienen. Sie können Ihrem Geliebten aus erotischen Anthologien vorlesen, die eine erstaunliche Bandbreite von Stilarten und Themen umfassen, oder sich zu jedem nur denkbaren sexuellen Trick kundig machen, etwa wie man in Kontakt mit seiner inneren Domina kommt, mit Hilfe tantrischer Atemübungen die eigenen Chakras stimuliert, den G-Punkt der Partnerin liebkost, schmutzige Wörter sagt, die Prostata des Freundes mit einem umschnallbaren Dildo massiert oder besser Oralsex praktiziert. Auch das Internet ist eine hervorragende Quelle für Informationen über Sex und Erotika.

Mein Ehemann und ich surfen beide im Internet und senden einander Links von Seiten mit „Wie man …"-Ideen.

Videos für Erwachsene bieten eine Spezialmischung aus häuslicher Unterhaltung und sexueller Inspiration. Auch wenn es Ihnen vielleicht wie jener Umfrageteilnehmerin ergeht, die sich über das niedrige Niveau vieler Mainstream-Pornos ärgert, pilgern scharenweise Frauen und Paare in Videotheken und kennen bereits ihre speziellen Regisseure, Produzenten oder Darsteller, die Leben in die Bude bringen.

Würden Sie bitte einen Teil Ihres Gewinns aus diesem Buch einem Kunststiftungsfonds zur Verbesserung der Qualität erotischer Filme spenden?

In der Tat sollten Sie sich von erotischen Videos in künstlerischer Hinsicht nicht zu viel versprechen. Die Produktionsqualität ist oft gering, der Soundtrack drittklassig, und Handlung, Schauspielkunst und Drehbuch rangieren gewöhnlich auf Minimalniveau. Die meisten Erotikvideos werden mit niedrigem Budget gedreht, aber sie sollen auch nicht Ihr ästhetisches Empfinden inspirieren, sondern Ihre sexuelle Erregung. Wenn Sie Ihre künstlerischen Urteile beiseite lassen können und sich auf Ihre Unterleibsreaktionen konzentrieren, entdecken Sie wahrscheinlich, dass das Betrachten eines Pornos eine unterhaltsame Methode darstellt, Stimmung zu erzeugen, Ihre Vorstellungskraft zu reizen, Ihre Phantasien zu erweitern oder Ihnen Anregungen zu geben, welche Tricks Sie zu Hause ausprobieren könnten. Im Anhang finden Sie Unternehmen, die eine anspruchsvollere Auswahl sowohl erotischer wie auch informativer Sexvideos anbieten. Und wenn Ihnen die Erotika nicht gefallen, die Sie finden, schreiben oder drehen Sie selbst welche!

Dass ich erotische Gedichte schreibe und mich selbst fotografiere, förderte meine sexuelle Entdeckung und gab mir ein Ventil für meine sexuelle Energie.

Ein Wort zu Gleitmitteln

Mein Sexleben wurde durch Phantasien, Humor und eine Tube Gleitmittel gerettet.

Erlauben Sie uns, einen Toast auf eins der bescheidensten und doch am vielseitigsten einzusetzenden erotischen Accessoires auszubringen, die je erfunden wurden: das Gleitmittel auf Wasserbasis. Gleitmittel ist die einfache Zutat, mit deren Hilfe eine langweilige sexuelle Begegnung in eine gebührend schlüpfrige, heiße, tolle Angelegenheit verwandelt wird. Das Genitalgewebe ist empfindlich und belohnt zärtliche, liebevolle Behandlung. Ohne Feuchtigkeit kann die genitale Stimulation ausgesprochen unerotisch sein. Mit Feuchtigkeit ist die Penetration schöner, die klitorale Stimulation erregender und gegen den Körper des Partners zu gleiten fühlt sich damit einfach phantastisch an.

Sowohl Frauen wie auch Männer glauben oft fälschlicherweise, dass Frauen in jeder erotischen Situation genügend Vaginalfeuchtigkeit produzieren „sollten" und dass ein Mangel an natürlicher Feuchtigkeit mangelnde Erregung widerspiegle. In Wahrheit beeinflussen eine große Zahl hormoneller und äußerer Faktoren die Scheidenfeuchtigkeit. Die Hormonschwankungen während des Menstruationszyklus und ein Östrogenabfall – entweder nach der Entbindung, während des Stillens, nach der operativen Entfernung der Gebärmutter oder nach der Menopause – können zu verminderter Scheidenfeuchtigkeit führen. Ein verminderter Östrogenspiegel führt auch zum Dünnerwerden des Vaginalgewebes, was einen weiteren Grund für den Gebrauch von Gleitmitteln darstellt. Stress, verschiedene Medikamente, beispielsweise gegen Allergien, Alkohol, Rauchen und Jetlag zählen zu den vielen äußeren Faktoren, die Ihre Schleimhäute austrocknen können.

Im Grunde gibt es keine Ausrede dafür, kein Gleitmittel zu benutzen! Es ist ein wertvolles Safer-Sex-Hilfsmittel, weil feuchtes Latex weniger Reibung verursacht, weniger leicht reißen kann und sich für beide Beteiligte wesentlich angenehmer anfühlt. Mit einem Gleitmittel können Sie sich viel länger Ihrem Liebesspiel widmen, und es ist bei jeglicher analen Penetration unerlässlich (weil das Rektalgewebe nicht von selbst feucht wird und viel zarter als das Scheidengewebe ist). Gleitmittel auf Wasserbasis sind heute in einer wirklich überwältigenden Anzahl von Zusammensetzungen erhältlich, von dicker, gel-ähnlicher bis hin zu glatter, seidiger Konsistenz; so dass Sie sicherlich ein für Sie geeignetes finden.

Phantasien und Rollenspiel

Überall widmen sich Kinder mit Begeisterung dem Rollenspiel, Verkleiden, Phantasieabenteuern und Geschichtenerzählen, und all diese Spielelemente sind auch wertvolle Stimmungsverstärker für amouröse Erwachsene. Lassen Sie Ihrer Phantasie freien Lauf, und Sie entdecken vielleicht, dass ein Rollenspiel genau das ist, was Sie brauchen, um Ihre Erotik aufzupeppen. Ob Sie sich nun als „Cowboy und Schulfräulein“ verkleiden oder einfach die gesellschaftlichen Rollen zurückweisen, die nicht Ihrer erotischen Realität entsprechen – das Gefühl unbegrenzter

Möglichkeiten kann überaus befreiend – und erregend – wirken.

Glauben Sie bloß nicht, Sie müssten Elternsex haben, was immer das sein mag. Manchmal meinen die Leute, sie müssten als Eltern sanften Kuschelsex haben, wenn Sie in Wirklichkeit Sex à la Mit-dem-Rücken-gegen-die-Wand oder Die-Füße-auf-dem-Fenstersims brauchen.

Die meisten Leute hegen Phantasien, die in zwei Kategorien einzuteilen sind: „der unmögliche Traum“ oder „die unvergessliche Wirklichkeit“. Mit anderen Worten, Sie können durch Phantasieabenteuer erregt werden, die Sie in der Wirklichkeit nie genießen würden oder nie genießen könnten (Verführung Ihres Lieblingsfilmstars, schwerelosen Sex in einem Raumschiff). Und Sie können durch auf der Realität beruhende Phantasien erregt werden, also jene Phantasien, die Erinnerungen an frühere Begegnungen oder Visionen künftiger Erlebnisse in Ihnen aufsteigen lassen. Wahrscheinlich genießen Sie Ihre „unmöglichen Träume“ ohne viel Scham oder Angst, und Ihnen machen auch die unmöglichen Phantasien Ihres Partners nichts aus. Allerdings fühlen Sie sich womöglich ein wenig durch Ihrer beider realitätsbezogenen Phantasien bedroht oder schämen sich dafür. Eine der Herausforderungen – und Belohnungen –, die das sexuelle Erwachsenwerden mit sich bringt, besteht darin, die Fülle erotischer Vorstellungswelten akzeptieren und genießen zu lernen. Dazu müssen Sie die folgenden häufig vorkommenden Hemmungen überwinden.

Das Gefühl, ausgeschlossen zu sein

Zweifellos wären Sie erfreut und geschmeichelt zu erfahren, dass Ihr Liebster seine sexuelle Erregung durch die Erinnerung an besonders heiße Nummern steigert, die er mit Ihnen in der Vergangenheit erlebte. Aber wenn sich herausstellt, dass einige seiner stärksten Phantasien um frühere Geliebte kreisen oder gar die scharfe Braut, die gerade in die Nachbarwohnung eingezogen ist, fühlen Sie sich womöglich ein wenig bedroht. In Anbetracht dessen, dass wir in Bezug auf Erotik leicht nicht zu genügen fürchten, geraten wir oft in die Falle, Lust als eine Frage des Entweder-oder zu betrachten – „Wenn mein Ehemann auf sie scharf ist, kann er doch nicht wirklich mich begehren“ oder „Wenn meine Freundin von Eigenschaften angemacht wird, die ich gar nicht habe, dann ist sie gar nicht mehr scharf auf mich“.

Mein Mann hat Phantasien von jüngeren Frauen, die kein Kind haben, und das verletzt mich sehr.

In Wahrheit sind wir alle fähig, uns von vielen verschiedenen Leuten und vielen verschiedenen Eigenschaften erregen zu lassen. An einem Tag in Phantasien von einem früheren Liebhaber und am anderen in der Phantasie von einem gegenwärtigen Liebhaber zu schwelgen stellt eine natürliche Methode dar, Ihre erotischen Gelüste wach zu halten. Wenn Ihnen danach zumute ist und Sie sich sicher genug fühlen, offen jeweils die Phantasien des anderen zu erkunden, merken Sie möglicherweise, dass bestimmte wiederkehrende Themen für Ihre Erregung eher verantwortlich sind als die tatsächliche Besetzung der Hauptrollen. Und diese Themen – beispielsweise Vorfreude, Spannung, jungfräuliche Erfahrungen, emotionale Nähe, überwältigt zu werden – können Ihnen wertvolle Informationen darüber geben, wie Sie die Glut in Ihrem Sexualleben schüren können (mehr dazu in Jack Morins Buch *Erotische Intelligenz*.)

Das Gefühl, abnormal zu sein

Viele Leute mögen Phantasien, die sie als „politisch nicht korrekt“ bewerten – wie jene, die von Dominanz und Unterwerfung, Exhibitionismus, Voyeurismus oder unpassenden Partnern handeln –, weil sie überzeugt sind, dass sie sie nicht ausleben wollen. Phantasien über Tabuverhalten sind verständlicherweise weit verbreitet, weil die verbotene Frucht überaus erotisch aufgeladen ist. Eine gewisse Scham oder Zwiespältigkeit in Bezug auf Ihre Phantasien kann diese noch wirkungsvoller und schöner machen. Wenn Sie allerdings gerne Elemente Ihrer Phantasien in Ihre sexuelle Realität übernehmen möchten, wird diese Zwiespältigkeit problematisch. Menschen, die ihre Phantasien mit einem Partner teilen, sind besonders leicht anfällig für Ängste, ob ihre Phantasien oder die ihres Partners denn auch „normal“ sind.

Tatsächlich ist nicht ausschlaggebend, ob Ihre Phantasien normal sind. Es kommt vielmehr auf die Entscheidung an, welche Aspekte Ihres Phantasielebens Sie und Ihr Partner miteinander ausprobieren möchten. Wenn Paare das Thema der Erweiterung ihres sexuellen Repertoires anschneiden, werden sie allzu oft durch Scham und Verlegenheit entzweit. Scham kann so aussehen: „Hilfe, ich muss ja pervers sein, wenn ich beim Oralsex ans Bett gefesselt sein möchte“, oder so: „Nein, ich muss ja prüde sein, wenn ich sie beim Oralsex nicht ans Bett fesseln möchte.“ Wir versäumen leicht etwas aus einem Gefühl der Unsicherheit und Unzulänglichkeit heraus – das gilt sowohl für die sexuellen Wünsche, die wir haben, als auch für die, die wir nicht haben. Das kann zu einem Kreislauf führen, in dem jeder den anderen beschuldigt, entweder zu viel zu fordern oder zu fade zu sein, was weitere Vertrauensbekundungen nicht eben fördert. Wie die folgende Umfrageteilnehmerin andeutet, sind Vertrauen und Akzeptanz oft Voraussetzungen für sexuelle Abenteuerlust.

Ich bin jetzt offen für Dinge, vor denen ich mich vor zehn Jahren in Entsetzen gewunden hätte. Es ist schön, wenn man mit demselben Partner seit zehn Jahren zusammen ist und sich durch unsagbare Mengen Beziehungsmüll gearbeitet hat, so dass wir wirklich Freunde sein können und uns nicht Sorgen machen müssen: „Ist er mit mir glücklich? Wird er eine Tollere finden?“ Das Wissen, dass das so ist, dass wir uns wirklich festgelegt haben und uns lieben, befähigt mich, offen für seine Vorschläge von Dingen zu sein, bei denen mir anfangs nicht ganz wohl ist, die sich aber oft als toll entpuppen. Die bestehende Nähe zwischen uns hat letztlich das Gleichgewicht geschaffen, das wir für sehr entspannten und intensiven Sex brauchen.

Es ist absolut in Ordnung, wenn einer von Ihnen Phantasien über Aktivitäten nachhängt, die der andere nicht ausprobieren möchte. Der springende Punkt ist Folgendes: Dass Sie ein Recht auf Ihre Wünsche haben, bedeutet, dass keiner von Ihnen mehr oder weniger Recht darauf hat als der andere.

Seit meine Libido zurückgekommen ist, würde ich gerne mal Gruppensex ausprobieren, aber mein Ehemann möchte das nicht. Aber er ist bereit, fast alles auszuprobieren, was ich im Schlafzimmer will. Ich hatte Lust auf Analsex, und seit wir damit angefangen haben, habe ich ganz neue Kicks erlebt. Ich würde furchtbar gerne eine doppelte Penetration mit zwei Männern ausprobieren, bezweifle aber, dass er dem zustimmen würde. Aber auch so kommunizieren wir jetzt mehr denn je zuvor über Sex, ob vor den Kindern oder seit den Kindern.

Durch Phantasien kann man sich selbst besser kennen lernen. Wir ermuntern Sie, Ihre Phantasien zu akzeptieren, zu erkunden und zu verfeinern, wohin sie Sie auch führen mögen. Ob sie sich als zufällige Gedanken manifestieren, als mentale Bilder oder Szenarien, die Sie im Rollenspiel mit einem Partner ausagieren – es sind Ihre Phantasien, die taktile Stimulation in ausgewachsene erotische Erregung verwandeln. Sie verdienen Ihre Neugier, Achtung und Wertschätzung.

Heiße Tipps: Schenken Sie Wonnen

Sie müssen nicht warten, bis die „Stimmung" Sie überkommt, Sie können mit ein wenig vorheriger Planung dafür sorgen, dass es passiert. Dies sind die Art Geschenke, die man ebenso gern gibt wie bekommt.

- Schenken Sie Ihrem Partner einen kinderfreien Tag. Geben Sie keinen Verfalltermin an, damit der Empfänger das Geschenk dann einlösen kann, wenn er es am meisten braucht. Dieses nichtsexuelle Geschenk gibt Ihrem Partner wertvolle Ungestörtheit und eine Gelegenheit, sich zu entspannen und seine Batterien wieder aufzuladen. Vielleicht braucht Ihr Partner genau das, um sich wieder für sexuelle Intimität zu begeistern.
- Planen Sie einen romantischen Abend und überreichen Sie Ihrem Partner eine handgeschriebene Einladung. Arrangieren Sie alles selbst –, Babysitter, Abendessen, Ambiente – er oder sie darf keinen Finger rühren. Sie können dies zu Hause tun oder mit einer Übernachtung in einem Hotel verbinden.
- Verwöhnen Sie Ihren Partner mit einem erotischen Bad. Ziehen Sie alle Register – sorgen Sie mit Kerzen, Duftölen und vorgewärmten Handtüchern für Stimmung. Und gönnen Sie ihm eine langsame, schwelgerische Hand- und Fußmassage.
- Überreichen Sie Ihrem Partner einen Gutschein für einen Ausflug in einen Sexshop, wo er sich ein beliebiges Spielzeug aussuchen darf. Oder kaufen Sie einen Geschenkgutschein und stecken Sie ihn in einen Spielzeugkatalog.

- Planen Sie einen erotischen Video-Abend. Das können Sie machen, wenn die Kinder schlafen und Sie nicht zu müde sind. Leihen Sie sich ein paar aus. Überlassen Sie Ihrem Partner die Fernbedienung ganz zu seiner Verfügung.
- Schreiben Sie Ihrem Partner einen heißen Brief. Sie können die Geschichte Ihres Kennenlernens noch einmal schildern, seine anziehendsten Merkmale beschreiben, eine Ihrer schönsten sexuellen Begegnungen noch einmal durchleben oder detailliert beschreiben, welche unartigen Dinge Sie künftig gerne tun würden.

Definieren Sie Sex neu

Wenn Sie länger als einen oder zwei Monate Mutter sind, haben Sie wahrscheinlich schon herausgefunden, dass in Bezug auf Kindererziehung a) jeder ein Experte ist und b) allein Ihr eigenes Fachwissen zählt. Sie können Elternratgeber auf der Suche nach Tipps und Richtlinien verschlingen, aber letztlich kennen Sie die individuellen Eigenheiten und Persönlichkeiten Ihrer Familienmitglieder am besten und können am besten entscheiden, wie Sie mit Ihrem Kind umgehen sollen. Sheila Kitzinger drückt dies so aus:

> *Teils liegt das an der Tatsache, dass es hier nicht allein um eine Handlung geht, die die Mutter vollzieht, etwa das Stillen eines Babys, sondern auch um ihre Gefühle bei dieser Handlung – und ob sie sich mühelos, spontan und vor allem selbstsicher verhält, mag wesentlich wichtiger sein als der Erziehungsstil, den sie einschlägt.*[3]

Jetzt ist Ihnen klar, worauf wir hinauswollen. Ja, Sie können Sexbücher auf der Suche nach Tipps und Vorschlägen durchforsten, aber letztlich kennen nur Sie allein Ihre besonderen erotischen Eigenheiten. Ihre Selbstsicherheit bezüglich der Art von Sex, die Sie haben wollen, ist wesentlich wichtiger als die Frage, um welche Art Sex es sich dabei handelt. Das Beste am sexuellen Erwachsenwerden ist, dass Sie bei der Definition von Sex keinen Beschränkungen mehr unterliegen. Uns allen wurde beigebracht, uns Sex in schmerzhaft begrenzten Begriffen vorzustellen – „Es handelt sich nur dann um Sex, wenn dabei wechselseitige genitale Stimulation beinhaltet ist" oder „Ausschließlich Penis-Vagina-Geschlechtsverkehr ist Sex, alles andere zählt lediglich als Vorspiel". Wenn Sie durch die Mutterschaft nichts anderes gelernt haben, so haben Sie – darauf gehen wir jede Wette ein – gelernt, dass die Grenzen zwischen Sinnlichem und Sexuellem, zwischen Emotionalem und Körperlichem, zwischen dem Selbst und dem anderen einfach zu fließend sind, als dass man Ihre Erotik fein säuberlich auf Schubladen verteilen könnte. Von jetzt an definieren Sie Sex so, wie es Ihnen passt. Und da gibt es viele Möglichkeiten:

Sex ist nicht das Ein und Alles

Sex stellt nicht die einzige Möglichkeit dar, Liebe auszudrücken, intim zu sein oder Ihren Körper zu genießen. Andererseits sind Sie jedes Mal, wenn Sie Liebe, Intimität oder die Wonnen Ihres Körpers erfahren, in Kontakt mit Ihrer Erotik.

> *Sex ist nicht das Ein und Alles in unserer Beziehung und wir wissen, dass wir einander auf viele Arten wertschätzen und diese Wertschätzung vielfältig zeigen können.*

> *Mein Mann hätte wahrscheinlich lieber öfter Sex (wir kommen auf durchschnittlich einmal im Monat), aber indem wir uns nicht mehr so auf den Verkehr konzentrieren, haben wir uns eine schöne Möglichkeit geschaffen, einfach so für uns andere Dinge zu tun, die nicht so sexuell sind.*

Sex verändert sich ständig

Wenn Sie sich erst einmal von der Idee verabschieden, dass Sex einem bestimmten vorhersehbaren Muster folgen sollte, können Sie unbefangen verfolgen, wie sich Ihre Erfahrung während Ihres Lebens und von Begegnung zu Begegnung verändert.

Ich träume davon, wie ich mittleren Alters und wieder allein mit meinem Mann bin. Das Leben hat seine Zyklen. Manchmal gibt es mehr Raum für Sex, manchmal nicht. Mein Mann und ich können uns einander emotional und körperlich verbunden fühlen, ob mit viel oder wenig Sex.

Manchmal erlebt man Sex einfach als angenehm, nicht als überwältigend. Ein anderes Mal macht die Tatsache, dass wir schon so lange zusammen sind, den Sex viel bedeutungsvoller.

Sex ist mehr als Genitalkontakt

Sex umfasst Ihren gesamten Körper. Versuchen Sie Ihre Genitalien eine Woche lang zum Sperrgebiet zu erklären und erkunden Sie die unzähligen anderen Arten, sich körperlich auszudrücken. Küssen Sie ihren Nacken; streicheln Sie seine Schenkel, schmiegen Sie sich in voller Bekleidung im Auto dicht aneinander. Kommen Ihnen schöne Erinnerungen an Ihre Verabredungen als Jugendliche? Dann erleben Sie sie wieder aufs Neue.

Hin und wieder nehmen wir zusammen bei Kerzenschein ein Schaumbad, wenn die Kinder schlafen. Wir reden nicht, halten uns einfach schweigend im Arm. Das brauchen wir.

Wir haben gelernt, wie wir bekleidet sexuell sein können, ohne uns an den Genitalien anzufassen. Mit anderen

Worten, wir haben Sex neu definiert. Wir kuscheln viel und halten bei Spaziergängen Händchen. Wir erzählen einander auch, was wir gerne miteinander tun würden, wenn wir die Zeit dafür hätten (etwa wenn mein Mann in der Mittagspause kurz vorbeischaut).

Sex ist mehr als Geschlechtsverkehr

Verabschieden Sie sich von der Tyrannei des Geschlechtsverkehrs und begrüßen Sie die Anarchie einer umfassenden einfallsreichen Sexualität. Es kann eine Herausforderung für heterosexuelle Paare darstellen, Geschlechtsverkehr durch das zu ersetzen, was als „Gefummel" bezeichnet wird, weil wir dadurch gezwungen sind, das Regelbuch wegzuwerfen. Immerhin liefert der Geschlechtsverkehr eine klare Handlungsanleitung für die sexuellen Begegnungen so vieler Paare – Anfang, Mitte, Schluss –, die die unbestrittene Abfolge beim Sex definiert. Wenn dieser Rahmen verschwunden ist, wie wissen wir dann, ob wir uns am Anfang, in der Mitte oder am Ende einer Begegnung befinden? Ach, das müssen wir selbst entscheiden und dann darüber reden, so geht das! Vielleicht beinhaltet eine sexuelle Begegnung genitale Berührung, vielleicht auch nicht; vielleicht umfasst sie einen Orgasmus für einen von Ihnen oder Sie alle beide, vielleicht auch nicht; vielleicht bedeutet sie eine fünfminütige gegenseitige Masturbation auf dem Sofa, vielleicht einen ganzen Tag voller erotischer Telefonate. Allein auf das Vergnügen kommt es nun an.

Bedeuten lange Abstände zwischen Phasen von dann wieder sehr häufigem Penis-Vagina-Sex, dass man sich nicht mehr liebt? Für uns eindeutig nein. Wir sind noch immer und noch mehr ineinander verliebt, haben nur andere Arten der gemeinsamen Sexualität entdeckt.

Sex gedeiht bei Intimität

Um langfristig eine sexuelle Beziehung aufrechtzuerhalten, müssen Sie eine körperliche und emotionale Verbindung spüren. Intimität schafft den Kontext für das Vertrauen und die Akzeptanz, die erotische Selbstenthüllung sicher und anziehend machen.

Manchmal verbringen Paare die Abende gewohnheitsmäßig getrennt zu. Sie wissen schon, sie schaut fern und er sitzt am Computer bis zur Schlafenszeit, und dann versucht man, miteinander zu schlafen, und weil man sich den ganzen Tag nicht gesehen, geschweige denn einander berührt hat, funktioniert es nicht. Also versuche ich dafür zu sorgen, dass wir miteinander Zeit verbringen, dass wir einander berühren.

Ich berühre meinen Mann auch täglich, eine Umarmung, ein Kuss oder ein leichter Klaps, nur um mich ihm verbunden zu fühlen. Wenn ich ihn nicht ein paarmal berühren kann, fühle ich mich verloren. Und er sagt, dass mehr Küsse, mehr spontane Zuwendung – innerhalb und außerhalb des Schlafzimmers – hilfreich sind.

Sex gedeiht durch Unabhängigkeit

Damit Ihre Erotik blüht und gedeiht, müssen Sie überzeugt sein, dass Ihr Verlangen, Ihre Neugierde und Vorlieben auch berechtigt sind. Intimität mit einem Partner wird Ihre Leidenschaft nur anheizen, wenn Sie sich Ihre individuellen Identitäten bewahren und die Unterschiedlichkeit des anderen respektieren. Sexuelle Kompatibilität ist nicht die Fähigkeit, Ihre Wünsche in Ihrer Partnerschaft zu unterdrücken, sondern die Fähigkeit, widersprechende Sehnsüchte zu genießen und ins Gleichgewicht zu bringen. Dieser Balanceakt, den Sie als Geliebte und Mutter zuwege bringen, kann all Ihre Beziehungen bereichern.

Mit Kindern ist Balance ungemein wichtig. Ohne Kinder bleibt Ihnen mehr Freiraum, um Spaß zu haben und einfach an der Paarbeziehung zu arbeiten, aber mit Kindern arbeiten Sie an etlichen Beziehungen gleichzeitig. Es ist eine Herausforderung, aber in gewisser Hinsicht ist es reifer, und wenn es gelingt, stärkt es die enge Bindung.

Sex gebührt ein hoher Stellenwert

Ihr Körpergefühl wird sich entwickeln, Ihre Einstellungen wandeln, Ihre Phantasien sich neu gestalten, Ihr Partner wird sich verändern, Ihre Kinder werden heranwachsen und von zu Hause ausziehen. Ihre Erfahrung sexueller Wonnen befindet sich Ihr Leben lang in ständigem Fluss, aber Ihr Recht auf sexuelle Wonnen bleibt konstant. Und niemand kann dieses Recht so gut geltend machen wie Sie.

Wir haben erotische Fotos gemacht, wir waren Aktmodelle in Zeichenkursen in hiesigen Galerien und Colleges. Wir gehen im Sommer an den nächsten FKK-Strand (unsere Kinder begleiten uns), und unser Leben schließt im Großen und Ganzen unser sexuelles Wesen als Teil des Bildes mit ein. Wir stecken einander nicht in irgendwelche Schubladen. Klingt das so, als wäre alles, was wir denken, atmen und tun, nur Sex? Kein bisschen. Er ist Rechtsanwalt, und ich arbeite als Personalrätin in einem Großunternehmen. Unsere Kinder gehen in die dritte und vierte Klasse. Mein Sohn und ich spielen in Baseball- und Softball-Mannschaften. Darauf will ich hinaus – wenn Sie nicht Ihre erotische Natur zu einem Teil Ihres Lebens machen, passiert es nicht von allein, und Sie werden eines jener Paare, die sagen, dass der Funke erlosch, als die

Kinder auf die Welt kamen. Aber nicht die Kinder sind schuld daran. Sie selbst haben versagt und den Funken nicht am Leben erhalten.

9.

Sex und die allein erziehende Mutter

Wenn Sie als allein erziehende Mutter keinen festen Partner haben, genügen die Selbstliebe-Episoden manchmal einfach nicht. Sie wissen, was wir meinen – selbst wenn Sie doppelt schuften, um die Kinder zu versorgen, liegen Sie in manchen Nächten mit dem alles verdrängenden Gedanken wach: „Ich muss mal wieder vögeln." Ein warmer Körper, eine wohltuende Berührung, ausgelassener verschwitzter Sex – genau dies reißt uns aus unserem Mütterlichkeitsschlummer und erfrischt unseren Körper und unser Selbstwertgefühl.

Aber Sie wissen auch, dass etwas zu wollen und es zu bekommen zwei völlig verschiedene Dinge sind. Zu lernen, wie man sich wieder verabredet, zu versuchen, neue Leute kennen zu lernen, und sich durch die logistischen Herausforderungen in Bezug auf Zeit und Intimsphäre lavieren zu müssen sind nur ein paar der Herausforderungen, denen Sie sich auf dem Weg zu sexueller Vereinigung stellen müssen. In diesem Kapitel werfen wir einen Blick auf einige der häufiger vorkommenden Gründe, weshalb allein erziehende Mütter letztlich allein schlafen, erörtern gewisse Nebenaspekte von Verabredungen und bieten Vorschläge, wie Sie dieses Thema mit Ihren Kindern angehen können.

Wenn wir uns auf die Partnersuche konzentrieren, wollen wir damit nicht andeuten, dass die einsamen sexuellen Betätigungen einer allein stehenden Frau unangemessen oder minderwertig seien. Im Gegenteil, erotische Soloabenteuer wie Masturbation und Phantasien können die fleischlichen Gelüste ziemlich gut befriedigen und bewirken oft, dass man die eigene Sexualität besser versteht und sich wohler mit ihr fühlt. Aber trotz der ansprechenden Tatsache, dass ein Vibrator Sie nicht betrügen oder das Bett mit Beschlag belegen wird, kann er auch nicht „Ich liebe dich" sagen oder mit Ihnen in Löffelchenstellung kuscheln. Auch wenn wir überzeugt sind, dass Sie ohne Partner sexuell aktiv bleiben können, trägt unseres Erachtens intimer Sexualkontakt doch auf einzigartige Weise zu Ihrem sexuellen Wohlbefinden bei und ist es zweifellos wert, dass Sie sich diesbezüglich bemühen!

Warum wir schließlich doch allein schlafen

Das Wer, Was, Warum und Wie einer sexuellen Beziehung herauszufinden kann derart kompliziert werden, dass viele allein erziehende Mütter sich schließlich fragen: „Was soll ich mir groß die Mühe machen?" Weil logistische Probleme, berechtigte Ängste und anscheinend unüberwindbare Kleinigkeiten sich auftürmen, erscheint es verlockend, einfach das Handtuch zu werfen. Wir zählen im Folgenden einige der schlimmen gegen Sie verschworenen Mächte auf und zeigen Ihnen, wie Sie sich eine etwas optimistischere Sicht bewahren können.

Mein Kind steht an erster Stelle

Wenn Ihre Tage bis oben voll gestopft sind mit Beruf, Hausarbeit und Erziehung, ist eine weitere Zeit und Aufmerksamkeit fordernde Person das Letzte, was Sie brauchen. Schließlich können Sie beides nur begrenzt geben, und wenn Sie sie an einen anderen Erwachsenen verschwenden, fürchten Sie, Ihren Kindern etwas vorzuenthalten.

Ich habe vor, mich so lange nicht zu verabreden, bis mein Sohn mindestens zwei Jahre alt ist. Meiner Ansicht nach ist es für mich wichtiger, dass ich für ihn da bin, als nach einer Vaterfigur zu suchen, die sowieso nicht auftauchen wird. Es fällt mir nicht leicht, aber das Wichtigste ist für mich mein Kind, Sex hin oder her.

Für mich dreht sich alles nur um meine Tochter. Solange sie glücklich ist, brauche ich im Moment keine Beziehung.

So unmöglich es klingt, Sie können emotional und körperlich für Ihre Kinder da sein und gleichzeitig ein aktives Sexualleben führen. Zugegeben, das kostet Sie ein wenig Mühe, aber Sie würden nicht zögern, diese Energie in die Arbeitsplatz- oder Wohnungssuche zu stecken, weshalb bringen Sie nicht etwas davon für Ihr Liebesleben auf? Was die Angst betrifft, Ihre Kinder könnten darunter leiden – sie werden im Gegenteil eine glückliche, erfüllte Mutter sehen, die ihnen eine gute Erwachsenenbeziehung vorlebt.

Ich kann nur sagen: Verleugnen Sie sich und Ihre Sexualität nicht und reden Sie sich nicht ein, Sie sollten am besten Ihren Kindern zuliebe Ihr Sexleben opfern. Dieser Schuss geht immer nach hinten los. Überdies vermitteln Sie so Ihren Kindern ein verzerrtes Bild dessen, was es heißt, erwachsen zu sein. Wenn die Kinder sehen, dass Sie sich Zeit für das Zusammensein mit einem Mann (oder einer Frau) nehmen und dabei ihre Gefühle nicht ignorieren, werden sie Erwachsenenbeziehungen als sehr normalen Teil des Lebens betrachten.

Manchmal ist es einfacher, Ihre Bedürfnisse im Namen des Wohlergehens Ihres Kindes zu opfern, anstatt zu untersuchen, was Sie wirklich davon abhält, wieder selbst aktiv zu werden. Es ist in Ordnung, wenn Sie eine Pause von sexuellen Beziehungen einlegen, aber wenn Sie gewohnheitsmäßig Intimität vermeiden, erweisen Sie letztlich sich selbst und Ihren Kindern einen schlechten Dienst.

Mein Rat lautet: Gehen Sie hinaus und leben Sie so schnell wie möglich wieder Ihr Leben. Ich wartete damit so lange, dass ich fast tot war, als ich wieder loszog! Ich hatte eigentlich keine Verabredungen, bis mein Sohn elf wurde und ich allmählich wieder für ein paar Stunden wegging und ihn allein ließ ... das öffnete mir die Tür zu einem neuen Leben! Führen Sie unbedingt auch außerhalb der Familie Ihr Leben weiter. Verwöhnen Sie sich, um sich Ihre Sexualität zu bewahren!

Statt Ihre Bedürfnisse auf unbestimmte Zeit zu verschieben, sollten Sie sich bewusst machen, wie ein gesundes sexuelles Selbstwertgefühl Ihre Lebensqualität verbessern kann.

Das Wichtigste, was Sie für Ihre sexuelle Gesundheit tun können, ist, dass Sie sich Zeit nehmen für sich als sexuelle Person, für Ihre Bedürfnisse, Triebe und Sehnsüchte. Sie können dies durchaus von Ihren Kindern trennen, wenn Sie erkennen, dass Sie die Aufmerksamkeit und Liebe verdienen, die Verabredungen und Sex Ihnen geben können.

Der Beziehungskater

„Gebranntes Kind scheut das Feuer“ lautet eine bequeme Ausrede für das Vermeiden von Beziehungen, und man sollte nicht unterschätzen, wie hartnäckig sie sich hält. Viele Mütter wurden zu „Singles“, als die Beziehung mit dem Vater des Kindes zu Ende ging, und sie schleppen eine Weile die Last aus dieser gescheiterten Beziehung mit sich herum. Gleichgültig, ob Sie sich nun an einer Niete von Vater die Finger verbrannten oder Ihre lesbische Co-Mutter ihre Sachen packte, es ist schwer, sich dadurch nicht desillusioniert zu fühlen. Es endet damit, dass Sie Ihr Urteilsvermögen in Frage stellen – wie kann nur der Mensch, den Sie einst bedingungslos liebten, jetzt Sie oder Ihr Kind so mies behandeln? Was können Sie machen, um nicht noch einmal auf einen Loser hereinzufallen?

Gegen einen Kater hilft nur Zeit. Wenn Sie eine scheußliche Trennung durchgemacht haben, geben Sie sich viel Zeit, sich davon zu erholen, und setzen Sie sich nicht zu sehr unter Druck, mit Ihrem Ex die Dinge perfekt zu regeln oder ihn sofort zu ersetzen. Erst mit ausreichender Distanz zu Ihrem Ex sehen Sie diese Beziehung aus einer neutraleren Perspektive und klingen Ihre Wut und Schuldgefühle ein wenig ab – und diese Perspektive werden Sie brauchen, wenn Sie planen, weiterhin gemeinsam für die Kinder da zu sein.

Mein bester Tipp an andere Single-Mütter lautet: Werdet bloß nicht bitter. Die Verbitterung schleicht sich in alle eure anderen Beziehungen, einschließlich die mit den Kindern und anderen Männern, und tut dem tatsächlichen Ehemann kein bisschen weh, weil es ihn mittlerweile überhaupt nicht mehr juckt. Innerlich Ruhe zu bewahren (in meinem Fall dank einer Psychotherapie) war das Einzige, was mir wirklich half.

Meines Erachtens ist es wichtig, möglichst irgendeine Art positive Beziehung zum Vater anzustreben, damit Ihr Kind seine andere Hälfte kennt. Ich hätte den Vater meines Kindes wahrscheinlich sofort vor die Tür gesetzt, wenn wir kein Baby gehabt hätten. Aber wir beide tragen die Verantwortung für die Erziehung unserer Tochter und es ist die Anstrengung wert.

Versuchen Sie neue Beziehungen möglichst ohne Altlasten anzugehen – es ist nicht fair, einem Menschen die Fehler eines anderen anzurechnen. Wenn Sie beim Loslassen der Vergangenheit Hilfe brauchen, ziehen Sie eine Therapie in Erwägung. Lernen Sie unbedingt aus Ihren früheren Beziehungen und äußern Sie künftigen Partnern gegenüber klar, was Sie von ihnen brauchen und erwarten. Ihr Selbstbewusstsein wird aufblühen – ebenso Ihre Aussichten, einen Partner zu finden.

Verlust eines Partners

Im Kino läuft es immer so ab: Eine Ehefrau gibt ihrem dann bald verwitweten Mann die von Herzen kommende Erlaubnis, nach ihrem Tod wieder zu heiraten. Ist Ihnen schon mal aufgefallen, dass der im Sterben liegende Ehemann sich selten mit solchen Gedanken plagt? Einer Frau, die ihren Partner verliert, wird oft der Status der sexlosen Witwe zugeschrieben, und ihr wird unterstellt, dass sie ihren toten Gemahl „betröge", wenn sie wieder mit einem Mann eine Beziehung einginge. Sich gegen dieses Klischee zu sträuben erfordert Mut, ein dickes Fell und Entschlossenheit.

Der Tod eines Partners ist für die ganze Familie ein schwerer Schlag, aber wenn Ihre Trauer nachlässt, fragen Sie sich vielleicht, ob Sie wieder mit einem Mann ausgehen sollen oder nicht. Wundern Sie sich nicht, wenn Sie Gefühle der Schuld, Angst oder Untreue spüren – diese Emotionen sind normal angesichts der Tatsache, dass Sie Ihre Liebe und Treue jemandem gelobten, der zwar körperlich nicht mehr bei Ihnen ist, aber in Ihren Erinnerungen und denen Ihrer Kinder fortlebt. Lassen Sie sich Zeit und denken Sie darüber nach, was Sie glücklich machen würde, und wenn das eine Partnerschaft, Lust und sexuelle Intimität umfasst, dann sollten Sie diese Ziele auch aktiv verfolgen. Sie können professionelle Hilfe suchen, um noch vorhandene Schuldgefühle oder Angst aufzuarbeiten, sich einer Selbsthilfegruppe anschließen oder um die Hilfe und das Verständnis von Freunden und Familienangehörigen bitten, die Sex gegenüber positiv eingestellt sind.

Angst und Abscheu

Diese Emotionen nagen an Ihrem Selbstbild und Selbstvertrauen und behindern Sie bei der Partnersuche. Angst äußert sich in vielen Formen: der Angst, zurückgewiesen zu werden, Angst, Ihr nächster Partner sei nicht gut genug, Angst, die Kinder könnten ihn nicht leiden. Abscheu kann sich als allgemeine Verbitterung in Bezug auf Beziehungen äußern, als schlechtes Gewissen wegen einer Trennung oder als negatives Selbstbild.

> *Ich erlange jetzt Befriedigung, aber ich konnte wegen meiner extremen Schuldgefühle meiner Tochter gegenüber lange nicht zum Orgasmus kommen. Ich hielt mich für eine Rabenmutter, weil ich nebenan mit jemandem schlief, der nicht ihr Vater ist. Jetzt weiß ich, dass das Unsinn ist, aber damals bereitete es mir sehr große Probleme. Sowie ich durch meinen Partner bestärkt wurde und es selber in Ordnung fand, war ich bereit, es noch einmal zu versuchen. Und es war wunderbar! Ich musste einfach für mich selber erkennen, dass ich nichts Falsches tat.*

Gewisse Unsicherheiten und Zweifel sind absolut normal, aber wenn Sie dadurch gelähmt werden, müssen Sie sich damit gründlich auseinander setzen: Wovor fürchten Sie sich am meisten? Was ist das schlimmste denkbare Szenario? Was das beste? Wenn Sie aus Angst vor Zurückweisung mit jemandem nicht ausgehen, entgeht Ihnen auch die Gelegenheit, den ganzen Zauber des Angenommenwerdens zu erfahren. Egal ob Sie Erfolg haben oder einen Fehlschlag erleiden, Sie können Ihr Selbstvertrauen verbessern, indem Sie einfach aktiv werden.

Ich investierte viel Zeit und Energie in Bekanntschaftsanzeigen und fand letztlich niemanden. Aber ich bin so stolz auf mich, weil ich es probiert habe, und fühle mich wohl genug, um es irgendwann noch einmal zu versuchen.

Die Besserwisser

Am meisten Schwierigkeiten hatte ich, im Bekanntenkreis Unterstützung in Bezug auf mein Bedürfnis nach Partnerschaft und Sex zu finden. Es war unglaublich, wie viele Leute meinten, ich sollte zugunsten meiner Kinder meine Gefühle verleugnen.

Als ob nicht schon genug negative Stimmen in Ihrem Kopf herumschwirrten, sind Sie wahrscheinlich von wohlmeinenden, mahnenden Leuten umgeben, die Ihnen zu jedem Aspekt Ihres Mutterseins ihre Meinung aufdrängen – Ihre Nachbarn, Verwandten, andere Eltern, Mitglieder der Kirchengemeinde, sogar einige Ihrer Freunde. Sie können damit rechnen, dass sie die Augenbrauen bis zum Haaransatz hochziehen, wenn sie erfahren, dass Sie wieder Sex haben (wollen). Für Sie als Mutter wird Ihr Sexualleben zur öffentlichen Angelegenheit. Und es kommen die Moralkeulen in Form endloser neugieriger Fragen: Ist er vorbestraft? Haben Sie sie bei sich übernachten lassen, als auch das Baby zu Hause war? Halten Ihre halbwüchsigen Kinder dies nicht für Heuchelei? Wollen Sie heiraten? Allein die Vorstellung dieses Missklangs von Fragen kann einem so viel Angst einjagen, dass man zölibatär wird. Und wenn man von einer tollen Verabredung heimkommt und dann vom Babysitter einer peinlichen Befragung unterzogen wird, wirkt das wie eine eiskalte Dusche.

Je nach Ihrem persönlichen Stil und Ihrer Beziehung zum Fragesteller können Sie viele Antworten retour geben, die die Sache klarstellen:

Höflich entschlossen: „Danke für Ihre Nachfrage, aber ich behalte meine Privatangelegenheiten lieber für mich."

Vorgetäuschte Gekränktheit: „Ich kann es nicht fassen, dass Sie annehmen, ich könnte etwas tun, was nicht zum Wohle meines Kindes ist!"

Sarkastisch: „Ja, ich treffe mich mit einem Kriminellen und plane mit ihm durchzubrennen und meine Kinder auf Ihrer Türschwelle auszusetzen."

Schnörkellos auf den Punkt gebracht: „Kümmern Sie sich um Ihre eigenen Angelegenheiten."

Die logistischen Einschränkungen

Es ist eine ganz einfache Rechnung: Ein allein erziehender Elternteil hat mehr Arbeit als zwei Elternteile (selbst angesichts der Tatsache, dass Paare sich die Aufgaben der Kindererziehung nicht gerecht teilen). Viele allein erziehende Mütter werden bei der Lektüre dieses Kapitels denken: „Ja, und wie soll ich ein Sexleben führen, wenn ich Essen kochen, Wäsche waschen, von neun bis fünf arbeiten gehen und dann noch bei Sportveranstaltungen oder so etwas zuschauen soll?" Diese Frage ist berechtigt, und wir nehmen sie nicht auf die leichte Schulter. Wir tun unser Bestes in diesem Buch, um Ihnen ein paar praktische Tipps zu geben, wie Sie sich Zeit erübrigen, Hilfe holen und Ihre Arbeitsbelastung in den Griff bekommen können. Aber Tatsache bleibt einfach, solange die Gesellschaft den Bedürfnissen von Müttern – einschließlich guter Kinderbetreuung (subventioniert und an Ort und Stelle), bezahltem Mutterschafts- und Vaterschaftsurlaub, Jobsharing und familienfreundlichen Arbeitsplätzen – keine Priorität einräumt, werden wir nie genug Zeit haben. Wir raten Ihnen deshalb, jeden nur möglichen Moment für persönliches Vergnügen zu nutzen und bei jeder sich bietenden Gelegenheit für gesellschaftliche Veränderungen einzutreten.

Das neue Ich

Wenn Sie sich seit der Geburt Ihres Kindes nicht mehr mit einem potenziellen Partner verabredet haben, erfahren Sie vielleicht mit Erstaunen, dass Ihnen jetzt bei der Partnersuche ganz andere Dinge wichtig sind. Mit Rücksicht auf Ihre Kinder sind Sie womöglich vorsichtiger, wenn Sie eine Beziehung eingehen, weil jede Bedrohung Ihrer Sicherheit (oder seelischen Gesundheit) auch für Ihre Kinder eine Gefährdung darstellt. Viele Mütter beschreiben sich als wählerischer bei der Partnerwahl, und Bekanntschaften, die nicht sofort ihren Maßstäben oder denen der Kinder entsprechen, bekommen keine zweite Chance.

> *Ich habe keine Zeit für Spielereien und irgendwelchen Mist, also sortiere ich manche Leute ziemlich schnell aus.*

> *Ich denke nicht einmal an Sex, wenn meine neuen Bekannten sich in der Nähe meines Sohnes nicht wohl fühlen.*

Manche Mütter setzen die Schwelle noch höher an, indem sie nach Vaterfiguren für ihre Kinder suchen.

Einer der Typen, mit denen ich ausging, sagte, allein erziehende Mütter haben es schwerer, weil sie einen Partner und einen Vater für ihre Kinder suchen. Ich zuckte bei dieser Bemerkung zusammen, erkannte aber bald, dass das meine Situation aufs i-Tüpfelchen genau beschrieb.

Als Kehrseite solch genauer Prüfung stehen Sie womöglich zum Schluss alleine da. Wenn Ihre Erwartungen zu hoch geschraubt sind, entgehen Ihnen am Ende einige vergnügliche, wenn nicht gar „kosmisch bedeutsame" Abenteuer. Geben Sie sich Raum, rechnen Sie damit, ein paar Fehler zu machen, und Sie werden schließlich ein funktionales Gleichgewicht erreichen.

Versuchen Sie nicht, aus jeder Beziehung eine „Familie" zu machen – nicht jeder Mann, mit dem Sie ausgehen, ist ein potenzieller Vater für Ihre Kinder. Damit setzen Sie sich, Ihren Partner und Ihre Kinder viel zu sehr unter Druck. Anfangs fiel es mir schwer, das einzusehen. Erst als ich es lockerer anging und mit den Leuten ausging, die mir sympathisch waren, liefen meine Beziehungen besser.

Wie verhalten Sie sich Ihren Kindern gegenüber

Noch bevor Sie mit jemandem regelmäßig ausgehen, sollten Sie sich überlegen, wie Sie Ihr Sexualleben im Hinblick auf Ihre Kinder handhaben wollen. Wenn Sie bereits einen Entschluss getroffen haben, ob Ihre Kinder Ihren Partner kennen lernen sollen, wo Sie miteinander Sex haben wollen und inwieweit Ihre Kinder davon erfahren sollen, stolpern Sie nicht unvorbereitet in eine peinliche Situation oder tun etwas, was Sie später bereuen.

Wann sollten meine Kinder meinen Liebhaber kennen lernen?

Die meisten Leute stimmen dahingehend überein, dass man den jeweiligen Partner nicht zu viel Zeit mit den Kindern verbringen lassen sollte, solange die Beziehung noch nicht ernsthafterer Natur ist. Auch wenn Sie mit Vergnügen Ihre Freunde wechseln, so bringen Kinder jemandem schnell Zuneigung entgegen und können durch eine größere Zahl kommender und gehender Personen in ihrem Leben traumatisiert werden. Trennungen können für Kinder schlimmer als für die Erwachsenen sein; diese Mutter bringt absichtlich ihre Partner nicht mit ihren Kindern zusammen:

> *Weshalb sollten Sie UND Ihre Kinder sich von jemandem trennen müssen?*

Verfallen Sie aber nicht ins andere Extrem, trennen Sie die einzelnen Bereiche Ihres Lebens nicht zu rigide. Kinder gehen enge Bindungen ein, aber es ist nicht so, als würden sie niemals Trennungen erleben – geliebte Verwandte sterben, und Freunde oder Babysitter ziehen weg. Obwohl Verluste für ein Kind schmerzlich sein können, gehören sie zum Leben und Lieben dazu. Solange Sie Ihrem Kind versichern können, dass Sie es nicht verlassen, können Sie ihm vermitteln, dass Beziehungen sich nun einmal verändern.

Ihre Wertvorstellungen und Lebensumstände entscheiden, welche Vorgehensweise für Sie am besten funktioniert. Manche Mütter finden, dass es besser ist, Kinder und Partner voneinander zu trennen, wenn ihnen dies aufgrund der äußeren Umstände möglich ist.

> *Ich sehe den Mann in meinem Leben nur dann, wenn meine Jungen bei ihrem Vater sind.*

Anderen gelingt es, ein Gleichgewicht herzustellen, indem sie ihren Partner wie jeden anderen „Bekannten“ behandeln.

Ich habe seit jeher viele männliche Bekannte, einen neuen Freund stelle ich also meinen Kindern einfach als „Mamas neuen Bekannten“ vor. Wenn er bei mir übernachtet, sorge ich dafür, dass er morgens auf das Wohnzimmersofa umzieht.

Uns gefällt der Pragmatismus dieses mütterlichen Tipps:

Versuchen Sie nicht, Ihre „Zweierbeziehungen“ zu strikt von Ihrem elterlichen Leben zu trennen. Schaffen Sie sich genug Raum für Ihre lustvollen Vergnügen, aber es ist auch wichtig, dass jeder, dem Sie nahe kommen, Ihre Kinder mögen und eine Beziehung zu ihnen aufbauen kann.

Was sollten meine Kinder über mein Intimleben wissen?

Sie können viel Energie darauf verwenden, um verhindern zu wollen, dass Ihre Kinder etwas über Sex erfahren: Sie können alle Spuren aus Ihrer Wohnung tilgen, Gesprächen darüber aus dem Weg gehen und Ihren Kindern erzählen, dass der Klapperstorch sie gebracht hat. Aber erwarten Sie dann nicht, dass sie zu sexuell verantwortungsbewussten Erwachsenen heranwachsen, wenn niemand sie aufklärt, ihnen gutes Sexualverhalten vorlebt oder ihnen versichert, dass ihre Sexualität normal ist.

Eltern haben den größten Einfluss auf die Sexualentwicklung ihrer Kinder. Sie können sich dafür entscheiden, ein Sexleben zu führen und die Sexualerziehung Ihrer Kinder auf Lügen, ausweichendem Verhalten und Unwissenheit zu gründen oder aber auf Ehrlichkeit, Offenheit und Informationen. Würden Sie Ihren Kindern nicht lieber das Beispiel einer gesunden Intimbeziehung vorleben als vorzugeben, Sie hätten gar kein Sexualleben? Wenn Sie Ihr Sexleben im Verstohlenen führen, lernen Ihre Kinder, dass Sexualität etwas ist, was man verstecken und dessen man sich schämen muss, wohingegen Ehrlichkeit Ihre Beziehung zu Ihrem Kind verbessern und zu einer gesunden Sexualentwicklung beitragen wird.

Eines Tages setzte ich mich mit meinen Kindern zusammen – sie waren zehn und zwölf – und sagte: „Es gibt jemanden, den ich gern habe, und er wird heute hier übernachten. Ich möchte euch gegenüber nicht so tun, als wäre Sex nicht wichtig für mich und als hätte ich kein anderes Leben, als euch zu erziehen. Und ich möchte, dass es euch mit dem gut geht, wofür ihr euch einmal entscheidet." Meine jüngere Tochter antwortete: „Erinnerst du dich noch an den Jungen, mit dem ich letztes Jahr zu der Tanzparty ging? Na, ich habe ihn geküsst." Sie sagte mir, dass es ihr jetzt viel besser ging, nachdem sie es mir erzählt hatte.

Es passierte mir oft, dass meine Jungen überraschend vorbeikamen, wenn mein Freund und ich dachten, sie unternähmen etwas mit ihrem Vater. Ich führe ihnen meine sexuellen Aktivitäten nicht vor, aber ich lüge auch nicht. Weil sie ja älter werden, bitte ich sie, nicht einfach hereinzuplatzen, wenn sie wissen, dass mein Freund da ist.

Manchmal übernachten bei mir Frauen, hin und wieder auch Frauen, mit denen es nichts Ernstes ist. Das ist schwierig, weil mein Sohn um meine Aufmerksamkeit kämpft, selbst wenn er meine Geliebte mag. Ich versuche, vorher mit ihm darüber zu reden, und sage ihm, was mir diese Person bedeutet, und ich lasse auch anklingen, dass sie vielleicht hier übernachtet. Wenn er emotional ein wenig vorbereitet ist, reagiert er gelassener. Meiner Erfahrung nach wirkt es sich auf unser beider Leben weniger aus, wenn ich morgens mit ihm aufstehe und gleich einige unserer gewohnten Dinge mache.

Behandeln Sie Ihre Kinder nicht als Ihre Vertrauten – Sie sollten mit ihnen nicht die Freuden oder Leiden Ihrer Beziehung teilen. Um Ihre Kinder nicht zu verwirren, benennen Sie klar die Art Ihrer Beziehung mit einem Bekannten oder Partner. Kinder bekommen so viele Klischees aufgetischt, dass sie vielleicht unrealistische Erwartungen an Ihren neuen Partner haben. Sie können erklären, dass unverheiratete Leute zusammen schlafen, ohne an Heirat zu denken. Sie können Ihre Kinder wissen lassen, dass die Frau in Ihrem Leben keine lange verschollene Tante, sondern eine Freundin ist, die mit Mama schläft. Und bedrängen Sie Ihren Partner/Ihre Partnerin auch nicht, Papa oder Mama für Ihr Kind zu spielen, sofern es nicht tatsächlich die Situation widerspiegelt.

Veranlassen Sie Ihr Kind niemals, eine Bekanntschaft Papa/Mama zu nennen!

Wo sollten Sie die Nacht verbringen/miteinander schlafen?

Irgendwann dürften sich die meisten allein erziehenden Mütter über die Frage den Kopf zerbrechen, ob sie einen Liebhaber bitten sollen, die Nacht bei ihnen zu verbringen. Es ist eindeutig viel praktischer für Sie, aber Sie müssen sicher sein, dass es ungefährlich ist und Sie auf die Auswirkungen vorbereitet sind, die dies auf die Kinder hat. Bringen Sie nie jemanden mit nach Hause, wenn Sie auch nur leiseste Bedenken hegen, ihn Ihren Kindern vorzustellen. Wenn Sie bereit sind für einen Übernachtungsgast, sprechen Sie mit Ihren Kindern vernünftig darüber.

Versuchen Sie nicht, Ihren Geliebten zu verstecken, das kann gründlich schief gehen.

> *Ich versuchte immer, die Person ins Haus zu schmuggeln, nachdem meine Tochter zu Bett gegangen war, und sie wieder hinauszubugsieren, ehe meine Kleine aufstand, was nicht immer gelang – ganz zu schweigen davon, dass Kinder mitten in der Nacht gelegentlich ganz unerwartet im Schlafzimmer erscheinen. Partner bekommen es auch leid, wenn sie verheimlicht werden, und zweifeln dann, ob man ihnen wirklich Zuneigung entgegenbringt.*

Natürlich sollten Diskretion und altersgemäße Informationen eine wichtige Rolle bei Ihrer Vorgehensweise spielen. Und natürlich lassen Sie Ihre Kinder nicht beim Sex zuschauen, aber Sie müssen auch nicht vor Angst, sie könnten Sie eines Tages „dabei erwischen“, es vermeiden, bei Ihnen zu Hause mit jemandem zu schlafen. Schließen Sie die Schlafzimmertür ab, und bereiten Sie sich auf ihre Fragen oder Überraschungsbesuche vor. Wenn Größe und Zuschnitt Ihrer Wohnung es erlauben, vergrößern Sie den Abstand zwischen Ihrem Schlaf- und den Kinderzimmern.

Jüngere Kinder geben sich meist mit der Erklärung zufrieden, dass Ihr Freund ein Übernachtungsgast sei, so wie auch bei ihnen manchmal ein Kind übernachtet. Älteren Kindern können Sie sagen, dass Sexualität ein wichtiger Teil des Lebens ist und einer gewissen Vertrautheit und Intimsphäre bedarf. Wenn Ihre halbwüchsige Tochter fragt, warum Sie Liebhaber bei sich schlafen lassen dürfen, sie aber nicht, können Sie ihr schlicht sagen, dass Sie die Regeln im Haus bestimmen, oder Sie können die Gelegenheit nutzen und mit ihr über die für sexuelle Beziehungen nötige Reife und Verantwortung sprechen.

Eine allein erziehende Mutter muss es ihren Kindern eindeutig klar machen, dass sie ein Recht auf Glück und Intimsphäre hat.

Sie müssen mit einer gewissen Eifersucht Ihrer Kinder rechnen, wenn jemand bei Ihnen übernachtet (siehe folgende Erörterung), also machen Sie Ihren Kindern deutlich, dass Sie sie lieben, so wie diese Mutter:

Wenn Ihr Freund das erste Mal bei Ihnen übernachtet, müssen Sie am nächsten Morgen aufstehen und etwas wirklich Amüsantes mit den Kindern unternehmen. Frühstücken Sie schön mit ihnen, gehen Sie in den Park, unternehmen Sie etwas Besonderes, damit sie sich nicht an den Rand gedrängt fühlen.

Wenn Sie versuchen, den Kontakt zwischen Ihren Kindern und Ihren jeweiligen Partnern auf ein Minimum zu begrenzen, ist es natürlich am besten, wenn man nicht unter einem Dach schläft. Wenn Ihr Ex regelmäßig die Kinder nimmt, bietet sich Ihnen eine perfekte Möglichkeit, darauf Ihren Zeitplan abzustellen.

Ich hatte das Glück, dass sich die ersten zwei Jahre der Vater sehr kümmerte und ich deshalb mit ein paar Nächten pro Woche zu meinem Vergnügen rechnen konnte. Schön, wenn man sich wenigstens eine Nacht treiben lassen kann – was immer Sie unter Treibenlassen verstehen.

Wenn Ihr Ex nicht einen Teil der Kindererziehung übernimmt, sind Sie auf kurze sexuelle Begegnungen beschränkt, sofern Sie nicht für die ganze Nacht einen Babysitter anheuern oder Betreuung arrangieren können, damit Sie die Wohnung für sich haben. Wenn Ihre Kinder alt genug sind, können sie bei

Freunden übernachten. Und Sie können sich dabei mit einem anderen allein erziehenden Elternteil abwechseln. Kinder können auch gelegentlich bei Verwandten oder guten Freunden übernachten, oder vielleicht finden Sie einen Babysitter, der über Nacht bleibt.

Ich kann mich hin und wieder verabreden und Sex haben, weil ich Aktivitäten plane, bei denen meine Tochter dann bei Familienmitgliedern oder Freunden übernachtet.

Heuern Sie Ihre Freunde an! Sie wissen, all die Leute, die Ihnen vorschlagen, auf Ihr Kind aufzupassen? Sagen Sie ihnen klipp und klar, sie sollen ihre Dienste nur anbieten, wenn sie es ernst meinen, da Sie sie mit Sicherheit beim Wort nehmen werden. Und tun Sie das dann, wenn Sie einfach Ihre Ruhe brauchen, ausgehen oder ein sexuelles Abenteuer haben wollen.

In einer Wohngemeinschaft haben Sie einen Babysitter als Mitbewohner und noch ein paar andere Vorteile.

Wenn Sie mit jemandem ein Haus oder eine Wohnung teilen, wird vieles billiger, zudem übernimmt Ihr Mitbewohner auch mal das Babysitting und Sie haben im Haus mehr Platz, wo Sie ungestört sein können. Das hat mir mein Leben als allein Erziehende gerettet.

Wie man Leute kennen lernt

Wenn Sie sich erst einmal die Erlaubnis zu einem Sexualleben geben, besteht die nächste Hürde darin, jemanden dafür zu finden. Wie lernen Sie diesen besonderen Menschen kennen, dem Sie Zutritt zu Ihrem Bett gewähren? Vielleicht funktionieren die Tipps folgender Mütter auch bei Ihnen:

Empfehlungen von Freunden

Wahrscheinlich haben Sie schon entdeckt, dass bei der Suche nach Kinderbetreuung, Rechtsbeistand oder Einkaufsmöglichkeiten Ihre Freunde die hilfreichsten Empfehlungen geben können. Verabredungen machen da keine Ausnahme, da Ihre Freunde, Verwandten und Kollegen Sie am besten mit künftigen Partnern bekannt machen können. Scheuen Sie sich nicht zu fragen – lassen Sie alle wissen, dass Sie sich gerne wieder mit jemandem treffen würden, und bitten Sie sie, Ihnen ungebundene Freunde vorzustellen. Versenden Sie kühn eine Gruppen-E-Mail oder erwähnen Sie es beiläufig im Gespräch. Wenn Sie sich erst geistig darauf einstellen, dürfte Ihnen einiges einfallen.

Heiße Tipps: Wie man Leute kennen lernt

- Fragen Sie Freunde und Bekannte. Lassen Sie alle Ihre Freunde wissen, dass Sie mit jemandem bekannt gemacht werden wollen.
- Suchen Sie Anschluss an eine Gruppe. Bei Vorträgen, in Kursen und Vereinen lernt man leicht neue Leute kennen.
- Gehen Sie allein aus. Gehen Sie ohne Begleitung zu Treffpunkten Erwachsener (Cafés, Partys), damit die Leute wissen, dass Sie noch zu haben sind.
- Gehen Sie zu den Treffpunkten der Kinder. Sie können in Parks, Kindertagesstätten oder bei Veranstaltungen für Kinder andere allein Erziehende kennen lernen.
- Geben Sie eine Bekanntschaftsanzeige auf. Durch Online-Anzeigen kann man sehr gut Leute kennen lernen und die weniger geeigneten aussortieren, ehe man sich mit ihnen trifft.

Meine Schwester möchte für sich eine „Lulu sucht einen neuen Freund"-Party schmeißen, auf die alle Eingeladenen einen ungebundenen Bekannten mitbringen müssen.

Nachdem ich meinen Freundeskreis erschöpft hatte, begann ich gute berufliche Bekannte zu fragen, ob sie nicht ungebundene Freunde hätten. Sie waren sehr mitfühlend und versuchten wirklich zu helfen.

Sich durch Freunde neue Bekannte vermitteln zu lassen hat mehrere Vorteile. Erstens sind die Betreffenden vorher schon ausgesiebt – die Gefahr ist geringer, dass Sie bei einem Psychopathen landen –, und es handelt sich um Personen, die Ihre Freunde interessant finden. Zweitens können Ihre Freunde eine gute Alternative zu peinlichen Blinddates bieten, indem sie eine Einladung zum Abendessen aussprechen oder einen gemeinsamen Ausflug planen, zu dem Sie beide eingeladen werden. Drittens geben Sie Ihren Freunden eine Gelegenheit, den Kuppler in sich auszuleben.

Und es gibt keinen besseren Zeitpunkt, wieder den Kontakt mit lange aus den Augen verlorenen Freunden aufzunehmen, als dann, wenn man Single ist. Vielleicht sind die anderen jetzt gebunden, aber sie haben hoffentlich neue Freunde, mit denen sie Sie bekannt machen wollen. Dank Internet können Sie heute leichter Leute aufspüren, zu denen Sie den Kontakt verloren haben – manche Schulen erlauben den früheren Absolventen, ihre E-Mail-Adressen zu veröffentlichen, und es gibt zahlreiche Suchprogramme, mit denen man die E-Mail-Adressen von Privatpersonen ausfindig machen kann.

Gehen Sie aus

Dazu müssen Sie ein wenig Zeit aufwenden, aber Sie werden unseres Erachtens profitieren, wenn Sie Aktivitäten verfolgen, die Ihnen Freude machen, und die in Gesellschaft anderer Erwachsener verbrachte Zeit genießen. Tipps, wie Sie sich Zeit hierfür erübrigen können, finden Sie im Kapitel „Alles haben wollen: Sex, seelische Gesundheit, Schlaf“.

Schließen Sie sich einer Gruppe oder einem Verein an, belegen Sie einen Kurs

Warum schlagen Sie nicht zwei Fliegen mit einer Klappe und pflegen ein persönliches Hobby, während Sie gleichzeitig neue Leute kennen lernen? Wenn Sie schon immer Französisch lernen wollten, belegen Sie einen Volkshochschulkurs und suchen Sie sich einen Lernpartner. In örtlichen Buchhandlungen und Bibliotheken erfahren Sie vielleicht von Lesekränzchen. Wenn Ihnen mehr nach diszipliniertem Sport zumute ist, gehen Sie in ein Fitnessstudio oder belegen Sie einen Aerobic-Kurs. Schließen Sie sich einer Selbsthilfegruppe allein erziehender Eltern an.

Gehen Sie allein aus

Auch wenn es vielleicht wesentlich mehr Spaß macht, mit Freunden auf Partys zu gehen, redet man dann meistens nur mit alten Bekannten. Wenn Sie allein unterwegs sind, sind Sie gezwungen, sich unter die anderen Gäste zu mischen, was Ihre Gastgeber erfreuen wird und wodurch Sie ein paar neue Bekanntschaften schließen. Auf größeren Partys stehen meist etwas einschüchternde Freundesgruppen schwatzend zusammen, aber in den meisten Fällen wird man Ihnen, wenn Sie sich lächelnd vorstellen, für Ihren Mut Anerkennung zollen und Sie mit Interesse im Kreis willkommen heißen.

Erwägen Sie auch, ohne Begleitung Veranstaltungen wie Lesungen, Theateraufführungen, Vernissagen, Konzerte oder Shows zu besuchen, weil Sie als Single auffallen werden. Schauen Sie sich in der Pause nach anderen Leuten um und knüpfen Sie mit einer Bemerkung über die Veranstaltung oder Aufführung ein Gespräch an.

Treffpunkte für Kinder

Wenn Sie andere allein erziehende Eltern kennen lernen wollen, brauchen Sie meist nur bis zum nächsten Spielplatz zu gehen.

Sonntags sind alle geschiedenen, nichtsorgeberechtigten Papas mit ihren Kindern im Park/Zoo/Kino/Schnellrestaurant etc. Die Kinder zusammen spielen zu lassen ist eine gute Methode, jemanden kennen zu lernen.

Nachbarschaftszentren, Schulen und Kindertagesstätten benötigen dringend elterliches Engagement. Indem Sie andere Eltern, allein erziehend oder gebunden, kennen lernen, können Sie sich in ihr Netzwerk unverheirateter Freunde einschleusen. Auch wenn Ihre Kinder den perfekten Einstieg in eine Unterhaltung darstellen, sollten Sie nicht die ganze Zeit über sie reden; versuchen Sie lieber andere gemeinsame Interessen zu entdecken.

Bekanntschaftsanzeigen

Bei den Uneingeweihten genießen Bekanntschaftsanzeigen einen schlechten Ruf – sie gelten als ein Forum für einsame verzweifelte Ekel, die nie einen Partner abbekommen. Aber die meisten Fans von Bekanntschaftsanzeigen sind ganz normale Leute, die aus dem einen oder anderen Grund einfach den Kreis potenzieller Partner erweitern möchten. Viele der Inserenten sind Beziehungsflüchtlinge, die wieder die Verabredungsszene betreten, andere sind schüchtern und gehen nicht gern unter Leute, wieder andere haben einfach nicht sehr oft die Gelegenheit, neue Leute kennen zu lernen. Die Personen, die man durch Anzeigen kennen lernt, haben im Allgemeinen nicht die unrealistische Erwartung, sie würden jedes Mal, wenn sie eine Anzeige aufgeben oder beantworten, den Mann oder die Frau Ihres Lebens finden, aber ihnen behagt die Möglichkeit, ein weites Netz auszuwerfen – in der Hoffnung, dass eines Tages doch der große Fisch darin landet. Und unabhängig davon, ob Sie dadurch einen Partner finden oder nicht, kann diese ganze Prozedur Ihnen die Augen öffnen für das, wonach Sie bei einem Partner suchen. Die folgende Mutter hält Anzeigen für eine praktische Methode, ihren Zeh wieder in den Dating-Pool zu tauchen und von vornherein Leute auszusortieren, die nicht an Kindern interessiert sind.

Als ich meinen Exmann verließ, war ich anfangs ziemlich überzeugt, dass ich mit niemandem ausgehen würde, bis die Kinder groß sind. Ich war felsenfest davon überzeugt, jeder Mann würde schreiend davonrennen, sobald er erfuhr, dass ich einen Schwung Kinder unter fünf Jahren hatte. Weil ich nicht die Zeit hatte, viel auszugehen und Orte zu besuchen, wo sich Leute treffen, gab ich eine Bekanntschaftsanzeige auf. Ich erwähnte in der Anzeige die Kinder, dass sie bei mir lebten und sie mir am wichtigsten sind. Das war ungemein wichtig bei meiner Suche nach jemandem, der damit umgehen konnte.

Wenn Sie sich entschließen, es einmal mit einer Anzeige zu probieren, müssen Sie zuerst überlegen, ob Sie auf eine Anzeige antworten oder selber eine aufgeben möchten. Die Antwort auf ein Inserat kostet Sie lediglich das Porto für Ihren Brief, der dann von der Anzeigenabteilung der Zeitung dem Inserenten zugestellt wird. Wenn Sie selbst in einer Zeitung inserieren, müssen Sie nur die Anzeige bezahlen. Erkundigen Sie sich vorher, wie viel die verschiedenen Anzeigengrößen kosten, ehe Sie Ihren Text formulieren. Je nach Zeitung, Verbreitungsgebiet und Größe der Anzeige kann das einiges kosten. Selbst eine Anzeige aufzugeben hat jedoch den Vorteil, dass Sie erst einmal Ihre Anonymität wahren und unsympathisch wirkende Personen aussortieren können. Sie sind nicht zur Beantwortung aller Zuschriften verpflichtet. Wollen Sie aus Kostengründen lieber auf Inserate antworten, können Sie sich überlegen, in Ihrem Schreiben lediglich Ihre Telefonnummer oder E-Mail-Adresse und nicht die volle Adresse anzugeben.

Bei Heirats- oder Bekanntschaftsvermittlern, die oft auch Bekanntschaftsanzeigen aufgeben, übernimmt das Institut eine gewisse Vorauswahl. Allerdings sind derartige Institute meist recht teuer. Manche dieser professionellen Vermittler arbeiten in ihren Anzeigen auch mit Lockvogelangeboten außerordentlich viel versprechender Männer und Frauen, die angeblich eine Beziehung suchen. Prüfen Sie derartige Institute gründlich, ehe Sie einen – meist sehr kostenintensiven – Vertrag unterschreiben.

Online-Kontaktbörsen

Wohin wenden Sie sich, wenn Sie für One-Night-Stands zu alt sind, zu viel zu tun haben, um irgendwelche Kurse zu belegen, und zu müde sind, um abends auf die Piste zu gehen? An eine Online-Kontaktbörse, wie beispielsweise www.de.match.com. Hier können Sie sich online registrieren lassen und ein Profil angeben, Sie bekommen dann per E-Mail Kontakt mit Leuten, die sich für Sie interessieren. Als registriertes Mitglied erhalten Sie Detailinformationen und Fotos aller anderen Mitglieder. Sie können Ihre Interessen detailliert angeben. Wenn Sie also einen 40-jährigen irischen Buddhisten suchen, der gerne Rap-Musik hört und vier Straßen weiter wohnt (viel Glück), können Sie ihn online suchen.

Die meisten Online-Dienste verlangen eine monatliche Gebühr (mit einer kostenlosen Versuchsphase) und bieten viele Extras wie Horoskope, Tipps fürs Verabreden, Diskussionsforen und Chatrooms. Online-Dating hat zahlreiche Vorteile: Sie können es abends tun, wenn die Kinder schlafen, Sie bleiben so lange anonym, wie Sie möchten, Sie sparen sich das Geld für den Babysitter und verringern die Zahl der peinlichen Treffen. Die praktischen Vorteile – Anonymität und die Möglichkeit der Vorauswahl – können für Mütter genau der entscheidende Anreiz sein, sich wieder auf Partnersuche zu begeben.

Heiße Tipps: Auf der Suche nach Liebe

Verfassen von Bekanntschaftsanzeigen

Sowohl bei Bekanntschaftsanzeigen wie auch Online-Diensten zahlt es sich aus, wenn Sie sich vorher überlegen, wie Sie sich präsentieren wollen. Auf eine gute Bekanntschaftsanzeige werden Sie einige ausgewählte, auf Ihr Angebot passende Antworten bekommen.

- Seien Sie präzise. Wenn Sie zu vage formulieren, bekommen Sie womöglich viele Antworten von Leuten, die – wie sich herausstellt – nichts mit Ihnen gemein haben. Denken Sie darüber nach, was in den Anzeigen oder Kurzbeschreibungen anderer Ihre Neugierde weckt oder Sie eher abschreckt.
- Seien Sie Sie selbst. Bemühen Sie sich nicht, witzig zu sein – mit Ehrlichkeit liegen Sie selten falsch.
- Versuchen Sie nicht, Endloslisten Ihrer Qualitäten oder Leistungen zu erstellen, sondern geben Sie Beispiele dessen an, was Sie mögen oder was Sie interessiert.
- Seien Sie ehrlich. Lügen Sie nicht in Bezug auf Ihr Aussehen oder Ihre Interessen – die Wahrheit holt Sie am Ende ein. (Bestimmt ist Ihnen aufgefallen, dass die Welt der Bekanntschaftsanzeigen von „attraktiven“ Leuten nur so wimmelt!)
- Bewahren Sie sich geistige Offenheit. Wie sehr Sie Aussehen, Interessen und Aktivitäten betonen, ist allein Ihre Entscheidung. Sie mögen vielleicht Football oder Piercings nicht, aber das heißt nicht, dass Sie nicht zu jemandem passen würden (sexuell und auch sonst), der beides mag. Nicht ohne Grund gibt es das alte Sprichwort: „Gegensätze ziehen sich an.“ Auch wenn Schubladendenken unangemessen ist, müssen Sie sich doch irgendeine Art der Beschreibung Ihrer Neigungen einfallen lassen, damit die Leser reagieren können. Sie können immer mehrere Inserate schalten und unterschiedliche Ansätze ausprobieren.

Das erste Treffen

Wenn Sie das erste Treffen ausmachen, befolgen Sie die in diesem Kapitel aufgelisteten Sicherheitstipps. Wenn Sie schließlich von Angesicht zu Angesicht Ihrem neuen Typen gegenüber stehen, können diese Vorschläge das Eis brechen.

- Versuchen Sie, sich zu entspannen. Sie könnten zu Beginn einfach zugeben, dass die Situation etwas ungewohnt ist, und davon ausgehend ein Gespräch anknüpfen.
- Bereiten Sie sich vor. Wenn Sie der schüchterne oder wortkarge Typ sind, überlegen Sie sich vorher einige Fragen, um das Gespräch zum Laufen zu bringen. Versuchen Sie, keinen Monolog zu führen, sondern verwickeln Sie Ihren Partner in ein Gespräch.
- Überstürzen Sie nichts. Lassen Sie sich Zeit, wenn Sie abzuschätzen versuchen, ob es zwischen Ihnen sexuell knistern könnte. Zwischen der Unterhaltung, an der Sie beide arbeiten, und dem in Ihrem Kopf ablaufenden Kommentar hat Ihr Körper vielleicht kaum Raum zu atmen. Möglicherweise wissen Sie erst nach mehreren Verabredungen und etwas Zeit zum Nachdenken, ob Sie die Sache weiterverfolgen möchten.

Ich konnte nur unter Mühen Zeit zum Ausgehen und Leute-Treffen abknapsen, und es war schwierig, einen Ort zu finden, an dem wir unter uns waren, ohne viel Geld für ein Essen oder ein Hotelzimmer oder was auch immer auszugeben (ich wollte nicht ständig Leute mit nach Hause bringen). Deshalb ging ich ins Internet – meines Erachtens ein toller Ort, um Leute kennen zu lernen. Ja, es gibt viele Spinner online, die nicht das sind, was sie zu sein vorgeben. Aber es gibt viel mehr Leute, die so sind, wie sie sich beschreiben. Und man kann leicht geradeheraus mit Leuten kommunizieren, wenn man nicht sofortige Abweisung und irgendwelche Folgen fürchten muss – ich kann im Internet sagen, was ich denke, zu jedem, ohne Angst zu haben, dass man mich sofort zurückweist.

Wie diese Mutter schildert, hat das Internet ganz schön damit zu schaffen, seinen unverdienten Ruf als ein Ort voller „Verrückter“, einschließlich Vergewaltiger, Stalker und Kinderschänder abzuschütteln. Ja, es gibt diese Leute, und ja, sie können das Internet nutzen, um potenzielle Opfer zu umgarnen, und tun dies auch, aber das Ausmaß, in dem dies geschieht, wird in den Medien stark übertrieben. Unseres Erachtens sollten sich Talkshows und Zeitungen auf verantwortungsbewusstere Weise den Vorteilen und Gefahren des Internet widmen – indem sie seine Bildungsmöglichkeiten vorstellen und den Leuten raten, mit Hilfe des gesunden Menschenverstandes ihre Intimsphäre zu schützen –, aber wir sind uns bewusst, dass dadurch die Einschaltquoten oder Auflagen und somit auch die Werbeeinnahmen nicht gesteigert würden. Also geben wir Ihnen eine kurze Einführung, wie Sie Ihre Privatsphäre schützen können.

Ungeachtet dessen, ob Sie sich nun mit Bekanntschaftsanzeigen oder Online-Diensten befassen, sollten Sie am besten Ihrem Instinkt folgen und immer hübsch vorsichtig sein. Schalten Sie Ihren gesunden Menschenverstand ein, wenn Sie Informationen über sich preisgeben. Verraten Sie erst dann Ihren Nachnamen, Ihre Adresse, Arbeitsstätte, wenn Sie jemandem wirklich vertrauen. Verwenden Sie bis dahin nur ein Pseudonym oder Ihren Vornamen. Wenn Sie beunruhigt sind, welche Informationen online über Sie verfügbar sind, suchen Sie unter Ihrem Namen oder holen Sie bei Ihrem Provider Erkundigungen ein und bitten Sie um Löschung Ihrer persönlichen Daten. Beschweren Sie sich beim Web-Master, wenn Sie belästigt werden oder jemand aufdringlich wird.

Wenn Sie ein persönliches Treffen vereinbaren, befolgen Sie die unten im Kasten aufgelisteten Sicherheitstipps. Wenn Sie

Heiße Tipps: Sicherheit

Wenn Sie jemanden finden, der Ihr Interesse weckt und den Sie persönlich kennen lernen wollen, sollten Sie einige Vorsichtsmaßnahmen treffen, besonders bei Ihrer ersten Verabredung.

- Verabreden Sie sich an einem öffentlichen Ort. Sie könnten sich während der Mittagspause treffen, so haben Sie automatisch einen guten Grund, sich zu verabschieden (und Sie sparen sich den Babysitter).
- Fahren Sie getrennt zum Treffpunkt.
- Erzählen Sie einer Freundin oder einem Freund, wohin Sie gehen und wann Sie zurück sein werden. Und rufen Sie danach diese Freundin beziehungsweise diesen Freund unbedingt an, damit sie/er weiß, dass Sie von der Verabredung zurückgekehrt sind.
- Nehmen Sie zur Verabredung Ihr Handy, eine Telefonkarte oder Kleingeld für ein Münztelefon mit.
- Nehmen Sie genug Geld mit, um notfalls mit dem Taxi heimzufahren.
- Nehmen Sie Safer-Sex-Utensilien mit, für den Fall, dass Sie ganz von den Socken sind.
- Wenn Sie von weiter her anreisen, planen Sie nicht, bei Ihrer Bekanntschaft zu übernachten, sondern buchen Sie sich selbst ein Hotelzimmer.

sich noch nicht sicher sind, dass diese Person keine Gefahr für Sie darstellt, schützen Sie aktiv Ihre Privatsphäre: Rufen Sie selbst diese Person an, anstatt Ihre Telefonnummer herauszugeben, vereinbaren Sie Treffen an öffentlichen Plätzen, um zu vermeiden, dass Sie zu Hause oder am Arbeitsplatz abgeholt werden; geben Sie im Gespräch nur begrenzt persönliche Informationen preis, anhand derer man Sie identifizieren kann. Wenn Sie diese Vorsichtsmaßnahmen befolgen, sind Sie mit Ihren Online-Bekanntschaften genauso sicher – wenn nicht sicherer – wie mit Leuten, die Sie in Ihrer Buchhandlung kennen lernen. Und Sie haben obendrein wertvolle Praxis in Bezug auf selbstsicheres Auftreten gewonnen.

Verabredungstipps

Wann erzählt man dem Bekannten von den Kindern

Wenn Sie Ihrem möglichen Flirt vor der ersten Verabredung nichts von Ihren Kindern gesagt haben, dann holen Sie es beim ersten Treffen nach. Es bringt nichts, wenn Sie so tun, als hätten Sie keine Kinder, und es ist nicht fair Ihrem Bekannten gegenüber, diese wichtige Information zu verschweigen. So schwer es ist, sich das als Mutter vorzustellen: Nicht jeder mag Kinder.

Akzeptieren Sie, dass manche Männer Sie wegen Ihres Kindes sofort meiden werden, und nehmen Sie es möglichst nicht persönlich.

Die meisten Mütter finden übrigens, dass Offenheit in Bezug auf die Kinder ihnen hilft, bei der Auswahl die Spreu vom Weizen zu trennen.

Seien Sie schonungslos offen, seien Sie vorbereitet! Der dritte Satz, den ich einem potenziellen Partner sage (während ich mein Handy zücke), lautet: „Meine neue Babysitterin ist toll – sie schickt nur eine SMS, wenn es Probleme gibt.“ Die meisten Kerle schauen dann auf die Uhr und ringen sich eine lahme Ausrede raus, weshalb sie sich jetzt verabschieden müssen.

Gleichzeitig seien Sie vorsichtig gegenüber Bekanntschaften, die zu interessiert an Ihren Kindern sind. Vielleicht entdecken Sie, dass er gar nicht wirklich Sie will, sondern Ihre bereits bestehende Familie.

Ich fand es bisher problematisch, die genauen Motive der Leute zu entschlüsseln. Meiner Erfahrung nach sind die Leute drei Kategorien zuzuordnen – diejenigen mit einem Schwangerschafts-/Stillende-Mutter-Fetisch, die, die eine fertige Familie wollen, und die, die mit einer weiteren Kerbe am Gürtel prunken wollen.

Ich stoße immer wieder auf Typen, die mich behandeln wollen, als ob ich zusätzlich zu meinen Kindern noch sie betütteln sollte.

Kinder als Barometer

Kein Wunder, dass manche Leute vor allein erziehenden Müttern flüchten – sie müssen nicht nur die Zuneigung der Mutter finden, sondern sich obendrein der erschreckenden Aufgabe stellen, die Kinder einer anderen Person bezaubern zu müssen. Viele der Mütter aus unserer Umfrage machten deutlich, dass sie keine Zeit mit jemandem vertun wollen, der nicht das Herz ihres kleinen Joey oder ihrer kleinen Janey erobert.

Vergewissern Sie sich, dass Ihr Bekannter die Art von Mensch ist, die Sie in der Nähe Ihrer Kinder haben wollen. Wenn meine Kinder jemanden, mit dem ich ausgehe, nicht mögen – wirklich nicht mögen, meine ich, nicht nur versuchen, ihn zu vergraulen, weil ich mit ihm ausgehe –, dann war's das mit dem Typen. Ich vertraue auf die Meinung meiner Kinder.

Zum Glück kann diese Mutter zwischen der natürlichen Eifersucht, die Kinder für jemanden empfinden, der mit ihnen um die Aufmerksamkeit ihrer Mutter konkurriert, und echter Abneigung unterscheiden. Erlauben Sie Ihren Kindern nicht, Ihre Beziehungen zu sabotieren, aber nehmen Sie sich Zeit herauszufinden, was sie an Ihrem neuen Partner nicht mögen. Vielleicht entdecken Sie, dass sie Befürchtungen hegen, die Sie zerstreuen können, beispielsweise könnte die Information, dass sie für Sie unersetzlich sind, Sie sie immer lieben werden und sie Ihren Liebhaber nicht als Ersatzvater betrachten müssen, die Lage entschärfen.

Wir bitten Sie, kein vorschnelles Urteil über Ihre Partner auf Grundlage ihres anfänglichen Erfolges (oder mangelnden Erfolges) bei Ihren Kindern zu fällen. Leute, die an den Umgang mit Kindern nicht gewöhnt sind, können anfangs etwas unbeholfen oder ängstlich sein, aber mit etwas Übung, Zeit zur Gewöhnung und der Möglichkeit, ihr Vertrauen zu gewinnen, können sie aufblühen.

Eifersucht

Seien Sie geduldig mit sich und Ihren Geliebten. Sie werden mit Sicherheit eifersüchtig auf Ihr Kind werden. Und seien Sie geduldig mit Ihren Kindern – sie mögen diese Leute nicht, die da in Mamas Bett auftauchen.

Eine Mutter kann sich nicht aufteilen, was soll sie also tun? Gegenüber Ihrem Partner sollten Sie Ihre Verfügbarkeit deutlich machen. Wenn Ihre Treffen sich nach Ihrem Zeitplan richten müssen, vergewissern Sie sich, dass das für ihn in Ordnung ist, und zeigen Sie ihm für seine Flexibilität Anerkennung. Reden Sie während Ihrer Zusammenkünfte nicht ständig von Ihren Kindern, sondern konzentrieren Sie sich auf Ihre gemeinsame Zeit unter Erwachsenen. Sie können ihm durchaus erklären, dass Ihre Kinder in Ihrem Leben an erster Stelle stehen, aber dies sollte Sie nicht daran hindern, Ihrem Partner das Gefühl zu vermitteln, dass er/sie in Ihrem ganz privaten Leben an erster Stelle kommt.

Vergessen Sie nicht, dass es normal ist, wenn Ihre Kinder auf Ihre Zuneigung zu einem anderen Menschen mit Eifersucht reagieren, insbesondere wenn sie Sie eine Weile lang nicht mit jemandem teilen mussten oder sie – falls Sie sich erst kürzlich getrennt haben – die Trennung vom anderen Elternteil verkraften müssen. Jüngeren Kindern erklären Sie, dass Sie einen besonders guten Freund haben, mit dem Sie gerne Zeit verbringen, so wie sie ja auch ihre Lieblingsspielkameraden haben. Älteren Kindern können Sie darlegen, wie wichtig intime Beziehungen zwischen Erwachsenen sind und welchen Wert sie für Ihr Leben haben. Verbringen Sie unbedingt auch weiterhin genug Zeit allein mit Ihren Kindern und drängen Sie sie nicht zu gemeinsamen Unternehmungen mit Ihnen und Ihrer neuen Flamme, bis sie von sich aus Interesse oder Bereitschaft zeigen.

Ihre sexuelle Gesundheit

Eine unserer Umfrageteilnehmerinnen formulierte es so: „Eine glückliche Mutter ist eine gute Mutter", und nichts kann Ihre Laune so heben wie gute Gesundheit. Zollen Sie also Ihrer sexuellen Gesundheit Respekt, indem Sie Familienplanung und Safer Sex zu einem selbstverständlichen Teil Ihres Sexuallebens machen. Nehmen Sie Kondome oder andere Safer-Sex-Hilfsmittel mit (üben Sie vorher, wenn Sie ein wenig aus der Übung sind) und sprechen Sie mit Ihrem Partner vor dem Sex offen über Verhütung und Safer Sex. Weitere Hinweise zu diesem Thema finden Sie im Abschnitt „Safer Sex" im Kapitel „Als Eltern den Sex neu definieren".

Ein Verabredungsplan

Die meisten allein erziehenden Mütter stellen, wenn sie sich erst wieder regelmäßig verabreden, eine Art „Verabredungsplan" auf. Dieser Plan beinhaltet, was sie als das Beste für sich und ihre Kinder erachten, und dient dazu, gegenüber potenziellen Partnern klare Grenzen zu ziehen. Es folgen drei unterschiedliche Arten von Plänen, die alle von Überlegtheit und Erfahrung zeugen.

Ich bin sehr vorsichtig, mit wem ich mich verabrede und wo wir uns treffen. Nach sechs Monaten Trial and Error und einigen Fehleinschätzungen habe ich schließlich einen Verabredungsplan aufgestellt. Wir treffen uns mehrmals zum Mittagessen, manchmal bis zu ein Dutzend Mal, bis wir uns miteinander wohl fühlen. Dann schlage ich einen „Familien"-Ausflug vor. Nur ein paar Männer sind so weit gekommen – auf diese Weise kann man gut diejenigen aussortieren, die nur an einer kurzfristigen Affäre interessiert sind. Ich vertrete die Theorie, dass meine Tochter mit ansehen soll, wie sich eine Freundschaft entwickelt, ehe das Ganze inniger wird. Überdies sehe ich keinen Sinn in „romantischen Verabredungen", falls es zwischen meinem neuen Freund und meiner Tochter nicht Klick macht.

Nach der Geburt meines zweiten Kindes zögerte ich sehr, mich wieder auf sexuelle Beziehungen einzulassen. An einem Punkt schwor ich mir sogar, ich würde nie mehr mit jemandem schlafen, wenn es sich nicht um einen Mann handelte, den ich möglicherweise heiraten und mit dem ich Kinder großziehen könnte. Nach der ersten sexuellen Hürde (die mit viel Verzweiflung verbunden war) entdeckte ich jedoch, dass mir Sex ein Bedürfnis war – als Ausgleich für den Spaßmangel und den großen

Stress, der auf so vielen allein erziehenden Müttern lastet. Ich bin derzeit nicht an einer Beziehung interessiert, also habe ich gelernt, in regelmäßigen Abständen geschützte One-Night-Stands in gegenseitigem Einverständnis oder Sex mit guten Freunden zu haben. Ich finde, das funktioniert ziemlich gut, trotz der leisen Stimme, mit der sich meine tief verankerte Baptistenmoral in meinem Hinterkopf zu Wort meldet. Es ist sicher, erfüllend und ohne Haken.

Bei meinem ersten Date mit dem Mann, mit dem ich seit zweieinhalb Jahren zusammen bin, sagte ich ihm, dass mein Sohn auf jeden Fall für mich am wichtigsten ist und es aus sei, wenn ich mich deshalb je bei ihm entschuldigen müsse. Das jemandem in den ersten paar Stunden des Kennenlernens hinzuknallen, ist ein ziemlicher Hammer, aber ich bin froh, dass ich es tat. Man braucht gewisse Grundsätze, nach denen man sich richtet, so dass man sagen kann: „Ich habe das gesagt, ich habe das so gemeint, ich werde damit leben und du auch."

Nach der Lektüre dieses Kapitels und sorgfältigem Durchdenken der hier aufgeworfenen Fragen sind Sie hoffentlich zuversichtlich genug, Ihren eigenen Verabredungsplan aufzustellen. Vielleicht merken Sie, dass er sich mit der Zeit verändert, seien Sie also flexibel, lernen Sie aus Ihren Fehlern und feiern Sie Ihre Erfolge!

10.

GESUNDER SEX, GLÜCKLICHE FAMILIEN

Vielleicht ist Ihnen aufgefallen, dass der Großteil dieses Buches sich damit beschäftigt, wie man trotz Kindern ein funktionierendes Sexualleben führt. Aber wir möchten auch, dass Sie gerade wegen Ihrer Kinder ein funktionierendes Sexualleben haben. Wenn Kinder eine glückliche, sexuell erfüllte Mutter erleben, die Beziehungen in Übereinstimmung mit ihren Wertvorstellungen führt, lernen sie, ihre Sexualität als etwas Natürliches anzunehmen und selbst reife Beziehungen einzugehen.

Wenn Sie mit Ihren Kindern über Sex sprechen, machen Sie den ersten entscheidenden Schritt, um jenen Falschinformationen, Klischees, Diskriminierungen und damit generell der negativen Einstellung zur Sexualität entgegenzutreten, die die Sexualerziehung von Kindern prägen können. Sofern Sie nicht wollen, dass die sexuellen Erfahrungen Ihres Kindes Alices Reise durchs Wunderland ähneln – abwechselnd albtraumhaft und hinreißend –, müssen Sie einen offenen, ehrlichen Dialog über Sexualität pflegen.

Allerdings können Sie mit Ihren Kindern so lange über Sex reden, bis Sie blau anlaufen, wenn Ihr Tun aber Ihrer Botschaft zuwiderläuft – an was werden sich die Kinder dann wohl erinnern? In Sachen Aufklärung trifft das Sprichwort „Taten wiegen mehr als Worte" eindeutig zu. Susie Bright bringt dies genau auf den Punkt: „Leben Sie Ihren Kindern ein gutes Beispiel vor. Was Sie sagen, ist zweitrangig gegenüber dem, was Sie tun. Wenn Sie möchten, dass sie ein erfülltes Sexualleben führen, haben Sie selber eines. Wenn Sie wollen, dass sie ungeniert über Sex reden, tun Sie es auch. Wenn Sie möchten, dass sie ein positives Körperbild haben, müssen Sie selbst eines haben!"

Das klingt toll, ist aber nicht immer einfach. Vielleicht fühlen Sie sich wohl dabei, ihre Kinder altersentsprechend aufzuklären, reagieren aber peinlich berührt, wenn Ihre Kinder sich neugierig in Bezug auf Ihr Sexualleben zeigen oder davon wissen. Manche Eltern geraten bei dem Gedanken, „die Kinder könnten sie dabei ertappen", in Panik, manche allein erziehenden Eltern verabreden sich nicht aus Angst, ihre Kinder könnten merken, dass sie Sex haben, und wieder andere weichen den Fragen der Kinder aus, wenn sie zu persönlich werden, oder ignorieren sie einfach. Wenn sich Ihre Ängste so weit manifestieren, dass Sie schließlich Ihre körperliche Zuneigung mit einem Partner einschränken, Ihre sexuellen Aktivitäten drosseln oder Ihre Sexualität auf Sparflamme setzen, schaden Sie nicht nur Ihrem eigenen Sexualleben, sondern vermitteln Ihren Kindern auch die Botschaft, dass erwachsene Sexualität nicht existiere, was sich verheerend auswirken kann.

Hören Sie nicht auf, Sexualität einen Teil Ihrer selbst sein zu lassen, weil Sie ein Kind bekommen haben. Geben Sie Ihren Kindern kein schlechtes Beispiel, indem Sie zu einem frigiden, asexuellen Wesen werden. Wie sollen sie denn erleben, wie ein glücklicher, gesunder Mensch in Beziehung zu dieser Welt steht, wenn Mutter und Vater Paradebeispiele von Angestellten, Beamten und Eltern sind, es ihnen aber an Sexualität mangelt? Wie lernen Kinder, welche Rolle Sex in ihrem Leben spielt, wenn sie selbst sexuelle Triebe zu spüren beginnen? Ich fühlte mich niemals mit meiner Sexualität wohl, bis ich Mutter wurde, weil meine Eltern sich vor mir nie berührten oder küssten (nicht ein einziges Mal!). Sie machten Sex zu etwas Schmutzigem, Hässlichem und Beschämendem. Meines Erachtens passiert genau dies, wenn Kindern der Eindruck vermittelt wird, dass Sex nicht Teil des Lebens von Erwachsenen ist, und sie dann Gefühle und Begierden verspüren, die mit dem in Widerspruch stehen. Sie haben keinen Schimmer, wie sie damit umgehen sollen.

Die meisten Eltern unterwerfen ihre Sexualität nicht willentlich einer Selbstzensur, sondern geben unabsichtlich Verlegenheit, Unbehagen und echte Verwirrung preis. Selbst wenn Sie sich sehr bemühen, ein positives Beispiel sexuellen Verhaltens vorzuleben, kann Ihr Kind Sie dennoch mit einer zum falschen Zeitpunkt gestellten Frage oder durch plötzliches Hereinplatzen völlig unvorbereitet auf dem falschen Fuß erwischen. Aber mit der richtigen Sichtweise und weiser Voraussicht können Sie Ihre Sexualität genießen, während Sie bewusst – und realistisch – ihre Auswirkung auf Ihre Kinder ansprechen.

Schützen Sie Ihre Intimsphäre

Wenn es darum geht, inwieweit sich unsere Kinder unseres Sexuallebens bewusst sind, plagt uns am meisten ein verschwommenes Gefühl, wir würden unsere unschuldigen Kinder mit irgendeinem unangemessenen Verhalten verletzen, schockieren oder ihnen schaden. Aber wenn Sie Sexualität als einen natürlichen und selbstverständlichen Teil ihres Lebens behandeln, betrachten sie Ihre Sexualität nicht als unnatürlich. Wenn Sie die Fragen Ihrer Kinder zum Thema Sex ehrlich, gründlich und ohne ein moralisches Urteil beantwortet haben, wissen sie bereits, dass Sie Sex haben.

Nun sollen Sie nicht, wenn Ihre Kinder von Ihnen explizite Details über Ihr Sexualleben wissen wollen, diese preisgeben. Sie können sich Ihre Intimsphäre bewahren und gleichzeitig die Kinder aufklären. Vielleicht fragt Ihr Sohn, ob Sie Dad einen blasen; dann könnten Sie antworten: „Das geht nur Dad und mich etwas an, aber wenn du wissen willst, was blasen heißt, kann ich es dir sagen."

Jeder von uns setzt die Schwelle zu seiner Intimsphäre anders, wodurch bestimmt wird, wie viele intime Details wir ungeniert mit unseren Kindern besprechen möchten. Wie Joani Blank meint: „Es ist wichtig, dass dem individuellen Gefühl der Intimität Rechnung getragen wird – was der Einzelne braucht und wie viel davon. Ich kenne Mütter, die mit den Kindern zusammen baden und ihnen ihre Genitalien zeigen, aber mir war nie danach zumute. Manche Eltern fühlen sich dabei wohl, aber ich nicht, und ich hatte nie deswegen ein schlechtes Gewissen. Wenn meine Tochter mich darum bitten würde, würde ich einfach ablehnen, genau wie wenn sie die Frage stellte: ‚Kann ich dir und Daddy beim Sex zusehen?'"

Wenn ein Kind etwas tut oder sagt, was Sie als Störung Ihrer Intimsphäre erleben, sollten Sie dies eher als eine Frage der Privatsphäre denn als eine sexuelle behandeln. So vermeiden Sie die Botschaft, dass Sex an sich schlecht oder ein Grund zum Schämen sei. Und es kann zu lustigen Ergebnissen führen, wie Susie Bright entdeckte: „Meine Tochter kam, ohne anzuklopfen, herein, als ich gerade mit einer Geliebten zugange war. Ich sagte ihr, dass ich gerade Liebe mache und allein sein wolle und später nach ihr schauen würde. Ich achtete darauf, möglichst unbekümmert zu erscheinen und dies eher als eine Frage der Privatsphäre denn als eine sexuelle zu betrachten. Aber sie sagte: ‚Ich möchte zuschauen.'" Und ich antwortete ihr, dass ich keine Fernsehsendung zu ihrer Unterhaltung sei."

Wenn Kinder überraschend hereinplatzen, nutzen Sie die Gelegenheit, den Begriff der Privatsphäre zu untermauern. Fragen Sie Ihr Kind, was es als seine Privatsphäre betrachtet, erklären Sie ihm, dass Sie seine Privatsphäre achten und es bitten, die Ihre ebenfalls zu respektieren. Ihre Kinder werden schließlich Ihr Sexualleben als etwas, was Sie genießen, verstehen und Ihnen den Freiraum geben, es zu genießen.

Ich bin mir sicher, dass meine neunjährige Tochter weiß, dass mein Freund und ich das Bett teilen, wenn wir zusammen sind. Sie und ich haben uns über Sex unterhalten, also weiß sie, dass wir höchstwahrscheinlich „miteinander schlafen". Sie weiß, dass sie nicht ohne Anklopfen in mein Schlafzimmer kommen soll, wenn mein Freund hier ist und sie schon schlafen gegangen ist. Sie respektiert meine Privatsphäre und ich die ihre. Mein Freund und ich achten darauf, dass wir nicht zu laut oder vulgär sind, wenn sie in ihrem Zimmer ist.

Wir tragen vor unseren Kindern unsere Sexualität nicht zur Schau, aber sie wissen, dass eine geschlossene Tür bedeutet, dass wir nicht gestört werden wollen. Sie verstehen, dass wir diese Zeit brauchen, um uns miteinander zu vergnügen, und es macht ihnen nichts aus, weil wir uns dafür nicht entschuldigen, nichts erklären und kein großes Tamtam deswegen veranstalten. Wenn sie uns hören oder uns beim Küssen sehen, reagieren wir nicht so, als wären wir bei etwas Hässlichem oder Unrechtem ertappt worden.

Intimsphäre bedeutet für manche Eltern die Beseitigung aller Anzeichen ihres Sexuallebens, aber andere sind der Ansicht, dass eine gewisse Offenheit Kinder zu Fragen einlädt und sie so eine natürlichere Gelegenheit bekommen, etwas über Sex zu erfahren. Wenn etwa ein Kind Kondome oder ein Diaphragma in einer Nachttischschublade entdeckt, kann dies der Anlass für ein Gespräch über Verhütung und Sex zum bloßen Vergnügen sein. Uns gefällt, wie dieser Vater freimütig und mit voller Absicht die Fragen seiner Kinder beantwortete, auch wenn eine Antwort, in der Sex überhaupt nicht erwähnt wird, viel einfacher gewesen wäre.

Einige unserer Sexutensilien (Kerzen und ein Ghettoblaster im Schlafzimmer) wurden zum Anlass für Aufklärung. „Warum haben du und Mama Kerzen in eurem Schlafzimmer?“ „Weil wir gerne bei Kerzenlicht Liebe machen.“ „Warum haben du und Mama einen Ghettoblaster im Schlafzimmer? Ihr macht ihn doch nie an.“ „Wir machen ihn an, wenn ihr schlaft und wir Liebe machen. Dann hören wir gern Musik.“

Leben Sie nach Ihren Wertvorstellungen

Viele von uns assoziieren Wertvorstellungen mit einer Liste von Ge- und Verboten, auf die wir uns bei der Kindererziehung verlassen. Aber Kinder lernen das meiste über unsere Wertvorstellungen aus unseren Handlungen. Denken Sie an die Zeit, die Sie für den Beruf verwenden, mit Ihrem Partner, den Kindern zusammen sind, und fragen Sie sich, ob Sie mehr Energie für Habgier, Neid, Selbstmitleid und Verzweiflung oder für Bescheidenheit, Großherzigkeit, Respekt und Freundlichkeit aufbringen. Welche dieser inneren Haltungen macht Sie Ihres Erachtens zu einer besseren Geliebten oder hilft Ihnen, ein gesundes sexuelles Selbstwertgefühl aufzubauen?

Sie können Ihre sexuelle Kreativität anregen, indem Sie die Quelle Ihrer Leidenschaften anzapfen. Finden Sie heraus, was Ihnen Freude bereitet, tun Sie dies öfter, und Sie, Ihre Familie und Ihr Berufsleben werden allesamt davon profitieren. Vielleicht ist es Tanzen, Musikhören, Wandern, das Zubereiten exotischer Nachspeisen, aber wenn es Ihnen Vergnügen bereitet, erfüllen Sie tatsächlich Ihr Leben mit sexueller Energie. Und prüfen Sie gleichzeitig, ob Sie immer Ihren Wertvorstellungen gemäß leben. Bemühen Sie sich, sie wirklich in die Tat umzusetzen – nicht nur zum Schein oder mit hohlen Gesten –, sondern in Ihrem täglichen Verhalten. Lassen Sie einen Kollegen die Besprechung leiten, wenn das von Respekt zeugt, begeistern Sie Ihren Partner durch Ihre Rücksichtnahme, indem Sie mehr Haushaltsaufgaben übernehmen, zeigen Sie durch Ehrenämter Großherzigkeit. Genau diese Dinge bereichern uns geistig, körperlich und spirituell.

Als Eltern können Sie durch Ihre Freude und geistige Großzügigkeit Ihre Kinder mit Leidenschaft erfüllen. Nicht durch Schlangestehen, um Pokemon-Karten oder Nintendos zu kaufen, sondern indem Sie sich trotz vollen Terminkalenders Zeit für gemeinsame schöne und phantasiereiche Momente nehmen. Ob Sie nun Ihre Kinder für Ballett, Museen, Countrymusic, botanische Gärten, Architektur, Autos oder Kochen begeistern – wenn Sie den Horizont Ihrer Kinder über Zeichentrickfilme, Computerspiele und Plastikfiguren hinaus erweitern, eröffnen Sie ihnen neue Vorstellungswelten und Leidenschaften und reichen ihnen so die Schlüssel zu Kreativität und Erotik.

Viele Eltern erleben ihre Vorgehensweise bei der Sexualaufklärung als einen natürlichen Ausdruck ihrer Wertvorstellungen. Diese Mütter beispielsweise sind überzeugt, dass ihre Kinder ein Recht auf sexuelle Erfüllung im Zusammenhang mit Verantwortungsbewusstsein, Sicherheit und Respekt haben, Werte, die sie sowohl durch Worte wie durch Handlungen vermitteln.

Ich habe Töchter, also ist es mir sehr wichtig, dass Sex von Anfang an schön für sie ist. Ich kann es nicht fassen, dass ich erst mit 33 Jahren meinen G-Punkt (und was ist das doch für ein Punkt!) entdeckte. Ich kann es auch nicht glauben, dass ich mich so lange mit fadem Sex zufrieden gab. Ich möchte, dass sie gut über Sex Bescheid wissen, dass Sex für sie kein Tabu bedeutet, und ich möchte, dass Sie guten Sex erwarten und bekommen, wenn die Zeit reif dafür ist. Sie sollen auch verstehen, wie wichtig es ist, damit zu warten, bis sie reif genug sind und einen reifen, liebevollen Partner haben, damit ihre ersten Erfahrungen schön, sicher und eine Erinnerung wert sind.

Ich würde gerne meinen Kindern etwas von meinem Wertesystem vermitteln, nämlich dass das Ausleben der Sexualität ein wundervolles Geschenk ist, aber keines, das man ohne Bedacht und Emotion geben darf. Gefühlsmäßig finde ich es wichtig, dass man einen gewissen Grad von Reife erreicht haben sollte, ehe man sexuell aktiv wird. Ich möchte nicht, dass sie ihre sexuellen Handlungen bereuen (obwohl ich glaube, dass jeder zumindest ein paar kleinere Dinge bereut), also möchte ich, dass sie sich vorher Gedanken darüber machen. Und was mir natürlich noch ganz besonders am Herzen liegt, ist Sicherheit. Meine Kinder werden über Safer Sex Bescheid wissen, sie werden wissen, dass sie Zugang zu Verhütungsmitteln haben, ohne deswegen verurteilt zu werden, und sie werden wissen, wo in unserem Haus sie sich ein Kondom nehmen können, ohne dass es jemand sieht. Meines Erachtens ist das größte Hindernis, das jungen Leuten in punkto Safer Sex im Weg steht, die Tatsache, dass sie so oft zu verlegen sind, um sich danach zu erkundigen, und deshalb darauf verzichten. Das soll meinen Kindern nicht passieren.

Die Tatsache, dass Kinder unausweichlich mit eindeutig sexuellen Materialien wie Männermagazinen, an Softpornos grenzender Werbung, erotischen Romanen und pornografischen Web-

Seiten konfrontiert werden, bereitet vielen Eltern Sorgen. Doch anstatt das Unmögliche zu versuchen und sexuelle Bilder verbannen zu wollen, nutzen diese zwei Väter die Allgegenwart sexuellen Materials als eine Gelegenheit, ihren Kindern ihre Wertvorstellungen zu vermitteln.

Ich schrieb für den „Playboy", also gab es das Magazin bei uns. Ich hinderte meinen Sohn nie daran, es anzuschauen. Aber ich sorgte dafür, dass er Folgendes verstand: 1) Die meisten Frauen schauen nicht wie „Playboy"-Models aus. 2) Die meisten Frauen hegen gemischte Gefühle hinsichtlich der Tatsache, dass sie nicht wie „Playboy"-Models aussehen. 3) Viele Frauen fühlen sich durch solche Zeitschriften verletzt, weil diese eine Einladung, ihre Intimsphäre zu stören, sein können und ein falsches Frauenbild wiedergeben. 4) Die „Playboy"-Version von Sex ist, dass Sex nur Spaß sei, was das Ganze zu stark vereinfacht. Der beste Sex entsteht in einer vertrauensvollen, intimen Liebesbeziehung.

Meine Kinder sollen lernen, dass Sex viel besser als Gewalt ist und viel stärker akzeptiert werden sollte als diese. Mir wäre es lieber, sie sehen einen Porno denn einen Film, der Gewaltdarstellungen als Spaß und akzeptabel darstellt. Ich nehme sie auch mit an Nacktbadestrände, damit sie sich an richtige Körper (im Gegensatz zu den in „Playboy" und „Manpower" abgebildeten) gewöhnen. Das sollte ihnen helfen, nicht vorschnell über andere zu urteilen.

Wir ermutigen Sie, sich genauer anzusehen, wie Ihr eigenes Leben Ihre Wertvorstellungen widerspiegelt. Stellen Sie sich der Herausforderung und übernehmen Sie einen Stil von Sexualaufklärung, der es Ihnen und Ihren Kindern erlaubt, in Übereinstimmung mit diesen Wertvorstellungen zu leben und zu handeln. Wir stimmen voll und ganz mit dem Rat dieser Mutter übereein:

Lügen Sie nicht, seien Sie nicht homophob und stellen Sie es niemals als akzeptabel dar, dass andere in einem sexuellen (oder nichtsexuellen) Zusammenhang ausgebeutet oder mies behandelt werden. Achten Sie Ihre Kinder und bringen Sie ihnen bei, sich und andere zu achten. Sex ist etwas Wunderbares, und Ihre Kinder verdienen es, dies zu erfahren.

Bewahren Sie sich den richtigen Blickwinkel

Wie bleibt man vor seinen Kindern man selbst: das heißt, ist sexuell, handelt sexuell, verhält sich sexy, hat im Haus Kunst, die sich mit Sexualität befasst, und respektiert gleichzeitig, was für die Kinder richtig und altersgemäß ist?

Das ist der Kern der Sache. Vielleicht gehen Sie vollkommen darin auf, Ihren Kindern eine positive Einstellung gegenüber Sexualität vorzuleben. Vielleicht sind Sie selbstsicher in Bezug auf Ihr Recht auf sexuelle Freuden und gehemmt, was Ihren Hang zu Sexspielzeug und Erotika angeht. Aber Sie werden, wie jede andere Mutter, die dieses Buch liest, unausweichlich mit jenen Augenblicken grundsätzlicher Angst konfrontiert, wenn Ihre positive Einstellung zur Sexualität mit der Wirklichkeit kollidiert: Sollte ich die Sexspielzeuge wegsperren? Ist es in Ordnung, wenn ich dieses Buch mit erotischen Fotografien auf dem Wohnzimmertisch liegen lasse? Und was sollte ich machen, wenn die Pfadfindergruppe zu uns kommt? Ehe Sie Vorhängeschlösser befestigen, die Gardinen zuziehen und die Tür verriegeln, treten Sie lieber einen Schritt zurück und beurteilen Sie den Gesamteindruck.

Kindersicherung an Ihrer Spielzeugtruhe

Seit wir Eltern sind, haben wir unser sexuelles Repertoire toll erweitert. Mein Partner macht sich manchmal Sorgen, dass unsere Tochter etwas über unsere ungewöhnlichen Sexualpraktiken herausfinden könnte. Deshalb sperren wir unsere Spielzeuge weg. Ich finde, wir müssen in Bezug auf sehr persönliche Angelegenheiten einen beiderseitigen Respekt mit unserer Tochter aufbauen.

Wie diese Mutter bewahren die meisten Eltern absichtlich ihre Sexaccessoires weit außerhalb der Reichweite ihrer Töchter und Söhne auf. Beiderseitigen Respekt für die Intimsphäre aufzubauen ist ein bewundernswertes Ziel, aber vergessen Sie nicht, dass Sie dieses Ziel nicht bereits dann verletzt haben, wenn Ihre Kinder einen Dildo auf Ihrer Kommode entdecken oder Ihr Vibratorkabel unter dem Bett hervorlugen sehen. Jüngere Kinder werden Ihre Erklärung akzeptieren, dass manche Spielzeuge speziell für Erwachsene während des Liebesspiels gedacht sind, und pubertierende oder heranwachsende Kinder dürften wohl schon länger von Ihrem Geheimlager gewusst haben.

Vor etlichen Jahren feierte *Good Vibrations,* der Sexshop von Frauen für Frauen, sein 15-jähriges Bestehen und befragte dazu die Kundinnen nach ihren Erinnerungen an ihre ersten Vibratorerfahrungen. Gut 20 Prozent dieser aus dem Leben gegriffenen Geschichten drehten sich um die aufregende Entdeckung eines den Eltern gehörenden Vibrators und wie amüsant das war. Zweifellos wären die Eltern entsetzt gewesen, aber hätten sie ihre Spielsachen besser versteckt, wäre ihren Kindern eine tolle sexuelle Entdeckung entgangen. Natürlich kann diese

„Was ich nicht weiß, macht mich nicht heiß"-Vorgehensweise auch gründlich schief gehen:

> *Verstecken Sie Ihre Vibratoren unbedingt gut! Letztes Jahr, als meine Tochter in die erste Klasse ging, rief mich die Direktorin an und bestellte mich zu sich, weil meine Sechsjährige meinen Vibrator in der Klasse herumschwenkte!*

Wenn Sie also Ihre Intimsphäre wirklich schützen möchten, befestigen Sie ein Vorhängeschloss an Ihrer Schatztruhe!

Die Ferkeleien verstecken

Vielleicht möchten Sie auch Ihre Sexbücher und -videos lieber für die Kinder unerreichbar aufbewahren, aber wir bitten Sie, es sich zweimal zu überlegen, ehe Sie ein geheimes Bücherregal einrichten. Sexbücher in die Quarantäne zu verbannen verstärkt nur die falsche Vorstellung, dass Sex irgendwie in eine von den restlichen Lebenstatsachen getrennte Kategorie gehört. Was erotische Kunst und Fotografie angeht, so leben Ihre Kinder in einer Welt, in der mit sexuellen Bildern Kleider, CDs und Gebrauchsgegenstände verkauft werden – sollen sie nicht auch erfahren dürfen, dass sexuelle Bilder manchmal ein Ausdruck von Kreativität und Erotik ohne finanzielle Hintergedanken sind?

Natürlich können Sie sich mit dieser Argumentation viel leichter anfreunden, wenn Sie im Schlafzimmer erotische Lithographien hängen haben, als wenn Sie sich vorstellen, wie Ihre Kinder zufällig Ihr neuestes Leihvideo mit vollem Analverkehr einschalten. Es ist absolut vernünftig, Ihre Pornovideos vor Ihren Kindern zu verstecken, aber wir schlagen Ihnen vor, sie wissen zu lassen, dass es Erwachsenen Spaß macht, sexy Videos anzuschauen (wie ja Erwachsenen auch andere Filme und TV-

Shows Spaß machen, die Kindern nicht gefallen). Höchstwahrscheinlich werden Ihre Kinder irgendwann Pornografie zu sehen bekommen, wenn nicht in Ihrem Haus, dann woanders. Es ist also sinnvoll, ihnen zeitig die Botschaft zu vermitteln, dass Videos für Erwachsene nicht eine geheime Entschlüsselung für die letzten Wahrheiten über Sex sind, sondern etwa die Sexualität der Erwachsenen so treffend widerspiegeln, wie Zeichentrickfilme die Wirklichkeit abbilden. Wie der unten zitierte Vater vorschlägt, können Sie Ihren Kindern Ihre Wertvorstellungen vermitteln, indem Sie Ihr Kind wissen lassen, dass Pornografie kaum ein umfassendes Bild von Erotik darstellt.

Als mein 13-Jähriger kürzlich mit einem Porno-Video heimkam, das ihm der ältere Bruder eines Freundes kopiert hatte, beschlagnahmte ich es nicht und flippte auch nicht aus. Aber ich sorgte dafür, dass er die Nachteile der allein auf nichtsinnlichen Genitalsex beschränkten pornografischen Sichtweise von Sex versteht.

Würdigen Sie Ihren individuellen Weg – Ungewöhnliche sexuelle Ausrichtungen

Wie kann ich offen gegenüber meinen Kindern und ihren Fragen sein, ohne Ideen in ihre Köpfe zu pflanzen, die dazu führen, dass andere Eltern anrufen und uns niedermachen?

Vielleicht machen Sie sich Sorgen, dass die Details Ihrer sexuellen Vorlieben bei vielen Stirnrunzeln hervorrufen würden, wenn sie im Elternbeirat bekannt würden. Mütter in nichttraditionellen Beziehungen fragen sich mit Recht besorgt, wie weit sie sich in der Öffentlichkeit „outen“ sollen (und dadurch möglicherweise zum „Outsider“ werden). Wenn Sie eine lesbische oder bisexuelle Mutter sind, haben Sie wahrscheinlich eine Gemeinschaft, in der Sie bei sich zu Hause Ihre Sexualität nicht verheimlichen müssen. Obwohl unsere Kultur noch immer einen weiten Weg vor sich hat, bis schwule und lesbische Familien voll akzeptiert sind und ihnen gesetzliche und wirtschaftliche Unterstützung in vollem Umfang zugute kommt, ist es doch eine Tatsache, dass homosexuelle Familien zunehmend präsent sind und eine politische Macht darstellen. Es machte uns Mut, wie viele unserer Umfrageteilnehmerinnen Wert darauf legen, ihren Kindern von klein auf beizubringen, dass sie andersartigen Familien Respekt entgegenbringen. Schließlich ist es Realität, dass nur eine Minderheit der amerikanischen Kinder in herkömmlichen Familien mit einem verheirateten Elternpaar aufwachsen, so dass trotz allen Wehklagens und Jammerns politisch Konservativer sich unsere Gesellschaft immer mehr der Vielfalt öffnet, einfach weil sie dies muss. Dies vorausgesetzt, ist es noch immer dringend erforderlich, dass Sie Ihre gesetzlichen Möglichkeiten erforschen und Schritte unternehmen, um Ihre elterlichen Rechte zu sichern. Das *National Center for Lesbian Rights* bietet auf den jeweiligen Bundesstaat bezogene Informationen über rechtlichen Schutz (einschließlich Sorgerecht, Adoption und gesundheitliche und finanzielle Machtbefugnisse der Staatsanwaltschaft). In Deutschland können sich lesbische Mütter mit derartigen Fragen an den LSVD, den Lesben- und Schwulenverband in Deutschland, wenden.

Andere alternative Formen der sexuellen Orientierung sind womöglich noch stärker an den Rand gedrückt. Eltern, die Alternativen zur Monogamie ausprobieren, sind einem großen gesellschaftlichen Vorurteil gegen offene Beziehungen ausgesetzt. Unter Nicht-Monogamie, manchmal als Polyamorie bezeichnet, versteht man, dass man in beiderseitigem Einverständnis außerhalb der Hauptbeziehung sexuelle und emotionale Partner hat. Unnötig zu erwähnen, dass dies in unserer Kultur nicht gerade weite Verbreitung gefunden hat. Wir haben lieber diskrete Affären – all die nette, vertraute Heimlichtuerei, das Lügen und Betrügen!

Eltern, die Machtspiele in ihre Erotik einbauen, sehen sich ebenfalls einer Fülle von Klischees und negativen Haltungen gegenüber. Machtspiele sind eines der verbreitetsten Themen in sexuellen Phantasien, und wir halten es in der Tat für wahrscheinlich, dass viele Ihrer Elternbeiratskollegen Rollenspiel, Fesselungen, Disziplin, Dominanz, Unterwerfung und Sadomaso ausprobieren. Doch trotz der Tatsache, dass Bilder von Fetischmode und Fesselzubehör in der Populärkultur reichlich vorkommen – von Werbung bis zu Musikvideos und Kultfilmen –, wird jedes Ausprobieren von Machtspielen, das über bloße Oberflächlichkeit hinausgeht, als „Abweichung“ und „pervers“ abgetan.

Welche Auswirkungen hat also ein ungewöhnlicher Sexstil auf Ihre Elternschaft? Keine besonderen. Die Fragen bezüglich Intimsphäre und Erwachsenensexualität bleiben die gleichen, ob Sie nun einen dreiminütigen Verkehr in Missionarsstellung in Ihrem Schlafzimmer haben oder sich zu einer Sadomaso-Party aufmachen. Was Sie bei Ihren sexuellen Aktivitäten bevorzugen oder weniger schätzen, geht Ihre Kinder nichts an; es kommt nur darauf an, dass Sie Ihr Recht auf Intimsphäre und erfüllte Sexualität kommunizieren. Wenn Ihre Kinder zu Teenagern heranwachsen, möchten Sie vielleicht die grundlegendsten Fakten mit ihnen besprechen (wie etwa, dass Sie in einer nicht-monogamen Beziehung leben), aber auch hier ist es nicht notwendigerweise angebracht, in die Einzelheiten zu gehen.

Natürlich haben Sie auch das Recht (und unseres Erachtens die Pflicht), Ihren Kindern realistische Informationen über alternative Sexstile zu vermitteln. So wie eine lesbische Mutter ihren Kindern Bewältigungsmechanismen vermitteln wird – Selbstachtung, unabhängiges Denken und das Bewusstsein, dass Unwissenheit und Intoleranz gegenüber gleichgeschlechtlicher

Liebe leider noch immer sehr weit verbreitet sind –, wird eine Mutter, die sich an Machtspielen erfreut oder nichtmonogam ist, ihren Kindern positive Ansichten mitgeben wollen, um den Missverständnissen entgegenzuwirken, die sie mit Sicherheit in ihrer Umwelt aufschnappen. Das ist nicht gleichzusetzen mit dem Geständnis: „Dein Vater und ich mögen dominante und unterwürfige Rollenspiele." Es könnte einfach bedeuten, dass Sie sagen: „Viele Erwachsene verkleiden sich gerne oder spielen Phantasiespiele beim Sex, und es ist nichts verkehrt daran."

Es ist hilfreich, mit anderen nichttraditionellen Familien Kontakt zu suchen und zu pflegen, damit sich Ihre Kinder nicht isoliert fühlen. Aber es gibt keinen Grund, aus den unterschiedlichen Sexualgewohnheiten von Ihnen und Ihren Nachbarn ein größeres Thema zu machen, als Sie es aus den unterschiedlichen Fernsehgewohnheiten, Essgewohnheiten oder Sauberkeitsstandards machen würden. Sie haben wahrscheinlich schon entdeckt, wie fein eingestellt der Radar von Kindern sein kann – Kinder lernen schnell zu unterscheiden, welche Gesprächsthemen oder Verhaltensweisen in verschiedenen Kontexten schicklich oder unangemessen sind. Für ein Kind besteht kein großer Unterschied darin, zu verstehen, dass man zu Hause bestimmte Slangausdrücke verwenden darf, aber nicht der Großmutter gegenüber, und dass es für Onkel Johnny in Ordnung ist, wenn er bei der Gay Parade nichts unter seinen offenherzigen ledernen Cowboy-Chaps trägt, aber dass es nicht in Ordnung wäre, wenn er in derselben Aufmachung beim Festumzug der Grundschule erscheinen würde. Wir müssen nicht erwähnen, dass es Ihre Aufgabe als Eltern ist, sicherzustellen, dass auch Onkel Johnny diese Unterscheidungen klar sind.

Vertrauen Sie Ihrem Urteil

Sie haben wahrscheinlich bemerkt, dass wir Patentantworten vermeiden und lieber über die Vielfalt von Fragen nachsinnen, die aufkommen werden, wenn Sie sich dem Drahtseilakt stellen wollen, in unserer Sexualität negativ gegenüberstehenden Kultur als Mutter Sex gegenüber positiv eingestellt zu sein. Letztlich wären unsere Patentantworten irrelevant, weil schließlich nur Sie die angemessene Balance zwischen Diskretion und Offenheit in Ihrem Haushalt bestimmen können. Ihre Philosophie entwickelt sich zwangsläufig mit den Jahren, vielleicht merken Sie, dass Sie mit Ihren einzelnen Kindern je nach ihrer Persönlichkeit und Ihrer eigenen Entwicklung einen unterschiedlichen Kurs einschlagen.

Wir ermutigen Sie ernsthaft, Ihrem Urteilsvermögen zu vertrauen und das Gesamtbild im Auge zu behalten. Vielleicht bedauern Sie, wie Sie manches Sex betreffende Gespräch, Vorkommnis oder manche erotische Begegnung behandelt haben – aber trifft das nicht für viele andere Dinge ebenso zu? Es wird immer viele Gelegenheiten geben, das Thema nochmals anzuschneiden und eine andere Vorgehensweise auszuprobieren. Wenn Sie durch aufrichtigen Respekt für Sexualität und den ehrlichen Wunsch motiviert sind, Ihren Kindern diesen Respekt zu vermitteln, können Sie nichts falsch machen.

Anmerkung der Autorinnen: Entdecken Sie Ihre eigenen Vorbilder

Nicht allein Ihre Kinder profitieren von Vorbildern, die Sex gegenüber positiv eingestellt sind, auch Sie tun gut daran, sich selbst ein paar zu suchen. Mütter verdienen es, zu sexueller Selbstverwirklichung inspiriert und darin bestätigt zu werden. Wir brauchen Menschen, mit denen gemeinsam wir lachen und uns über unsere sexuellen Wonnen, die wir erleben, freuen können, mit denen wir unsere Enttäuschung und Wut über die sexuelle Doppelmoral, der wir begegnen, teilen können und die uns bei allen unseren radikalen Schritten unterstützen. Partner und Geliebte können uns gut unterstützen (und motivieren!), aber Sie sollten Ihre Netze unbedingt weiter auswerfen. Wenn Sie ein sexuelles Vorbild außerhalb der eigenen vier Wände suchen, tragen Sie den sexuellen Diskurs dorthin, wo er hingehört: in die Öffentlichkeit. Wir müssen diesen Diskurs den heuchlerischen Politikern, den die Angst schürenden Mitgliedern der religiösen Rechten und den geifernden Sensationsschreiberlingen entreißen, die die sexuelle Selbstverwirklichung auf ihre geringstmögliche Stufe reduzieren wollen. Wo immer Sie Frauen finden, die ihrem eigenen Urteilsvermögen vertrauen, Etikettierungen zurückweisen und integer handeln, stehen die Chancen gut, dass Sie Frauen finden, die bereit sind, laut und deutlich über ihre eigene authentische Erotik zu sprechen.

Vielleicht berühren Sie insbesondere Schriftstellerinnen, Künstlerinnen und Lehrerinnen.

Joan Nestle, Dorothy Allison, Susie Bright und andere Lesben, die couragiert über Liebe und Sex schrieben, schenkten mir Inspiration und waren der Schlüssel zu meinem sexuellen Radikalismus. Ich bringe den Frauen, die es da draußen mit ihrer Sexualität und ihrer Liebe zum Sex gibt, großen Respekt entgegen.

Vielleicht finden Sie Inspiration im Freundeskreis, in der Familie oder unter KollegInnen. Sie könnten ein Leitbild auch in Frauen Ihrer Glaubensgemeinschaft oder an Ihrem Arbeitsplatz finden.

Sie können es glauben oder nicht, ich habe unsere Kirchengemeinde und Freunde von dort als eine wertvolle Hilfe in Sachen Sex erlebt. Andere Paare in festen, liebevollen Beziehungen zu beobachten hat mich über die Jahre ermutigt.

Ich (25 Jahre alt) habe eine gute 51-jährige Freundin, die ihre Sexualität sehr stark akzeptiert und auslebt. Dass ich sie als Vorbild für Akzeptanz und Liebe zu sich selbst kennen gelernt habe, hat, wie ich meine, für meine Sichtweise der eigenen Sexualität Wunder bewirkt.

Vertrauen Sie uns: Wenn Sie erst einmal zu suchen beginnen, werden Sie viele erstaunliche Frauen entdecken, die Zeugnis ablegen von der Kraft und dem Wert unserer angeborenen Sexualität. Und Sie werden selbst zu diesen Frauen gehören. Lassen Sie sich vom natürlichen Instinkt, Ihre Energien auf Ihre Kinder zu konzentrieren, nicht von Ihrem erotischen Leben abhalten. Ihre Kinder werden heranwachsen und ihr eigenes Leben leben; wenn Sie die Keime der Selbsterkenntnis, unzensierten Phantasie, sinnlichen Verspieltheit und sexuellen Unabhängigkeit jetzt säen, werden sie die Früchte unvergleichlicher Wonnen ernten.

Danksagungen

Tief empfundenen Dank an die Hunderte von Frauen, die bei unserer Umfrage über Mutterschaft und Sex teilnahmen – sie waren unsere Inspiration –, und an unsere Online-FreundInnen, die die Umfrage ins Netz stellten: Krissy Cababa von Goodvibes.com, Heather Corinna von ScarletLetters.com, Jane Duvall von Janesguide.com, Christopher Filkins von Safersex.org, Wyyrd von HootIsland.com und ganz besonders Bee Lavender von hipMama.com. Unsere Wertschätzung und Bewunderung gilt den mutigen und freimütigen Frauen, die an der Podiumsdiskussion über Sex und Elternschaft der SexTV Dokumentation „Sexy Mamas" teilnahmen: Helen Behar, Susie Bright, Ariel Gore und Rachel Pepper – und Michelle Melles für die Produktion der Sendung.

Wir sind unseren Interviewpartnerinnen sehr dankbar, die uns so großzügig ihre Zeit und ihr Fachwissen schenkten: Helen Behar, Joani Blank, Stephanie Brill von Maia Midwifery, Colette Choate, Meg Hinkley, Lisa Keller, MD, Harriet Lerner, Ann Langely, Pat Love, Andrea O'Reilly und Maryl Walling-Millard. Dank an Robin Brooks und Staci Haines für ihre Empfehlungen. Wir schulden Erica Breneman, MD, und Cheri Van Hoover, CNM, großen Dank für ihre prompten und nachdenklichen Antworten auf eine große Bandbreite medizinischer Fragen. Wir müssen nicht erwähnen, dass eventuell noch verbliebene sachliche Fehler allein unsere Schuld sind.

Besonderen Dank an Karen Bouris, die die Originalversion dieses Buches fand und ihr neuen Atem einblies, so dass es nun Mütter auf der ganzen Welt mit Freude lesen können. Alles Liebe und herzlichen Dank an Becky Abbot, die uns als Erste vorschlug, ein Sexbuch für Mütter zu schreiben, und an unsere Agentin, Amy Rennert. Besonderer Dank gebührt auch jenen für Sex aufgeschlossensten Eltern, die wir kennen: Michael Castleman für sein beständiges Wohlwollen und seine Ermunterung und Susie Bright, weil sie uns viele Jahre lang inspiriert und als unsere Mentorin begleitet. Anne ist ihrer Schwester und inoffiziellen Co-Mutter Sheila Semans besonders dankbar, da sie selbstlos Stunden über Stunden mit Unternehmungen, Kochen und Kinderbaden verbracht hat. Cathy dankt ihren Mitarbeitern in der Samenspendebank *The Sperm Bank of California*, Jeffrey Abbot und Becky Abbot, für die Fülle an praktischer und moralischer Unterstützung während der Arbeit an diesem Buch. Und am meisten möchten wir unseren Kindern Roxanne, Lily und Maurice Küsse schicken. Sie haben uns so stolz darauf gemacht, sexy Mamas zu sein.

QUELLENVERWEISE

Einleitung

1 Auf Deutsch ist von den beiden Autorinnen ein Titel erschienen: Cathy Winks, Anne Semans, Good Vibrations, München, Goldmann 2001

Kapitel 1

1 Barbara Ehrenreich, Deirdre English, For Her Own Good, New York, Doubleday 1978, S. 244

2 Susie Bright, Full Exposure, San Francisco, Harper SF 1999, S. 20

3 Michie Mee, „Sexy Mamas“ Sex TV, Februar 2000

Kapitel 2

1 Laura Fraser, „Body Love, Body Hate“ in Glamour, Okt. 1998, S. 281

2 Ebd., S. 282-283

3 Zit. in einem Interview mit Moira Brenna, „The Opposite of Sex“, Ms., August/September 1999, S. 64

4 Marty Klein, Riki Robbins, Let Me Count the Ways: Discovering Great Sex Without Intercourse, New York, Jeremy P. Tarcher/Putnam 1998, S. 147

5 Joan Jacobs Brumberg, The Body Project: An Intimate History of American Girls, New York, Random House 1997, S. 212

6 Auf Deutsch: Betty Dodson, Sex for one, München, Goldmann 1999

7 The Works of Aristoteles the Philosopher in Four Parts, zit. n. John D’Emilio, Estelle B. Freedman, Intimate Matters: A History of Sexuality in America, New York, Harper & Row 1988, S. 46

Kapitel 3

1 Auf Deutsch zum Beispiel: Lonnie Borbach, For yourself, Berlin, Ullstein 1999 oder Betty Dodson, Sex for one, München Goldmann 1999

2 A. Tissot, zit. n. Walter Kendrick, The Secret Museum: Pornography in Modern Culture, New York, Viking 1987, S. 89

3 Gemäß John Kellog, dem amerikanischen Gesundheitsreformer im 19. Jahrhundert, der saubere Lebensverhältnisse, Selbstbeschränkung und eine fade Kost empfahl (wie die Frühstücksflocken, die er erfand).

4 Barbara Ehrenreich, Deirdre English, a.a.O., S. 123

5 Denkwürdige Worte von Tad Martin aus *All My Children,* mit denen er einem Bekannten rät, wie seine schwere Kindheit zu bewältigen sei.

Kapitel 4

1 Barbara Smuts, zit. n. Natalie Angier, Frau: eine intime Geographie des weiblichen Körpers, München, Goldmann 2002

2 Associated Press report, „Study Finds Dysfunction in Sex Lives Is Widespread", New York Times, 9. Feb. 1999

3 Natalie Angier, „Science Is Finding Out What Women Really Want", New York Times, 13. Aug. 1995. Ellen Laan stellt eine deutliche Verbindung her zwischen ihren Untersuchungsergebnissen und der Tatsache, dass Frauen manchmal während einer Vergewaltigung vaginale Feuchtigkeit produzieren. Ganz offensichtlich ist diese automatische physiologische Reaktion gewiss kein Anzeichen dafür, dass Frauen durch die Vergewaltigung erregt werden.

4 Angier, a.a.O.

5 Jack Morin, Erotische Intelligenz, Goldmann 1997, S. 16

Kapitel 6

1 John Gottman, Nan Silver, Die 7 Geheimnisse der glücklichen Ehe, Berlin, Ullstein 2002

Kapitel 7

1 Jack Morin, a.a.O., S. 358

2 Lenore Tiefer, Sex Is Not a Natural Act & Other Essays, Boulder, Westview Press 1995, S. 11-12

3 Sheila Kitzinger, Über Mütter, Econ 1995, S. 22

4 Siehe Sara Blaffer Hrdy, Mother Nature: A History of Mother, Infants, and Natural Selection, New York, Random House 1999, im Hinblick auf eine ausgewogene Diskussion darüber, dass Mütter nicht die einzigen Personen sind, die fähig sind, die Bedürfnisse ihrer Säuglinge und Kleinkinder zu befriedigen.

5 Carolyn Pape Cowan, Philip A. Cowan, Wenn Partner Eltern werden: der große Umbruch im Leben des Paares, München/Zürich, Piper 1994

6 Harriet Lerner, Der Tanz ums Kind: wie Muttersein unser Leben verändert, Frankfurt am Main, Fischer 2003

7 Eine Zusammenfassung kürzlich veröffentlichter Studien über das Thema Arbeitsteilung bei Eltern ist zu finden in Raymond Chan, Barbara Raboy, Charlotte Patterson, „Division of Labor Among Lesbian and Heterosexual Parents: Associations with Children's Adjustment", Journal of Family Psychology, 12,3 (1998), S. 402–419. Die Wissenschaftler fanden heraus: „Während sowohl lesbische wie auch heterosexuelle Paare relativ gleiche Aufteilung bei bezahlter Erwerbsarbeit, Hausarbeit und Entscheidungsfindungsaufgaben angaben, teilten sich lesbische biologische und nichtbiologische Mütter die Aufgaben der Kindererziehung gerechter als heterosexuelle Paare."

8 Ebd., S. 403

9 Patricia Love, Jo Robinson, Heiße Liebe in festen Partnerschaften, München, Droemer Knaur 1995. Jack Morin, Erotische Intelligenz, a.a.O.; Judith Reichmann, I'm Not in the Mood: What Every Woman Should Know About Improving Her Libido, New York, William Morrow & Co. 1998; Laura Corn, 101 Nights of Great Sex, Santa Monica, Park Avenue Press 1995

10 Patricia Love, Jo Robinson, a.a.O.

11 Zur nachlassenden Libido in langfristigen Beziehungen bemerkt Morin: „Ich habe noch nie ein Paar erlebt – und auch keiner meiner Kollegen, mit denen ich über dieses Phänomen gesprochen habe –, das in der Lage gewesen wäre, wieder eine sexuelle Beziehung aufzubauen, nachdem die Partner jahrelang völlig aufgehört hatten, den anderen als einen erotischen Menschen wahrzunehmen." Morin, a.a.O., S. 380

12 Siehe hierzu Alan R. Hirsch, Scentsational Sex: The Secret to Using Aromas for Arousal, Los Angeles, Element Books 1998

Kapitel 8

1 Natalie Angier, „In the History of Gynecology, a Surprising Chapter", The New York Times, 23. Febr. 1999, Rezension von Rachel Maines, The

Technology of Orgasm: „Hysteria“, the Vibrator and Women’s Sexual Satisfaction, Baltimore, Johns Hopkins Press 1999

2 Einer 1997 von der *Lawrence Research Group* herausgegebenen Pressemitteilung zufolge, die auf die Studie *The National Sexual Health Survey* Bezug nimmt, bei der fast 8000 Amerikaner im Alter von 18 bis 90 Jahren befragt wurden. Die allgemeine Studie wurde vom *National Institute of Mental Health* finanziert, die Fragen zu Sexspielzeugen von der *Lawrence Research Group*, Herausgeber des *Xandria Collection*-Katalogs.

3 Sheila Kitzinger, a.a.O., S. 27

Anhang

Nützliche Adressen

Pro Familia: Deutsche Gesellschaft für Familienplanung, Sexualpädagogik und Sexualberatung
Stresemannallee 3
60596 Frankfurt am Main
Tel.: 069-63 90 02
www.profamilia.de

Mütterzentren Bundesverband e.V.
Geschäftsstelle
Müggenkampstraße 30a
20257 Hamburg
Tel.: 040-40170606
www.muetterzentren-bv.de

Lesben- und Schwulenverband in Deutschland (LSVD)
Postfach 10 34 14
50474 Köln
Tel.: 0221-92 59 61-0
www.lsvd.de

Deutsche AIDS-Hilfe e.V.
Dieffenbachstr. 33
10967 Berlin
www.aidshilfe.de

Verband allein erziehender Mütter und Väter e.V. (VAMV)
Beethovenallee 7
53173 Bonn
Tel. 0228-352995
www.vamv.de
www.bmfsfj.de
Die Internetseite des Bundesministeriums für Familie, Senioren, Frauen und Jugend

Informationen aus dem Internet ...
... zu Mutterschaft und Familie

www.familienhandbuch.de
Ein vom *Staatsinstitut für Frühpädagogik* in München betreutes Online-Kompendium, das die Themen Erziehung, Kinderbetreuung, Vereinbarkeit von Familie und Beruf und weitere abdeckt.

www.babyclub.de
Seite mit ganzheitlichem Ansatz, inklusive Forum und Hebammensuchmaschine

www.hebammen.de
Hier finden Sie wohnortnah Hebammen.

www.kleinkind-online.de
Spielideen von Eltern für Eltern

www.kinder.de
www.liga-kind.de
www.geburtskanal.de
www.eumom.com/de
www.strampelmax.at

http://hipmama.com
Das im Text häufiger erwähnte Magazin für hippe Mütter ist auch im Netz zu finden ...

... zur Vereinbarkeit von Beruf und Familie

www.beruf-und-familie.de
www.fast-4ward.de
www.berufstaetige-muetter.de
www.familienplattform.ch
www.familie-und-beruf.at

... für allein erziehende Mütter

www.vamv.de
www.alleinerziehend.at
www.spao.de

... zu Erleichterungen im Haushalt

www.haushaltsscheck.de
Informationen vom *Verband Deutscher Rentenversicherungsträger* zum Thema Arbeitsverhältnisse im Haushalt (Babysitter, Haushaltshilfe, etc.)

www.vdwev.de
Seite des *Verbands der Windeldienste in Europa*

www.tagesmuetter-bundesverband.de
Seite des *Bundesverbands für Kinderbetreuung in Tagespflege*, mit Kontaktadressen zu Mitgliedsorganisationen in Deutschland

... zum Thema postnatale Depression und andere psychische Probleme

www.schatten-und-licht.de
www.frauen-und-psychiatrie.de
www.kompetenznetz-depression.de

... zum Thema weibliche Sexualität
Allgemein

www.powercat.de
Ein Webkatalog, der Seiten zu speziellen Frauenthemen auflistet: von Beruf, Familie über Erziehung, Schwangerschaft bis Sexualität und Erotik.

www.gyn.de
Das „Internetportal für die moderne Frau" bietet breit gestreute Informationen zu allen spezifisch weiblichen Themen, auch der Sexualität, und teilt sich die Seite mit einem „Informationsforum für Gynäkologen". Außerdem gibt es hier ein sehr reges Forum.

frauen-orga.de
Eine Seite, die sich ganz dem weiblichen Orgasmus widmet.

www.sexuality.org
Eine dezent gestaltete institutionelle Seite zur Sexualaufklärung mit riesigem Online-Archiv, die von der *Society for Human Sexuality* in Washington betreut wird.

www.clitical.com
Eine allgemeine und sehr praxisnahe amerikanische Informationsseite zur weiblichen Sexualität, mit Anleitung zur Entdeckung des eigenen Körpers.

Erotik im Netz

frauenerotik.de
www.das-erotische-sekretariat.de
Zwei gute Surf-Guides zu Erotikseiten für Frauen. Mit ausführlichen Linklisten.

www.janesguide.com
Amerikanischer Surf-Guide für Erotik im Netz, mit redaktioneller Bewertung der Fundstellen. Weitaus materialreicher als die deutschen Pendants.

www.erotisches-zur-nacht.de
Eine der wenigen funktionierenden deutschen Seiten für erotische Texte, mit großem Archiv.

www.cleansheets.com
Qualitativ hochwertige und sehr umfangreiche Seite in englischer Sprache, die erotische Literatur und Kommentare rund um den Sex bietet.

... wie man über das Internet jemanden kennen lernen kann

www.singleboersen-vergleich.de
Hier werden Singlebörsen, Partnervermittlungen, Kontaktanzeigen-Datenbanken, Blind-Date-Ausrichter und Seitensprungagenturen getestet. Gut, um sich einen Überblick zu verschaffen. Mit Tipps für EinsteigerInnen.
Empfohlen werden zum Beispiel ...

... für Kontaktanzeigen
www.friendscout24.de
www.datingcafe.de
www.ilove.de
www.meetic.de
www.de.match.com (deutscher Ableger von www.match.com)

... als Partnervermittlung
www.parship.de
www.lovepoint.de

... speziell für allein Erziehende
www.moms-dads-kids.de
www.spao.de/kontaktecke

Sexshops

In vielen Städten gibt es mittlerweile Sexshops speziell für Frauen, die sich atmosphärisch deutlich von der grellen Rotlichtviertelästhetik großer Ketten wie

Orion/Beate Uhse unterscheiden. Hier hat meist die intensive Beratung und der entspannte Umgang mit (weiblicher) Sexualität Priorität. Hier sind einige Beispiele:

Berlin Sexclusivitäten
Fürbringer Straße 2
14050 Berlin
Tel.: 030-6936666
www.sexclusivitaeten.de

Bremen For Ladies
Ostertorstraße 34
28195 Bremen
Tel.: 0421-323050
www.forladies.de

Hannover Liebhabereien
Knochenhauerstraße 5
30159 Hannover
webmaster@liebhabereien.de

Köln Lady's Toys
Geyerstraße 6
50667 Köln
Tel.: 0221-2571001

Ladies First
Geyergasse/Ecke Gürzenichstraße
50667 Köln
Tel.: 0221-2571001

Frankfurt Inside Her
Erotisches für Frauen
Vilbeler Straße 34
60313 Frankfurt
Tel.: 069-295100
www.erotischesfuerfrauen.de

Esslingen Bella-Donna
Milchstraße 6
73728 Esslingen
Tel.: 0711-353779

München Ladies First
Kurfürstenstraße 23
80801 München
Tel.: 089-2718806
www.ladiesfirst.de

Keine speziellen Frauenerotikläden, aber bei Frauen beliebt, da sie 40% der Kundschaft ausmachen, sind die Orion-Fachgeschäfte mit etwa 130 Filialen in Deutschland:
Orion Erotik Fachgeschäfte
Krofdorfer Str. 25
35444 Biebertal-Vetzberg
Tel.: 06409-8200
www.orion.de

Im Internet finden sich neben obigen Shops auch zahlreiche Versandhändler, die Erotikartikel und Sexspielzeug speziell für Frauen anbieten. Auch hier eine kleine Auswahl:

www.evas-paradies.de
www.sabasin.com
www.femaleshop.de
www.aphroditeshop.de
www.clitcare.ch
www.mailfemale.nl

www.babes-n-horny.com
Eine der ambitioniertesten Dildomanufakturen mit einem riesigen Katalog kunstvoller und farbenfroher Kreationen (und einer sehr gelungenen Website).

www.goodvibes.com
Die Netzadresse des Frauen-Sexshops *Good Vibrations,* in dem die Autorinnen gearbeitet haben.

www.samt-und-seide.de
Erotikversand, der sich auf erotische Bekleidung, insbesondere Korsetts und handgearbeitete Metallkleidung, sowie Kunstobjekte spezialisiert hat.

www.lovetoytest.de
Wenn sie mit Sexspielzeugen wenig oder keine Erfahrung haben und nach der Lektüre von *Sexy Mama* zumindest neugierig geworden sind, bietet diese Seite ausführliche Produkttests und viele Informationen rund um Sexualität.

Stichwortverzeichnis

Über die Autorinnen

Was es heißt, Mutter zu sein, wissen die Autorinnen aus eigener Erfahrung: Anne Semans ist allein erziehende Mutter zweier Mädchen und Cathy Winks lebt zusammen mit ihrem Sohn und ihrer Partnerin Becky. Die lebenslangen Freundinnen und Kolleginnen arbeiteten lange Zeit gemeinsam als Verkäuferinnen für *Good Vibrations,* einen der berühmtesten Sexshops San Franciscos, und beschäftigen sich seit nunmehr über 15 Jahren mit dem Thema weibliche Sexualität und Emanzipation. Anne Semans ist heute Journalistin und schreibt unter anderem für das beliebte US-Magazin *Hip Mama.* Cathy Winks berät Paare zum Thema künstliche Befruchtung. Die Autorinnen haben bereits verschiedene Ratgeber zum Thema Sexualität verfasst, auf Deutsch ist von Ihnen *Good Vibrations* erschienen.